新世纪全国高等中医药院校规划教材

卫 生 法 规

（供中医类、中西医结合等专业用）

主　编　田　侃（南京中医药大学）

副主编　张　静（上海中医药大学）

何　宁（天津中医药大学）

赵　敏（湖北中医药大学）

中国中医药出版社

·北　京·

图书在版编目(CIP)数据

卫生法规/田侃主编.—北京:中国中医药出版社,2010.8(2013.9重印)

新世纪全国高等中医药院校规划教材

ISBN 978-7-5132-0068-4

Ⅰ.①卫…　Ⅱ.①田…　Ⅲ.①医药卫生管理-法规-中国-中医学院-教材

Ⅳ.①D922.16

中国版本图书馆 CIP 数据核字(2010)第 137412 号

中 国 中 医 药 出 版 社 出 版

北京市朝阳区北三环东路 28 号易亨大厦 16 层

邮政编码　100013

传真　010 64405750

北京市卫顺印刷厂印刷

各地新华书店经销

*

开本 850×1168　1/16　印张 21　字数 494 千字

2010 年 8 月第 1 版　2013 年 9 月第 3 次印刷

书　号　ISBN 978-7-5132-0068-4

*

定价　27.00 元

网址　www.cptcm.com

如有印装质量问题请与本社出版部调换

版权专有　侵权必究

社长热线　010 64405720

读者服务部电话　010 64065415　010 84042153

书店网址　csln.net/qksd/

全国高等中医药教材建设
专家指导委员会

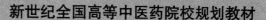
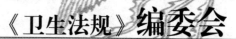

《卫生法规》编委会

前　言

　　"新世纪全国高等中医药院校规划教材"是依据教育部有关普通高等教育教材建设与改革的文件精神，在国家中医药管理局规划指导下，由全国中医药高等教育学会组织、全国高等中医药院校联合编写、中国中医药出版社出版的高等中医药院校本科系列教材。

　　本系列教材采用了"政府指导、学会主办、院校联办、出版社协办"的运作机制。为确保教材的质量，在教育部和国家中医药管理局指导下，建立了系统完善的教材管理体制，成立了全国高等中医药专业教材建设专家指导委员会、全国高等中医药教材建设研究会，对本系列教材进行了整体规划，在主编遴选、教学大纲和教材编写大纲、教材质量等方面进行了严格的审查、审定。

　　本系列教材立足改革，更新观念，以新的专业目录为依据，以国家规划教材为重点，按主干教材、配套教材、改革创新教材分类，以宽基础、重实践为原则，是一套以国家规划教材为重点，门类齐全，适应培养新世纪中医药高素质、创造性人才需要的系列教材。在教材组织编写的过程中引入了竞争机制，教材主编和参编人员全国招标，按照条件严格遴选，专家指导委员会审议，择优确定，形成了一支以一线专家为主体，以老带新的高水平的教材编写队伍，并实行主编负责制，以确保教材质量。

　　本系列教材编写实施"精品战略"，从教材规划到教材编写、专家审稿、编辑加工、出版，都有计划、有步骤实施，层层把关，步步强化，使"精品意识"、"质量意识"贯彻全过程。每种教材的教学大纲、编写大纲、样稿、全稿，都经过专家指导委员会审定，都经历了编写会、审稿会、定稿会的反复论证，不断完善，重点提高内在质量。尤其是根据中医药教材的特点，在继承与发扬、传统与现代、理论与实践、中医与西医等方面进行了重点论证，并在继承传统精髓的基础上择优吸收现代研究成果；在写作方法上，大胆创新，使教材内容更为系统化、科学化、合理化，更便于教学，更利于学生系统掌握基本理论、基本知识和基本技能；注意体现素质教育和创新能力与实践能力的培养，为学生知识、能力、素质协调发展创造条件。

在出版方面，出版社全面提高"精品意识"、"质量意识"，在编辑、设计、印刷、装帧各个环节都精心组织、精心施工，力争出版高水平的精品教材，使中医药教材的出版质量上一个新台阶。

本系列教材目前已出版或正在出版的有中医专业、针灸推拿专业、中药专业、药学专业、制药工程专业、药物制剂专业、中西医结合专业、管理专业、护理专业及计算机课程教材，共计250余种，其中121种被教育部评选为"普通高等教育'十一五'国家级规划教材"。

为适应中医类别中医、中西医结合执业医师和中医药专业技术资格考试要求，根据全国中医药院校教学需要，我们特别组织编写了与之配套的规划教材，包括《医学心理学》《医学伦理学》《传染病学》《卫生法规》4种。这4种教材均按照中医药专业培养目标和中医类别中医、中西医结合执业医师资格考试大纲和中医药专业技术资格考试大纲要求编写，适合全国各高等中医药院校中医学专业、针灸推拿学专业、中药学专业本科教学使用。

本套教材的编写出版，得到了中国中医药出版社和全国高等中医药院校在人力、物力上的大力支持，为教材的编写出版创造了有利条件。各高等中医药院校，既是教材的使用单位，又是教材编写任务的承担单位，在本套教材建设中起到了主体作用。在此一并致谢！

本系列教材在继承的基础上进行了一定力度的改革与创新，在探索的过程中难免有不足之处，甚或错漏之处，敬请各教学单位、各位教学人员在使用中发现问题，及时提出批评指正，以便我们重印或再版时予以修改，使教材质量不断提高，更好地适应新世纪中医药人才培养需要。

全国中医药高等教育学会
全国高等中医药教材建设研究会
2009 年 7 月

编写说明

2009 年 3 月，《中共中央国务院关于深化医药卫生体制改革的意见》正式出台，这是我国医药卫生改革具有里程碑意义的一件大事，关系到全体中国人的切身利益和千家万户的幸福。随着我国医药卫生改革的深入发展，公共卫生服务体系、医疗服务体系、医疗保障体系、药品供应保障体系的逐步建立，卫生立法进程也在不断加快，这迫切要求完善卫生法律法规，加快推进基本医药卫生立法，明确政府、社会和公民在促进健康方面的权利和义务，保障人人享有基本医疗卫生服务，建立健全卫生标准体系，做好相关法律法规的衔接与协调，加快中医药立法工作，完善药品监管法律法规，逐步建立健全与基本医疗卫生制度相适应、比较完整的卫生法律制度。同时推进依法行政，严格规范执法，切实提高各级政府运用法律手段发展和管理医药卫生事业的能力，加强医药卫生普法工作，努力创造有利于人民群众健康的法治环境。这也成为医药卫生与法律交叉融合的新型学科——卫生法的教学研究目标。

近年来，我国医学院校教学中已经强化了卫生法的教学，一方面可以提高未来医药卫生从业人员的法律意识和法律素养，另一方面也便于支撑临床相关专业毕业生们的执业医师资格考试中卫生法规科目的复习迎考。作为我国第一部针对中医药院校临床相关专业卫生法教学编撰的国家级规划教材，本教材有别于先前的卫生法教材，在内容的选择上，既考虑了卫生法学科的系统性和完整性，又兼顾了医师资格考试卫生法规科目的考试大纲要求，不仅为读者提供了学习思考题，附上了每章的模拟试题，还在附录中将相关卫生法律法规文件作了搜集罗列，免去读者查询之苦，因而具有较强的针对性。

全国高等中医药院校规划教材《卫生法规》的参编单位有：南京中医药大学、上海中医药大学、天津中医药大学、湖北中医药大学、北京中医药大学、成都中医药大学、浙江中医药大学、贵阳中医学院、甘肃中医学院、安徽中医学院、江苏大学。各大学参与教材编撰的专家及承担的任务分别是：上海中医药大学张静（第一章）、南京中医药大学王艳翚（第二章）、湖北中医药大学赵敏（第三章）、北京中医药大学赵静（第四章）、江苏大学石祥（第五章）、浙江中医药大学邓中裕（第六章）、天津中医药大学何宁（第七章）、贵阳中医学院陈瑶（第八章）、甘肃中医学院王丽（第九章）、南京中医药大学田侃（第十章）、安徽中医学院周亚东（第十一章）、成都中医药大学杨支才（第十二章）。

自 2008 年 7 月国家中医药管理局及中国中医药出版社召开新世纪全国高等中医药院校规划教材主编会议始，受国家中医药管理局全国高等中医药教材建设研究会和中国中医药出版社的委托，由南京中医药大学牵头，提出编写大纲，联合全国十余所高等中医药院校，着手编写全国高等中医药院校规划教材《卫生法规》，十余名专家历经一整个寒暑，几度修改，终于完成了这项重要工作。全书最后由田侃、张静、何宁、赵敏、王艳翚统稿，田侃、何宁定稿。

在历时一年余的教材编撰过程中，得到了国家中医药管理局法监司、中国中医药出版社、南京中医药大学和各参编单位的支持；各位作者付出了辛勤劳动；南京中医药大学医药法律与知识产权研究所老师杜珍媛、张叶青、吴颖雄和研究生陈庆、陈常义、陆荣强、姚昱、米岚、王大壮、杨帅、秦晴等同学也参与了本教材的编写辅助工作；参阅引用了近年来专家学者有关卫生法规的论著，在此一并致以衷心的谢意。

由于编写时间及编写人员的水平有限，本教材差错失误在所难免，恳请读者指正。

田 侃

2010 年 6 月于南京

目　录

第一章

卫生法概论

第一节　卫生法概述

一、卫生法的概念

卫生法是由国家制定或认可，并由国家强制力保证实施的，旨在保护人体健康的法律规范的总称。

卫生法有狭义和广义之分。在我国，狭义的卫生法，仅指由全国人民代表大会及其常委会制定、颁布的卫生法律，其包括卫生基本法律和基本法以外的卫生法律。卫生基本法律是指由全国人民代表大会制定、颁布的卫生规范性文件，我国目前尚未制定统一的卫生基本法律。现有的10部卫生法律是由全国人民代表大会常委会制定、颁布的，属于基本法以外的卫生法律。广义的卫生法，是指除包括狭义的卫生法外，还包括其他国家机关依照法定程序制定、颁布的卫生法规和卫生规章等，也包括宪法和其他部门法中有关卫生内容的规定。

二、卫生法的调整对象

卫生法的调整对象是与人体生命健康相关活动中所形成的各种社会关系。

卫生法的调整对象具有多组织、多内容、多层次以及纵横交错的特点。从性质上看，卫生法的调整对象不仅包括卫生行政管理关系，也包括卫生民事法律关系，还包括卫生刑事法律关系和国际卫生关系；从内容上看，卫生法既调整生命健康权益保障关系，也调整医药卫生资源配置关系，既调整国家对医药卫生事业进行宏观管理中形成的各种社会关系，也调整现代医学科学技术发展而形成的新型社会关系。

第二节　卫生法的基本原则

卫生法的基本原则是指贯穿于各种卫生法律规范中，对调整卫生法律关系具有普遍指导意义的准则。我国卫生法有以下几项基本原则：

一、保护公民生命健康权益原则

生命健康权是公民最基本的人权。保护公民生命健康权益，是我国卫生法的首要宗旨和根本目的，也是卫生法首要的基本原则。

卫生法在制定和实施过程中，都必须时刻将保护公民生命健康权益放在首位。首先，卫生法律规范的制定应当完整、准确地体现对人体生命健康权益的保护；其次，在医疗卫生活动中，必须严格遵守卫生法律法规，确保医药产品和医药保健技术服务的质量；最后，在执法活动中，各级政府、医药卫生行政部门和司法机关应当以维护人体生命健康为中心，维护国家的公共卫生管理秩序，依法制裁危害人体生命健康的违法活动。

二、预防为主原则

预防为主是我国卫生工作的基本方针和政策，也是卫生法必须遵循的基本原则。卫生法实行预防为主原则，首先是由卫生工作的性质所决定的。预防在本质上是积极地、主动地与疾病作斗争。预防的目的是建立和改善合乎生理要求的生产和生活环境，保护人体健康，防止疾病的发生和流行。其次是由我国经济发展水平所决定的。我国是发展中国家，人口多、底子薄，医疗保障水平还不高，人们医疗费用支付能力比较低，所以，卫生工作只能把重点放在预防上。实践证明，预防为主不仅是费用低、效果好的措施，而且能更好地体现党和政府对人民群众的关心和爱护。

三、依靠科技进步原则

依靠科技进步的原则是指在防病治病活动中，高度重视科学技术的作用，大力开展医学科学研究，提高医学技术水平。实践证明，卫生事业的发展，健康目标的实现，归根到底有赖于科学技术的发展。

四、中西医协调发展原则

中西医协调发展原则是指在疾病的预防、诊疗、护理中，要正确处理中国传统医学和西方医学的关系。我国的医疗卫生工作不但要努力提高现代医学科学技术水平，也要进一步继承和发展祖国的传统医学遗产，运用现代科学技术知识和方法对传统医学加以研究、整理、挖掘，把它提高到现代科学水平，从而使中医、西医两个不同理论体系的医学互相取长补短、协调发展。

五、动员全社会参与原则

人的生命健康，来自于对疾病的有效治疗，也来自于对疾病的预防与控制。良好的生活习惯和卫生习惯，强健的体魄，对疾病的相关知识的了解与早期发现，都有赖于每个人的参与和重视。因此，卫生法的贯彻实施，有赖于全社会的广泛参与，有赖于每个人的自觉遵守。

六、国家卫生监督原则

国家卫生监督原则是指卫生行政机关或法律法规授权的职能部门，对其管辖范围内的有关单位和个人执行卫生法律法规的情况予以监察督导。

实行国家卫生监督原则，必须把专业性监督、社会监督与群众监督紧密结合起来，严格依法办事。

七、患者权利自主原则

所谓患者权利自主原则，是指患者有权根据自己的价值观念、价值取向、生活目标和理想，对自己的生命健康权利作出合乎理性的选择。

自20世纪70年代以来，患者权利的保护受到越来越多国家的重视，荷兰、丹麦、美国等国家甚至制定了患者权利保护法。在我国，维护患者权利，尊重患者自主意识也是卫生法的基本原则之一。

第三节　卫生法的渊源

一、卫生法渊源的概念

卫生法的渊源是指卫生法的各种具体表现形式。

我国卫生法的渊源主要有宪法、卫生法律、卫生行政法规、卫生部门规章、地方性卫生法规、卫生自治条例和单行条例、特别行政区有关卫生事务的法律规定、国际卫生条约等几种形式。

二、我国卫生法渊源的主要形式

（一）宪法

宪法是我国的根本大法，是由国家最高权力机关——全国人民代表大会依照法定程序制定的，具有最高的法律效力。我国宪法关于卫生事项的主要内容有：

宪法第21条第1款规定："国家发展医疗卫生事业，发展现代医药和我国传统医药，鼓励和支持农村集体经济组织、国家企业事业组织和街道组织举办各种医疗卫生设施，开展群众性的卫生活动，保护人民健康。"依据这一高度概括和原则性的规定，国家制定了一系列维护人民健康的卫生法律法规。宪法第25条规定："国家推行计划生育，使人口的增长同经济和社会发展计划相适应。"第26条第1款规定："国家保护和改善生活环境和生态环境，防治污染和其他公害。"第33条第3款规定："国家尊重和保障人权。"第45条第1款规定："中华人民共和国公民在年老、疾病或者丧失劳动能力的情况下，有从国家和社会获得物质帮助的权利。国家发展为公民享受这些权利所需要的社会保险、社会救济和医疗卫生事业。"

宪法的这些规定，在整个卫生法律体系中具有至高无上的地位，是其他卫生法律法规的立法依据。

（二）卫生法律

卫生法律是法律效力仅次于宪法的卫生法的主要渊源。它是由全国人民代表大会及其常务委员会制定的卫生规范性文件。卫生法律分为卫生基本法律和基本法律以外的卫生法律。

卫生基本法律是由全国人民代表大会制定的有关卫生的法律规范性文件。到目前为止，我国还没有制定统一的卫生基本法律。

全国人民代表大会常务委员会制定的卫生规范性文件被称为卫生基本法以外的卫生法律。我国现行的卫生法律都属于基本法以外的卫生法律，主要有《传染病防治法》、《食品安全法》、《药品管理法》、《职业病防治法》、《执业医师法》、《献血法》、《红十字会法》、《母婴保健法》、《人口与计划生育法》和《国境卫生检疫法》等10部。

此外，由全国人民代表大会及其常务委员会制定的其他部门法中有关医疗卫生、维护人民健康的规定或条款，也是广义上的卫生法律的组成部分。

（三）卫生行政法规

卫生行政法规是由最高国家行政机关——国务院根据宪法和卫生法律制定的卫生规范性法律文件，也是我国卫生法的主要渊源之一。

我国目前已经颁布的卫生行政法规一般是以国务院名义发布的，如《麻醉药品和精神药品管理条例》、《医疗机构管理条例》、《中华人民共和国中医药条例》等。卫生行政法规既是卫生法的渊源之一，也是下级卫生行政部门制定各种卫生行政管理规章的依据。

（四）卫生部门规章

卫生部门规章是指国务院卫生行政部门制定的卫生规范性法律文件，是卫生法律和卫生行政法规的补充，也是卫生法的渊源之一。由于国务院各部门职能的不断调整，作为卫生法渊源之一的卫生部门规章，已经不仅限于卫生部制定、修改和发布的规范性法律文件，还应包括国务院其他承担医药卫生管理职能的部门如国家计划生育委员会、国家质量监督检验检疫总局（简称国家质检总局）等制定、修改和发布的规范性法律文件。

（五）地方性卫生法规和地方政府卫生规章

地方性卫生法规是指省、自治区、直辖市及省会所在地的市和经国务院批准的较大的市的人大常委会，根据国家授权或为贯彻执行国家法律，结合当地实际情况，依法制定和批准的有关医疗卫生方面的规范性文件。省、自治区、直辖市人民政府制定发布的卫生方面的规范性文件，称为地方政府卫生规章。地方政府卫生规章不得与宪法、法律、行政法规、地方性法规相抵触。地方性卫生法规和地方政府卫生规章在推进本地区卫生事业的发展、为全国性卫生立法积累经验等方面具有重要意义。

（六）卫生自治条例与单行条例

卫生自治条例与单行条例，是由民族自治地方的人民代表大会根据宪法、组织法和民族区域自治法的规定，依照当地民族的政治、经济和文化特点，在其职权范围内制定、修改和发布的卫生规范性法律文件。

（七）特别行政区有关卫生事务的规范性法律文件

特别行政区有关卫生事务的规范性法律文件是香港和澳门特别行政区政府制定的有关的卫生事务的规范性文件。这是我国"一国两制"政治构想在法律上的体现。目前，我国的香港和澳门特别行政区实行了与大陆不同的法律制度，但不管实行什么性质的法律制度，特别行政区有关卫生事务的规范性法律文件肯定是我国卫生法不可缺少的渊源之一。

（八）卫生标准

卫生标准是指以技术标准形式发布的与卫生相关的规范性文件，是卫生法的特殊渊源，是我国卫生法律体系中的一个重要组成部分。卫生标准可分为国家标准和地方标准两级。前者由卫生部制定颁布，后者由地方政府卫生行政部门制定颁布。值得注意的是，我国《传染病防治法》、《食品安全法》、《药品管理法》等卫生法律的相应条款将国家饮用水标准、食品安全标准、营养标准、国家药典和药品标准、工艺规程、炮制规范等作为有关单位和个人应遵守的行为准则和标准，这些标准也是有关部门进行卫生管理、监督、监测和执法的依据。

（九）国际卫生条约

国际卫生条约是指我国同外国缔结的双边或者多边卫生条约、协定和其他具有条约、协定性质的国际卫生规范性法律文件以及我国加入的有关国际组织制定的卫生公约。

国际卫生条约虽然不属于我国国内法的范畴，但其一旦生效，除我国声明保留的条款外，都对我国产生约束力，成为我国卫生法的渊源，如《国际卫生条例》、《麻醉品单一公约》、《精神药品公约》等。

三、卫生法的效力等级

卫生法的效力等级是根据各卫生法渊源的制定主体、程序、时间、适用范围等因素的不同，确定各渊源在法律效力上的不同地位，以解决卫生法律适用过程中法律之间的冲突和矛盾。

划分卫生法的效力等级应当遵循一般规则和特殊规则。

（一）卫生法效力等级的一般规则

宪法具有最高的法律效力，一切卫生法律、卫生行政法规、卫生部门规章、地方性卫生法规、卫生自治条例与单行条例等都不得与宪法相抵触。所以，宪法位于卫生法效力等级的最高层，以下依次是卫生法律、卫生行政法规、地方性卫生法规和卫生部门规章等，它们具有不同的效力等级，共同构成了我国卫生法的效力等级体系。

卫生法律的效力高于卫生行政法规、地方性卫生法规；卫生行政法规的效力高于地方性卫生法规；地方性卫生法规的效力高于本级和下级地方政府卫生规章；省、自治区人民政府制定的卫生规章的效力高于本行政区域内的较大的市的人民政府制定的卫生规章；卫生自治条例与单行条例只在本民族自治地方范围内适用。

（二）卫生法效力等级的特殊规则

1. 特别法优于一般法 同一机关制定的卫生法律、卫生行政法规、地方性卫生法规、卫生自治条例与单行条例、卫生部门规章和地方政府卫生规章中，特别规定与一般规定不一致的，适用特别规定。

2. 新法优于旧法　同一机关制定的卫生法律、卫生行政法规、地方性卫生法规、卫生自治条例与单行条例、卫生部门规章和地方政府卫生规章中，新的规定与旧的规定不一致的，适用新的规定。

3. 有关机关裁决　卫生法律之间对同一事项的新的一般规定与旧的特别规定不一致，不能确定如何适用时，由全国人民代表大会常务委员会裁决。

卫生行政法规之间对同一事项的新的一般规定与旧的特别规定不一致，不能确定如何适用时，由国务院裁决。

地方性卫生法规、卫生规章之间不一致时，由有关机关依照规定的权限作出裁决。

第四节　卫生法律关系

一、卫生法律关系的概念和特征

（一）卫生法律关系的概念

卫生法律关系是指由卫生法所调整的国家机关、企事业单位和其他社会团体与公民之间在医疗卫生监督管理活动和医疗卫生预防保健服务过程中所形成的各种权利和义务关系。

（二）卫生法律关系的特征

1. 卫生法律关系是以卫生法律规范为前提而形成的社会关系。

2. 卫生法律关系是以卫生法律规范所规定的权利与义务为纽带而形成的社会关系。

3. 卫生法律关系是以国家强制力作为保障手段的社会关系。

4. 卫生法律关系是在卫生管理和医疗卫生预防保健服务过程中，基于维护人体健康而结成的法律关系。

5. 卫生法律关系是一种纵横交错的法律关系。

二、卫生法律关系的构成要素

卫生法律关系由主体、客体和内容三个要素构成。

（一）卫生法律关系的主体

卫生法律关系的主体是指卫生法律关系的参加者，即在卫生法律关系中享有权利、承担义务的当事人。

在我国，卫生法律关系的主体包括国家机关、企事业单位、社会团体和公民。

1. 国家机关　国家机关作为卫生法律关系的主体，主要是作为纵向卫生法律关系的一方当事人，即行政管理人。该主体主要有各级卫生行政部门、各级药政监督管理部门、卫生检疫部门、劳动与社会保障管理部门等。

2. 法人　主要包括企业、事业法人和社会团体法人。

法人主体既可以成为纵向卫生法律关系的一方当事人，即行政相对人，也可以成为横向卫生法律关系的主体。例如各类食品生产企业和经营企业、各级各类医疗机构等，既是纵向卫生法律关系的主体，也是其与食品消费者、患者之间的横向卫生法律关系的权利主体和义务主体。

3. 自然人 自然人主体，包括中国公民、外国公民和无国籍人。

自然人既可以是纵向卫生法律关系中的主体，也可以是横向卫生法律关系的主体，如个体食品经营者和个体开业医生，一方面是行政相对人，另一方面是经营者和服务者。

（二）卫生法律关系的内容

卫生法律关系的内容是指卫生法律关系的主体依法所享有的权利和应当承担的义务。

卫生法律关系主体的权利受国家卫生法律的保护。当义务人拒不履行义务或不依法履行义务时，权利人可以依法请求司法机关或卫生行政部门采取必要的强制措施，以保障其权利得以实现；当权利人的权利受到对方的侵害时，受害人可以依法请求司法机关或卫生行政部门给予法律保护，依法追究对方的行政责任、民事责任或刑事责任。

卫生法律关系中的权利与义务，往往是相互对立、相互联系的。当事人一方享有的权利，必然是另一方承担的义务，并且权利和义务往往是同时产生、变更和消灭的。法制社会既不允许法律关系主体只享有权利而不承担义务，也不允许只承担义务而不享有权利。

（三）卫生法律关系的客体

卫生法律关系的客体是指卫生法律关系主体的权利和义务共同指向的对象。它是联系卫生法律关系主体间权利和义务的纽带，是卫生法律关系不可缺少的构成要素。

卫生法律关系的客体主要有以下几种形式：

1. 以物的形式出现的客体有食品、药品、化妆品、保健用品、医疗器械、生物制品、生活饮用水、中药材等。上述物品是卫生法律关系主体在进行各种医疗和卫生管理工作过程中需要的生产资料和生活资料。

2. 以行为的形式出现的客体有医药保健服务、疾病防治、公共卫生监督管理、健康相关产品的生产和经营、突发事件应急管理等。上述行为是卫生法律关系主体行使权利、履行义务时进行的活动。行为可分为合法行为和违法行为两种方式，合法行为依法受到法律保护，违法行为将引起法律责任和法律制裁。

3. 以智力成果的形式出现的客体有医药知识产权，如医疗卫生科学技术发明、专利、学术著作等。这是卫生法律关系主体从事智力活动所取得的医药卫生成果。

4. 以人身利益形式出现的客体有公民的生命健康权益、特殊人群（包括患者、母亲、婴儿）生命健康权益和尸体以及人体器官等。

以人身利益的形式出现的客体即公民的生命健康权益是卫生法律关系的最重要、最基本的客体。

三、卫生法律关系的产生、变更和消灭

（一）卫生法律关系的产生、变更和消灭的概念

卫生法律关系的产生是指卫生法律关系主体间确立和形成卫生权利与义务关系；卫生法

律关系的变更是指卫生法律关系的主体、内容或客体发生变化；卫生法律关系的消灭是指卫生法律关系主体间的权利与义务关系完全终止。

(二) 卫生法律关系的产生、变更和消灭的条件

引起卫生法律关系产生、变更和消灭的条件，一是法律规范，二是法律事实。在法理学上，一定的法律规范是一定的法律关系产生、变更和消灭的前提，一定的法律事实是一定的法律关系产生、变更和消灭的根据。也就是说，法律规范为人们的行为设定了一定的模式，使法律关系当事人享有权利和承担义务具有可能性，但仅有这种可能性是不够的，因为它并不能必然引起法律关系的产生、变更和消灭，只有在同时具备一定的法律事实后，法律上所规定的权利、义务关系才能体现为实际的权利、义务关系。

(三) 卫生法律事实

卫生法律事实是引起卫生法律关系产生、变更和消灭的关键因素。

根据卫生法律事实是否与当事人的意志有关，卫生法律事实可以分为卫生法律事件和卫生法律行为。

卫生法律事件是指与人的意志无关，不是由当事人的行为引起的，能够引起卫生法律关系产生、变更、消灭的客观事实。卫生法律事件分为两种：一种是自然事件，如人的出生或死亡、地震、水灾等自然灾害；另一种是社会事件，如战争、突发公共卫生事件，以及国家有关医药卫生政策的调整等。

卫生法律行为是指与人的意志有关，由当事人的作为或不作为引起，能够引起卫生法律关系产生、变更、消灭的客观事实。例如，患者到医院挂号就诊行为，导致医患双方医疗合同法律关系形成；治疗任务完成，卫生法律关系自行消灭。如果医疗活动中发生了医疗事故，医疗合同法律关系就变更为医疗损害赔偿法律关系；如果经协调医疗纠纷得以妥善解决，该卫生法律关系就此消灭。

第五节　卫生法的作用

一、卫生法作用的概念

卫生法的作用就是卫生法对人们行为和社会生活的影响。我国当代著名法学家沈宗灵先生认为"法律因有规范性而具有规范作用，因有或想有社会影响而有社会作用"。因此，卫生法的作用也有规范作用和社会作用。卫生法的规范作用是卫生法的社会作用的手段，卫生法的社会作用是卫生法的规范作用的目的。

法的作用与医学的作用一样，都有它的两面性。卫生法也是一把双刃剑，它在对人的行为和社会关系产生积极影响的同时，也有其固有的负面作用。同时，卫生法的作用也是有限的，在当前医药卫生行业纠纷日益增多、医患矛盾日益严峻的形势下，解决纠纷不能单单依靠法律，还需要全社会的共同努力。因此，卫生法律不是万能的，但没有卫生法律是万万不

能的。

二、卫生法的规范作用

卫生法的规范作用是指卫生法作为调整人的行为的规范对人的行为所产生的影响。卫生法的规范作用可以概括为指引、预测、评价、保护、强制和教育作用。

（一）卫生法的指引作用

卫生法的指引作用是指卫生法律规范提供了一个标准和模式，引导人们选择合乎卫生法的行为方式，从而把卫生法律关系主体的活动纳入法律范围内。如《执业医师法》第39条规定："未经批准擅自开办医疗机构行医或者非医师行医的，由县级以上人民政府卫生行政部门予以取缔，没收其违法所得及其药品、器械，并处十万元以下的罚款；对医师吊销其执业证书；给患者造成损害的，依法承担赔偿责任；构成犯罪的，依法追究刑事责任。"《执业医师法》通过这一规定来引导执业医师合法行医。

（二）卫生法的预测作用

卫生法的预测作用是指人们根据卫生法律的规定，可以预先推测出在特定情况下别人将会如何行为以及自己应如何行为。一般而言，一个"理性人"，在做出行为选择之前，法律的规定是一个不得不考虑的因素。例如，发生医疗纠纷，医患双方至少面临着"协商解决"和"司法救济"两种选择，最终选择何者，就取决于当事人对这两种行为方式的可行性及法律后果的预测。

（三）卫生法的评价作用

卫生法的评价作用是指卫生法律作为一种行为准则，是判断、衡量人们的行为是否合法的标准和尺度。卫生法的预测作用发生于人们做出一定的行为之前，是人们在事前对某一行为的性质和后果的推测；而卫生法的评价作用则发生于人们做出一定的行为之后，是人们在事后对某一行为的合法性、有效性所作的判断。

（四）卫生法的保护作用

卫生法的保护作用是指卫生法律对合法行为的有效性予以确认，保障行为人享有的合法权益。如果行为人按照行为模式的要求，正确行使权利，全面履行义务，那么，他就能得到肯定性法律后果。对合法行为的保护，能充分调动行为人选择合法行为的主动性、积极性，从而保障立法者在行为模式中所提出的权利和义务要求得以顺利实现。

（五）卫生法的强制作用

卫生法的强制作用是指卫生法律对卫生违法行为的有效性予以否定，并对违法者进行惩罚和制裁。卫生法的强制作用是其他规范作用的保证，卫生法律规范中有关否定性法律后果的规定是卫生法的强制作用的依据。如《药品管理法》第98条规定："药品监督管理部门对下级药品监督管理部门违反本法的行政行为，责令限期改正；逾期不改正的，有权予以改变或者撤销。"

（六）卫生法的教育作用

卫生法的教育作用是指卫生法律在对人们的行为进行指引、预测、评价、保护和强制的过程中，直接或间接地影响着人们的思想，并进而影响人们未来的行为选择。卫生法的教育作用主要是通过让人们了解卫生法律所规定的内容来发挥的，也可通过卫生法的实施来发挥。

三、卫生法的社会作用

卫生法的社会作用是指卫生法律作为卫生领域各种社会关系的"调节器"对社会卫生事务的管理以及公共卫生利益的维护所产生的影响。

卫生法的社会作用主要体现在以下四个方面：

（一）贯彻党的卫生政策，维护社会卫生秩序

卫生法可以决定国家卫生事业的发展方向，保证国家卫生战略的实施，调整卫生领域中的各种社会关系，为卫生发展提供一个良好的社会条件。

国家对卫生事业的管理，需要制定一系列的卫生政策，用以规范各级政府的卫生工作和人们的卫生行为，维护社会卫生秩序。但是，仅有卫生政策是不够的，只有将党和国家的卫生政策具体化、法制化，才能具有稳定性和强制性，才能使党和国家的卫生政策得以真正落实；只有通过法律对卫生机构的设置、组织原则、权限、职能和活动方式作出具体规定，才能保证国家对卫生事业的有效管理，才能形成有利于卫生事业发展的运行机制。

（二）保障公共卫生利益，维护公民生命健康

卫生工作的根本目的是维护公民的生命健康，我国的卫生法律规范就是国家围绕并为了实现这一目的而制定的。为了使公民的生命健康权从法律上得到切实有效的保障，卫生工作中的许多卫生标准、卫生技术规范和操作规程变成了具有国家强制力的法律规范。卫生工作人员在各自岗位上应当增强卫生法制观念，严格遵守卫生技术规范，正确履行岗位职责，保障公共卫生利益。

（三）推动医学科学进步，促进社会经济发展

医学科学的进步对人类的发展和延续发挥着重大作用；但是，它同时也使人类面临着严重的危机，如人口性别比例失衡、环境资源破坏、医源性疾病、克隆技术、兴奋剂以及细菌战的滥用，均向法律提出了一系列的新问题。因此，卫生法的作用之一就是规范、促进医学科学沿着造福于人类的方向发展，并最终保护生产力，为国家的经济建设发挥积极作用。

（四）促进国际卫生交流和合作

疾病的流行没有地域和人群之分，防病治病的措施、方法和手段也不会因国家社会制度的不同而不同。因此，世界各国的卫生法中都有一些具有共性的规律，各国的卫生立法工作也都注意加强国际的合作和交流，以便更好地相互借鉴，使本国的卫生法制建设不断完善。例如我国颁布了《国境卫生检疫法》、《艾滋病防治条例》、《外国医师来华短期行医暂行管理办法》等一系列涉外卫生法律、法规和规章。为了推动世界卫生事业的发展，我国政府

正式承认《国际卫生条约》，参加缔结了《麻醉品单一公约》和《精神药物公约》等。在卫生立法上，我国还注意与有关的国际条例、协约、公约相协调，既维护了国家主权和人民生命健康，又履行了国际的义务。

【思考题】

1. 什么是卫生法？
2. 卫生法的调整对象有哪些？
3. 卫生法的基本原则是什么？
4. 卫生法有哪些渊源？其主要内容有哪些？
5. 什么是卫生法的效力等级？
6. 构成卫生法律关系的要素是什么？

第二章
卫生法中的法律责任

第一节　卫生法律责任的概念与种类

一、卫生法律责任的概念

卫生法律责任，是指卫生法主体由于违法行为、违约行为或者由于法律规定而应承担的某种不利后果。

卫生法律责任具有以下特点：

（一）卫生法律责任是违反卫生法律规范的后果

一般讲只有在构成卫生违法的前提下，行为人才有可能承担相应的卫生法律责任。不构成卫生违法，也就无须承担卫生法律责任。但是在承担卫生法涉及的民事责任时，不一定必然是由违反卫生法引起的。

（二）卫生法律责任必须由卫生法律规范明确规定

卫生法律责任必须由卫生法律、法规和规章明确、具体规定。卫生违法行为很多，但不是所有的违法行为都承担法律责任。只有卫生法律、法规、规章在设定权限范围内作了明确规定，行为人才承担相应的法律责任。

（三）卫生法律责任具有国家强制性

卫生法律责任的履行由国家强制力保证，违法者拒绝承担由其违法而必须承担的法律责任时，国家强制力将强制其承担相应的法律责任。

（四）卫生法律责任必须由法定机关予以追究

卫生法律责任必须由国家授权的专门机关在法定职权范围内依法予以追究，其他任何组织和个人都不能行使这种职权。

二、卫生法律责任的种类

根据行为人违反卫生法律规范的性质和社会危害程度，卫生法律责任分为行政责任、民事责任和刑事责任。

第二节 卫生法中的行政责任

卫生法律责任是指卫生法律关系主体由于违反卫生法律规范规定的义务或者约定的义务，所应承担的带有强制性的法律后果。根据行为人违反卫生法律规范的性质及社会危害程度，卫生法律责任分为行政责任、民事责任和刑事责任三种。在不同情况下，行为人所承担的法律责任也不同。在某些情况下，行为人有可能同时承担两种或两种以上的责任。

一、行政责任的概念和特征

行政责任是指行政法律关系主体违反行政法律规范但尚未构成犯罪时所应承担的法律后果。卫生行政责任是指卫生法律关系主体违反卫生行政法律规范，但尚未构成犯罪时，所应承担的法律后果。

行政责任具有如下特征：

1. 惩罚性 与民事责任不同，行政责任是针对责任人的主观过错而进行的一种有目的、有意识的惩罚措施，它直接表现为对违法者的制裁和惩治，是国家权力对社会行为的强行校正和强行干预，因而只能由特定的国家机关依照法律赋予的权力和程序而实施。

2. 责任形式多样性 既包括财产处罚，也包括人身处罚。财产处罚是对违法相对人的某种物质利益予以剥夺，如罚款、没收等；人身处罚则包括对责任人自由、名誉等的制裁，如行政拘留、记过等。

3. 国家强制性 行政责任不是基于道义或约定而产生，而是由法律设定的。当事人违反了行政法律规范，依法应当承担相应的法律责任时，有权机关可以凭借法律的强制力予以追究。

二、行政责任的构成

行政责任的构成要件包括：

1. 行政责任以违法行为的发生为前提 行为人必须实施了违反卫生法律规范的行为。行为人如果没有实施违法行为就不存在追究行政责任的问题，只有因其不履行或不适当履行法定义务，侵犯了国家、社会或他人的合法权益，才构成行政违法。

卫生法律义务分为作为和不作为两种：如果行为人以积极的方式实施了法律禁止做出的作为，就构成违法，如医师违反《执业医师法》第14条的规定，超越执业范围和执业类别进行执业的；如果行为人以消极的形式不实施法律规定必须作为的义务，也构成违法，如医疗保健机构、卫生防疫机构在发现传染病疫情时，未按照《传染病防治法》第24条的规定采取积极的控制措施。

2. 行为人主观上有过错 按照法律规定，行为人的过错分为两种，一是故意，二是过失。故意是指行为人明知自己的行为会造成某种危害结果，希望或者放任这种结果发生的，如药品生产企业违反《药品管理法》第48条、49条的规定，故意生产假药、劣药以谋取高额利润的；过失是指行为人由于疏忽大意或者过于自信而导致某种危害后果发生，如《医疗事故处理条例》第2条对医疗事故的界定。无论故意或者过失，由于行为人主观上存在过错，都应承担相应的法律责任，但在程度上，故意较过失而言，责任程度应当更重。

3. 行政责任必须有法律的明文规定 卫生违法行为有很多，不应对显著轻微、危害程度不大的行为追究刑事责任，也不能将情节恶劣、危害后果严重、已经触犯刑律的犯罪行为也当作行政违法处理。只有卫生法律、法规或者规章明确以行政责任形式加以规定的，当事人才应当承担行政责任。同时，在责任的承担方式和程度上，也应当严格依照法定的内容和程序，对违法行为的情节加以区分，实现责任形式与违法行为相适应。

三、行政责任的形式

依照卫生行政法律的规定，对责任人实施的惩罚性措施，主要有行政处罚和行政处分两种。

1. 卫生行政处罚 卫生行政处罚是指卫生行政机关或者法律法规授权组织，在职权范围内对违反卫生法律规范但尚未构成犯罪的行政相对人（包括公民、法人或者其他组织）实施的一种卫生行政制裁。

卫生行政处罚有如下特征：①卫生行政处罚的主体只能是特定的行政主体，主要包括卫生行政机关或者卫生法律法规授权的组织。②卫生行政处罚的对象是外部行政相对人，即公民、法人或其他组织。卫生行政处罚是卫生行政主体依法实施的一种外部行为，其处罚的对象不能是内部相对人，这是行政处罚与行政处分的一个重要区别。③卫生行政处罚的前提是行政相对人违反了卫生行政法律、法规或者规章但尚未构成犯罪。

以处罚的内容为标准，卫生行政处罚主要包括警告、通报、罚款、没收非法财物、没收违法所得、责令停产停业、暂扣或吊销有关许可证等形式。不同的违法行为，适用于何种处罚形式，是由卫生法律规范严格规定的。不同的卫生法律、法规对各类卫生行政处罚有不同的具体规定。如吊销许可证，在《药品管理法》中是吊销"药品生产企业许可证"、"药品经营企业许可证"或"医疗机构制剂许可证"，在《食品安全法》中则是吊销"食品生产许可证"、"食品流通许可证"或"餐饮服务许可证"等。

2. 行政处分 行政处分是指有管辖权的国家机关、医疗卫生机构或者其他组织依照行政隶属关系，对所属违法失职的公务员、医疗卫生人员或其他从属人员给予的一种行政制裁。行政处分的种类主要有警告、记过、记大过、降级、撤职、开除等。

虽然同属于行政责任，行政处罚与行政处分却是两种不同的法律制度，其主要区别有：

（1）**主体范围不同** 行政处罚的主体限于特定的专门机关，包括行政机关和法律法规授权的组织；行政处分的主体不仅包括行政机关，还包括医疗卫生组织、其他事业单位甚至企业。

（2）**处理对象不同** 行政处罚的对象是与行政主体之间存在管理与被管理关系的外部相对人；行政处分的对象是与决定主体之间存在领导与被领导隶属关系的内部相对人。

（3）**性质不同** 行政处罚属于外部行政行为，处罚的是行政相对人违反行政法律规范的行为；行政处分属于内部行政行为，针对的是其内部所属人员的违法失职行为。

（4）**法律救济不同** 当事人对行政处罚不服的，可以提请行政复议或者行政诉讼；当事人对行政处分不服的，只能适用内部申诉途径。

第三节 卫生法中的民事责任

一、民事责任的概念和特征

民事责任一般是指民事法律关系主体违反民事法律规定，依法应向相关受害人承担的损害赔偿责任。卫生民事责任是指医疗机构、卫生工作人员或者其他卫生事业机构违反民事法律规定，侵害公民的生命、健康权时，应向相关受害人承担的损害赔偿责任。

民事责任与行政责任、刑事责任不同，它主要有以下几个特点：

1. 民事责任主要是一种财产责任，责任人对受害人承担责任的方式以赔偿为主。行政责任、刑事责任的承担方式主要以人身、行为、人格等非财产内容为主。

2. 民事责任具有补偿性，责任人赔偿的数额以足以弥补对方的客观损失为依据。行政、刑事责任具有惩罚性，其责任方式和内容以针对责任人的主观过错进行制裁为依据。

3. 民事责任是一方当事人对另一方当事人的责任，其财产赔偿，是为补偿受害人的损失，一律归属受害人。而行政责任、刑事责任的经济处罚所得则归国家所有。

4. 民事责任的承担方式具有可协商性，在法律允许的条件下，可以由当事人协商解决。而对于行政、刑事责任，当事人无权协商变更。

需要说明的是，卫生行政主体在行政执法中因其违法行为给行政相对人造成财产损失的，也应承担相应的赔偿责任，但这种赔偿应依据《国家赔偿法》进行，其性质属于行政责任，而不是民事赔偿责任。

二、民事责任的构成

卫生民事责任更多地表现为民事侵权责任，对一般民事侵权责任而言，其构成要件为：

1. 必须有损害事实 无损害无责任，是民事法律的基本原则。在卫生民事活动中，当事人一方因其行为给对方当事人带来财产权或人身权的实际损害，是其承担民事责任的前提和依据。这种损失既包括物质上的，也包括精神上的。

2. 必须有违法行为 造成损害事实的行为必须具有违法性质，行为人的行为如果符合法律规定，即使造成损害，也不应承担民事责任，如依法执行公务的行为。只有责任人的行为违反了卫生法律规范，造成受害人损害的，才应当承担相应的民事责任。

3. 违法行为与损害事实之间存在因果关系 这是指违法行为为因，损害事实为果，受害人的损失是责任人的违法行为带来的。民事责任中的因果关系理论，就是要给人们提供一种方法论，以尽可能地查明违法行为与损害事实处于何种联系中。

4. 行为人主观上有过错 过错包括故意和过失两种形式。如果行为人在主观上没有过错，但其行为造成的危害后果，是由于不可抗力或者不能预见的原因引起的，或非意志的行为，就不构成违法，如《医疗事故处理条例》第33条规定的紧急避险、意外事件、无过错输血感染等情形。

三、民事责任的承担方式

我国《民法通则》规定的承担民事责任的方式有停止损害，排除妨碍，消除危险，返还财产，恢复原状，修理、重作、更换，赔偿损失，支付违约金，消除影响恢复名誉，赔礼道歉等。其中，卫生法所涉及的民事责任以赔偿损失为主要形式。

第四节　卫生法中的刑事责任

一、刑事责任的概念和特征

刑事责任一般是指行为主体实施了犯罪行为，侵犯了刑法所保护的社会关系而依刑法应当承担的法律后果。卫生刑事责任是指卫生行政机关的工作人员、医疗卫生机构的工作人员及其他从事卫生工作的人员，实施的行为侵害了医药卫生管理秩序及公民的生命健康权等刑法所保护的社会关系，构成了犯罪，所应承担的法律后果。承担卫生刑事责任，必须以刑事犯罪为前提。

刑事责任有以下特征：

1. 惩罚性　刑事责任既包括财产刑，也包括人身刑。我国刑法目前以对人身刑的适用为主。人身刑主要是限制或剥夺行为人的自由甚至生命，是最具有制裁性的强制方法。

2. 最高强制性　对犯罪人适用的刑罚，不仅可以剥夺其财产权，而且可以剥夺其政治权利、人身自由甚至生命。而无论行政责任还是民事责任，都不涉及政治权利和生命。

3. 法定性　只能由人民法院依法适用。除人民法院外，其他任何单位或个人，都无权对公民适用刑罚。人民法院对犯罪人确定刑事责任时，应以当事人与犯罪构成相符合的客观犯罪事实为依据，依照法定程序进行，不允许逾越法律的规定任意判处。

二、刑事责任的承担方式

根据我国《刑法》规定，实现刑事责任的方式是刑罚。刑罚是人民法院依照刑法的规定，剥夺犯罪人某种权益直至生命的一种惩罚性措施。刑罚包括主刑和附加刑：主刑有管制、拘役、有期徒刑、无期徒刑、死刑，主刑只能单独适用；附加型有罚金、剥夺政治权利、没收财产等。对于犯罪的外国人，还可以独立适用或附加适用驱逐出境。附加刑可以与主刑同时适用，也可以独立适用。

三、卫生法中的相关刑事责任

依照有关卫生法律、法规的规定，卫生行政机关的工作人员由于滥用职权或者玩忽职守，造成重大卫生责任事故，致使公共财产、国家和人民利益遭受重大损失，构成犯罪的，应依照《刑法》有关滥用职权罪或玩忽职守罪的规定追究其刑事责任。我国《刑法》对违反卫生法的刑事责任作了明确规定，规定了 20 余个与违反卫生法有关的罪名。如生产、销售假药罪，生产、销售劣药罪，生产销售不符合卫生标准食品罪，在生产、销售的食品中掺入有毒有害非食品原料罪，生产、销售不符合标准的医疗器械、医用卫生材料罪，生产、销售不符合卫生标准化妆品罪，违反规定引起甲类传染病传播或者有传播严重危险罪，违反规定造成病菌种、毒种扩散罪，违反国境卫生检疫罪，非法组织他人出卖血液或者制作、供应血液制品部门不依照规定进行检测或者违背其他操作规定罪，医疗事故罪，非法行医罪，破坏节育手术罪，传播性病罪等。

【思考题】

1. 什么是卫生法律责任？它有哪些分类？
2. 卫生行政责任、民事责任、刑事责任有哪些不同？
3. 行政处罚与行政处分的区别有哪些？
4. 卫生民事责任的特点是什么？
5. 我国刑法规定了哪些与卫生法有关的罪名？

第三章

临床医务人员执业法规

第一节　执业医师法律规定

一、执业医师法概述

（一）执业医师和执业医师法的概念

执业医师是指依法取得执业医师资格或者执业助理医师资格，经注册取得医师执业证书，在医疗、预防、保健机构中从事相应医疗、预防、保健业务的专业技术人员。《执业医师法》中所称的医师，包括执业医师和执业助理医师。

执业医师法是调整医师资格考试、执业注册和执业活动中产生的各种社会关系的法律规范的总称。

（二）执业医师的职责

《执业医师法》明确了医师的职责，即医师应当具备良好的职业道德和医疗执业水平，发扬人道主义精神，履行防病治病、救死扶伤、保护人民健康的神圣职责。医师依法履行职责，进行执业活动，受法律保护。

（三）执业医师工作的管理

新中国成立后，颁布过一系列法规和规章，管理医师工作，如 1951 年颁布了《医师暂行条例》、《中医暂行条例》。改革开放以来又颁布了一系列规范性文件，如《医院工作人员职责》（1982 年）、《医师、中医师个体开业暂行管理办法》（1988 年）、《外国医师来华短期行医暂行管理办法》（1993 年）等。

为了加强医师队伍的建设，提高医师的职业道德和业务素质，保障医师的合法权益，保护人民健康，1998 年 6 月 26 日，第九届全国人大常委会第三次会议通过《中华人民共和国执业医师法》，自 1999 年 5 月 1 日起施行。为了贯彻实施该法，1999 年卫生部成立了国家医师资格考试委员会，并发布《医师资格考试暂行管理办法》、《医师执业注册暂行办法》、《关于医师执业注册中执业范围的暂行规定》等规章；2003 年 8 月，国务院颁布《乡村医生从业管理条例》。这些法律法规的颁布实施，对于依法治医起到了重要作用。

《执业医师法》规定，国务院卫生行政部门主管全国的医师工作。县级以上地方人民政府卫生行政部门负责管理本行政区域内的医师工作。国家对在医疗、预防、保健工作中作出贡献的医师给予奖励。

二、执业医师资格取得与注册

（一）医师资格考试制度

医师资格是指从事医师职业所应具备的学识、技术和能力的必备条件和身份。医师资格考试是评价申请医师资格者是否具备执业所必需的专业知识与技能的考试。在我国取得医师资格的途径是参加医师资格考试。

《执业医师法》规定，国家实行医师资格考试制度。医师资格考试分为执业医师资格考试和执业助理医师资格考试。医师资格统一考试的办法，由国务院卫生行政部门制定，由省级以上人民政府卫生行政部门组织实施。

1. 医师资格考试类别 医师资格考试类别分为临床医师、中医师（包括中医、民族医、中西医结合）、口腔医师、公共卫生医师四类。考试方式分为实践技能考试和医学综合笔试。医师资格考试实行国家统一考试，每年举行一次。考试时间由卫生部医师资格考试委员会确定。

2. 医师资格考试条件

（1）参加执业医师资格考试的条件：具有高等学校医学专业本科以上学历，在执业医师指导下，在医疗、预防或者保健机构中试用期满一年的；取得助理执业医师执业证书后，具有高等学校医学专科学历，在医疗、预防或者保健机构中工作满二年的；取得助理执业医师执业证书后，具有中等专业学校医学专业学历，在医疗、预防或者保健机构中工作满五年的。具备上述条件之一的，可以申请参加执业医师资格考试。

（2）参加执业助理医师资格考试的条件：具有高等学校医学专科学历或者中等专业学校医学专业学历，在执业医师指导下，在医疗、预防或者保健机构中试用期满一年的，可以申请参加助理执业医师资格考试。

（3）以师承方式学习传统医学满三年或者经多年实践医术确有专长的，经县级以上人民政府卫生行政部门确定的传统医学专业组织或者医疗、预防、保健机构考核合格并推荐，也可以参加执业医师资格或者执业助理医师资格考试。

（4）经注册在村医疗卫生机构从事预防、保健和一般医疗服务的乡村医生，符合《执业医师法》的有关规定条件，也可以申请参加国家医师资格考试。

（5）境外人员在中国境内申请医师考试（包括注册、执业或者从事临床示教、临床研究等活动），按照国家有关规定办理。

参加全国统一执业医师资格考试或者执业助理医师资格考试，成绩合格的，即授予执业医师资格或执业助理医师资格，并由省级卫生行政部门颁发卫生部统一印制的医师资格证书。医师资格一经合法取得，就不得非法剥夺。

（二）医师执业注册制度

《执业医师法》规定，国家实行医师执业注册制度。卫生部负责全国医师执业注册监督管理工作，县级以上卫生行政部门是医师执业注册的主管部门。医师资格考试成绩合格取得执业医师资格或执业助理医师资格后，申请人即可向所在地县级以上人民政府卫生行政部门申请医师执业注册。

医师执业证书是证明医师取得执业许可的法律文件。未经注册取得医师执业证书者，不得从事医疗、预防、保健活动。

医师经注册取得医师执业证书后，方可在医疗、预防、保健机构中按照注册的执业地点、执业类别、执业范围从事相应的医疗、预防、保健业务。其中，执业地点是指医师执业的医疗、预防、保健机构及其登记注册的地址；执业类别是指医师从事医疗、预防、保健中哪类执业活动；执业范围是指医师执业的具体诊疗科目，包括内科、外科、儿科等《医疗机构诊疗科目名录》中的各类科目。

1. 医师执业注册类别与范围　根据卫生部发布的《医师执业注册暂行办法》（1999）、《关于医师执业注册中执业范围的暂行规定》（2001 年）以及《卫生部关于修订口腔类别医师执业范围的通知》（2006 年）的相关规定，医师执业注册类别分临床、中医（包括中医、民族医和中西医结合）、口腔、公共卫生等。

（1）临床类别医师执业范围包括内科专业、外科专业、妇产科专业、儿科专业、眼耳鼻喉科专业、皮肤病与性病专业、精神卫生专业、职业病专业、医学影像和放射治疗专业、医学检验和病理专业、全科医学专业、急救医学专业、康复医学专业、预防保健专业、特种医学与军事医学专业、计划生育技术服务专业和省级以上卫生行政部门规定的其他专业。

（2）口腔类别医师执业范围包括口腔专业、口腔麻醉专业、口腔病理专业、口腔影像专业和省级以上卫生行政部门规定的其他专业。

（3）公共卫生医师执业范围包括公共卫生类别专业和省级以上卫生行政部门规定的其他专业。

（4）中医类别（包括中医、民族医、中西医结合）医师执业范围包括中医专业、中西医结合专业、蒙医专业、藏医专业、维医专业、傣医专业和省级以上卫生行政部门规定的其他专业。

（5）根据国家有关规定，取得全科医学专业技术职务任职资格者，可申请注册全科医学专业作为执业范围。

医师进行执业注册的类别必须以取得医师资格的类别为依据，医师不得从事执业注册范围以外其他专业的执业活动。医师依法取得两个或两个类别以上医师资格的，只能选择一个类别及其中一个相应的专业作为执业范围进行注册，从事执业活动。但两种情形除外：①在县及县级以下医疗机构（主要是乡镇卫生院和社区卫生服务机构）执业的临床医师，从事基层医疗卫生服务工作，确因工作需要，经县级卫生行政部门考核批准，报设区的市级卫生行政部门备案，可申请同一类别至多三个专业作为执业范围进行注册。②在乡镇卫生院和社区卫生服务机构中执业的临床医师因工作需要，经过国家医师资格考试取得公共卫生类医师资格，可申请公共卫生类别专业作为执业范围进行注册；在乡镇卫生院和社区卫生服务机构中执业的公共卫生医师因工作需要，经过国家医师资格考试取得临床类医师资格，可申请临床类别相关专业作为执业范围进行注册。

在计划生育技术服务机构中执业的临床医师，其执业范围为计划生育技术服务专业。在医疗机构中执业的临床医师以妇产科专业作为执业范围进行注册的，其范围含计划生育技术服务专业。

一般情况下医师不得超出执业范围进行执业活动，但有下列情况之一的，不属于超范围执业：①对病人实施紧急医疗救护的；②临床医师依据《住院医师规范化培训规定》和《全科医师规范化培训试行办法》等，进行临床转科培训的；③依据国家有关规定，经医疗、预防、保健机构批准的卫生支农、会诊、进修、学术交流、承担政府交办的任务和卫生行政部门批准的义诊等；④省级以上卫生行政部门规定的其他情形。

2. 医师执业注册条件及注册规定

（1）申请医师执业注册应当提交的材料　申请医师执业注册应当提交的材料包括：医师执业注册申请审核表；申请人登记照；医师资格证书；注册主管部门指定的医疗机构出具的申请人6个月内的健康体检表；申请人身份证明；医疗、预防、保健机构的拟聘用证明；省级以上卫生行政部门规定的其他材料。

注册主管部门应当自收到注册申请之日起20日内，对申请人提交的申请材料进行审核。审核合格的，予以注册，并发给卫生部统一印制的医师执业证书。

（2）不予注册的规定　《医师执业注册暂行办法》规定，有下列情形之一的，不予注册：①不具有完全民事行为能力的；②因受刑事处罚，自刑罚执行完毕之日起至申请注册之日止不满二年的；③受吊销医师执业证书行政处罚，自处罚决定之日起至申请注册之日止不满二年的；④甲类、乙类传染病传染期，精神病发病期以及身体残疾等健康状况不适宜或者不能胜任医疗、预防、保健业务工作的；⑤重新申请注册，经卫生行政部门指定机构或组织考核不合格的；⑥卫生部规定不宜从事医疗、预防、保健业务的其他情形的。

对不符合注册条件的，注册主管部门应当自收到注册申请之日起20日内，书面通知申请人，并说明理由。申请人如有异议，可以依法申请行政复议或者向人民法院提起行政诉讼。

（3）重新注册的规定　有下列情形之一的，应当重新申请注册：①中止医师执业活动二年以上的；②法定的不予注册的情形消失的。重新申请注册的人员，应当首先到县级以上卫生行政部门指定的医疗、预防、保健机构或组织，接受3至6个月的培训，并经考核合格，方可依照规定重新申请执业注册。

（4）注销注册的规定　医师注册后有下列情形之一的，其所在的医疗、预防、保健机构应当在30日内报告注册主管部门，办理注销注册：①死亡或者被宣告失踪的；②受刑事处罚的；③受吊销医师执业证书行政处罚的；④因考核不合格，暂停执业活动期满，经培训后再次考核仍不合格的；⑤中止医师执业活动满二年的；⑥身体健康状况不适宜继续执业的；⑦有出借、出租、抵押、转让、涂改医师执业证书行为的；⑧卫生部规定不宜从事医疗、预防、保健业务的其他情形的。

注册主管部门对具有以上情形的医师，应当予以注销注册，收回医师执业证书。被注销注册的当事人如有异议，可以依法申请行政复议或者向人民法院提起诉讼。

（5）变更注册的规定　医师变更执业地点、执业类别、执业范围等注册事项的，应当到注册主管部门办理变更注册手续，并提交医师变更执业注册申请审核表、医师资格证书、医师执业证书以及省级以上卫生行政部门规定提交的其他材料。但经医疗、预防、保健机构批准的卫生支农、会诊、进修、学术交流、承担政府交办的任务和卫生行政部门批准的义诊等除外。

医师在办理变更注册手续过程中，在医师执业证书原注册事项已被变更，未完成新的变更事项许可前，不得从事执业活动。

三、执业医师的权利、义务及执业规则

（一）医师的权利

医师权利，是指经考试取得医师资格，并依法注册取得执业证书的医师在执业活动中依法所享有的权利。

《执业医师法》规定，医师在执业活动中享有下列权利：

1. 在注册的执业范围内，进行医学诊查、疾病调查、医学处置、出具相应的医学证明文件，选择合理的医疗、预防、保健方案；

2. 按照国务院卫生行政部门规定的标准，获得与本人执业活动相当的医疗设备基本条件；

3. 从事医学研究、学术交流，参加专业学术团体；

4. 参加专业培训，接受继续医学教育；

5. 在执业活动中，人格尊严、人身安全不受侵犯；

6. 获取工资报酬和津贴，享受国家规定的福利待遇；

7. 对所在机构的医疗、预防、保健工作和卫生行政部门的工作提出意见和建议，依法参与所在机构的民主管理。

（二）医师的义务

医师义务，是指取得执业证书的医师在执业活动中依法必须履行的责任。《执业医师法》规定，医师在执业活动中必须履行下列义务：

1. 遵守法律、法规，遵守技术操作规范；

2. 树立敬业精神，遵守职业道德，履行医师职责，尽职尽责为患者服务；

3. 关心、爱护、尊重患者，保护患者的隐私；

4. 努力钻研业务，更新知识，提高专业技术水平；

5. 宣传卫生保健知识，对患者进行健康教育。

（三）医师的执业规则

医师执业规则，是指医师在执业活动中依法应当遵守的规定和原则。医师执业规则的目的是规范医务人员的执业行为，实质是要求医务人员执业过程中为或者不为一定行为的法律义务，具有强制性。《执业医师法》规定，医师执业应当遵守以下规定：

1. 医师实施医疗、预防、保健措施，签署有关医学证明文件，必须亲自诊查、调查，并按照规定及时填写医学文书，不得隐匿、伪造或者销毁医学文书及有关资料，不得出具与自己执业范围无关或者与执业类别不相符的医学证明文件。

2. 对急危患者，医师应当采取紧急措施及时进行诊治；不得拒绝急救处置。

3. 医师应当使用经国家有关部门批准使用的药品、消毒药剂和医疗器械。除正当治疗外，不得使用麻醉药品、医疗用毒性药品、精神药品和放射性药品。

4. 医师应当如实向患者或者其家属介绍病情，但应注意避免对患者产生不利后果。医师进行实验性临床医疗，应当经医院批准，并征得患者本人或者其家属同意。

5. 医师不得利用职务之便，索取、非法收受患者财物或者牟取其他不正当利益。

6. 遇有自然灾害、传染病流行、突发重大伤亡事故及其他严重威胁人民生命健康的紧急情况时，医师应当服从县级以上人民政府卫生行政部门的调遣。

7. 医师发生医疗事故或者发现传染病疫情时，应当依照有关规定及时向所在机构或者卫生行政部门报告。医师发现患者涉嫌伤害事件或者非正常死亡时，应当按照有关规定向有关部门报告。

8. 执业助理医师应当在执业医师的指导下，在医疗、预防、保健机构中按照其执业类别执业。在乡、民族乡、镇的医疗、预防、保健机构中工作的执业助理医师，可以根据医疗诊治的情况和需要，独立从事一般的执业活动。

四、医师的考核与培训

（一）医师的考核

为了加强医师执业管理，提高医师素质，保证医疗质量和医疗安全，《执业医师法》规定了医师的考核制度，县级以上卫生行政部门负责指导、检查和监督医师考核工作。

医师考核制度分为平时考核与定期考核两部分。平时考核是基础，医疗机构每年皆可进行平时考核，为定期考核积累材料、提供依据；定期考核是平时考核的概括和总结，是指受县级以上地方人民政府卫生行政部门委托的机构或组织按照医师执业标准对医师的业务水平、工作成绩和职业道德进行的考核。

根据《医师定期考核管理办法》的规定，医师定期考核每两年为一个周期。由卫生部主管全国医师定期考核管理工作。医师定期考核的结果分为合格和不合格。工作成绩、职业道德和业务水平中任何一项不能通过评定或测评的，即为不合格。

对医师的考核结果，考核机构应当报告准予注册的卫生行政部门备案。对考核不合格的医师，县级以上人民政府卫生行政部门可以责令其暂停执业活动 3~6 个月，并接受培训和继续医学教育。暂停执业活动期满，再次进行考核，对考核合格的，允许其继续执业；对考核不合格的，由县级以上人民政府卫生行政部门注销注册，收回医师执业证书。

（二）医师的培训

医师的培训，是指以提高医师的医疗水平和综合素质为目的的各种教育和训练活动。医师培训的内容主要包括岗位培训、全科医师培训、进修教育、毕业后医学教育、继续医学教育等。

县级以上人民政府卫生行政部门应当制定医师培训计划，对医师进行多种形式的培训，为医师接受继续医学教育提供条件。医疗、预防、保健机构应当依照规定和计划保证本机构医师的培训和继续医学教育。县级以上人民政府卫生行政部门委托的承担医师考核任务的医疗卫生机构，应当为医师的培训和接受继续医学教育提供和创造条件。

五、法律责任

（一）行政责任

1. 以不正当手段取得医师执业证书的，由发给证书的卫生行政部门吊销；对负有直接责任的主管人员和其他直接责任人员，依法给予行政处分。

2. 医师在执业活动中，有下列行为之一的，由县级以上人民政府卫生行政部门给予警告或者责令暂停六个月以上一年以下执业活动；情节严重的，吊销其医师执业证书：

（1）违反卫生行政规章制度或者技术操作规范，造成严重后果的；

（2）由于不负责任延误急危病重患者的抢救和诊治，造成严重后果的；

（3）造成医疗责任事故的；

（4）未经亲自诊查、调查，签署诊断、治疗、流行病学等证明文件或者有关出生、死亡等证明文件的；

（5）隐匿、伪造或者擅自销毁医学文书及有关资料的；

（6）使用未经批准使用的药品、消毒药剂和医疗器械的；

（7）不按照规定使用麻醉药品、医疗用毒性药品、精神药品和放射性药品的；

（8）未经患者或者其家属同意，对患者进行实验性临床医疗的；

（9）泄露患者隐私，造成严重后果的；

（10）利用职务之便，索取、非法收受患者财物或者牟取其他不正当利益的；

（11）发生自然灾害、传染病流行、突发重大伤亡事故以及其他严重威胁人民生命健康的紧急情况时，不服从卫生行政部门调遣的；

（12）发生医疗事故或者发现传染病疫情，发现患者涉嫌伤害事件或者非正常死亡，不按照规定报告的。

3. 未经批准擅自开办医疗机构行医或者非医师行医的，由县级以上人民政府卫生行政部门予以取缔，没收其违法所得及其药品、器械，并处十万元以下的罚款；对医师吊销其执业证书。

4. 阻碍医师依法执业，侮辱、诽谤、威胁、殴打医师或者侵犯医师人身自由，干扰医师正常工作、生活的，依照治安管理处罚法的规定处罚。

5. 医疗、预防、保健机构对属于注销情形而未履行报告职责，导致严重后果的，由县级以上人民政府卫生行政部门给予警告；并对该机构的行政负责人依法给予行政处分。

6. 卫生行政部门工作人员或者医疗、预防、保健机构工作人员违反本法有关规定，弄虚作假、玩忽职守、滥用职权、徇私舞弊，尚不构成犯罪的，依法给予行政处分。

（二）民事责任

《执业医师法》规定，医师在医疗、预防、保健工作中造成事故的，依照法律或国家有关规定处理。未经批准擅自开办医疗机构行医或非医师行医，给患者造成损害的，依法承担赔偿责任。

（三）刑事责任

《执业医师法》规定，卫生行政部门工作人员或者医疗、预防、保健机构工作人员违反本法有关规定，构成犯罪的，依法追究刑事责任。

1. 医疗事故罪 《刑法》第 335 条规定：医务人员由于严重不负责任，造成就诊人死亡或者严重损害就诊人身体健康的，处三年以下有期徒刑或者拘役。

2. 非法行医罪 《刑法》第 336 条第一款规定：未取得医生执业资格的人非法行医，情节严重的，构成非法行医罪，处三年以下有期徒刑、拘役或者管制，并处或者单处罚金；严重损害就诊人身体健康的，处三年以上十年以下有期徒刑，并处罚金；造成就诊人死亡的，处十年以上有期徒刑，并处罚金。

3. 非法进行节育手术罪 《刑法》第 336 条第二款规定：未取得医生执业资格的人擅自为他人进行节育复通手术、假节育手术、终止妊娠手术或者摘取宫内节育器，情节严重的，构成非法进行节育手术罪，处三年以下有期徒刑、拘役或者管制，并处或者单处罚金；严重损害就诊人身体健康的，处三年以上十年以下有期徒刑，并处罚金；造成就诊人死亡的，处十年以上有期徒刑，并处罚金。

4. 受贿罪 《刑法》第 163 条规定：公司、企业或者其他单位的工作人员利用职务上的便利，索取他人财物或者非法收受他人财物，为他人谋取利益，数额较大的，处五年以下有期徒刑或者拘役；数额巨大的，处五年以上有期徒刑，可以并处没收财产。公司、企业的工作人员在经济往来中，违反国家规定，收受各种名义的回扣、手续费，归个人所有的，依照前款的规定处罚。2008 年 11 月，最高人民法院和最高人民检察院联合颁布的《关于办理商业贿赂刑事案件适用法律若干问题的意见》指出，"公司、企业或者其他单位的工作人员"，既包括事业单位也包括国有公司、企业以及其他国有单位中的非国家工作人员。根据《意见》规定，医疗机构中的医务人员，利用开处方的职务便利，以各种名义非法收受药品、医疗器械、医用卫生材料等医药产品销售方财物，为医药产品销售方谋取利益，数额较大的，依照刑法第 163 条的规定，以非国家工作人员受贿罪定罪处罚。

第二节 护士执业条例

一、护士的执业注册

为了维护护士的合法权益，规范护理行为，促进护理事业发展，保障医疗安全和人体健康，2008 年 1 月 31 日国务院颁布了《护士条例》，自 2008 年 5 月 12 日起施行。《护士条例》所指的护士，是指经执业注册取得护士执业证书，依照护士条例规定从事护理活动，履行保护生命、减轻痛苦、增进健康职责的卫生技术人员。

《护士条例》及《护士执业注册管理办法》规定，护士经执业注册取得护士执业证书后，方可按照注册的执业地点从事护理工作，未经执业注册取得执业证书者，不得从事诊疗技术规范规定的护理活动。卫生部负责全国护士执业注册监督管理工作,省、自治区、直辖市人民政府卫生行政部门是护士执业注册的主管部门,负责本行政区域的护士执业注册管理工作。

（一）注册条件

申请护士执业注册,应当具备下列条件:

1. 具有完全民事行为能力。

2. 在中等职业学校、高等学校完成国务院教育主管部门和国务院卫生主管部门规定的普通全日制3年以上的护理、助产专业课程学习,包括在教学、综合医院完成8个月以上护理临床实习,并取得相应学历证书。

3. 通过国务院卫生主管部门组织的护士执业资格考试。

4. 符合国务院卫生主管部门规定的健康标准:①无精神病史;②无色盲、色弱、双耳听力障碍;③无影响履行护理职责的疾病、残疾或者功能障碍。

在内地完成护理、助产专业学习的香港、澳门特别行政区及台湾地区人员,符合本办法规定的,可以申请护士执业注册。

护士执业注册申请,应当自通过护士执业资格考试之日起3年内提出;逾期提出申请的,除应当具备前款第1、2、4项规定条件外,还应当在符合国务院卫生主管部门规定条件的医疗卫生机构接受3个月临床护理培训并考核合格。

（二）首次注册

申请护士执业首次注册时应当提交的材料包括:护士执业注册申请审核表;申请人身份证明;申请人学历证书及专业学习中的临床实习证明;护士执业资格考试成绩合格证明;省、自治区、直辖市人民政府卫生行政部门指定的医疗机构出具的申请人6个月内健康体检证明;医疗卫生机构拟聘用的相关材料。

卫生行政部门应当自受理申请之日起20个工作日内,对申请人提交的材料进行审核。审核合格的,准予注册,发给卫生部统一印制的护士执业证书;对不符合规定条件的,不予注册,并书面说明理由。护士执业证书上应当注明护士的姓名、性别、出生日期等个人信息及证书编号、注册日期和执业地点。

（三）延续注册

护士执业注册不是终生有效的,《护士条例》规定护士执业注册有效期为5年,注册有效期届满需要继续执业的,应当在有效期届满前30日,向原注册部门申请延续注册。

护士申请延续注册,应当提交下列材料:①护士延续注册申请审核表;②申请人的护士执业证书;③省、自治区、直辖市人民政府卫生行政部门指定的医疗机构出具的申请人6个月内健康体检证明。

注册部门自受理延续注册申请之日起20日内进行审核。审核合格的,予以延续注册。有下列情形之一的,不予延续注册:①不符合法定的健康标准的;②被处暂停执业活动处罚期限未满的。

护士被吊销执业证书的,自执业证书被吊销之日起2年内不得申请执业注册。

（四）重新注册

有下列情形之一的，拟在医疗卫生机构执业时，应当重新申请注册：①注册有效期届满未延续注册的；②受吊销护士执业证书处罚，自吊销之日起满2年的。

中断护理执业活动超过3年，重新申请注册的，首先应当在省、自治区、直辖市人民政府卫生行政部门规定的教学、综合医院接受3个月临床护理培训，并考核合格，方可依照法律规定重新申请执业注册。

（五）变更注册

护士在其执业注册有效期内变更执业地点等注册项目，应当办理变更注册。但承担卫生行政部门交办或者批准的任务以及履行医疗卫生机构职责的护理活动，包括经医疗卫生机构批准的进修、学术交流等除外。

护士在其执业注册有效期内变更执业地点的，应当向拟执业地注册主管部门报告，并提交下列材料：①护士变更注册申请审核表；②申请人的护士执业证书。

注册部门应当自受理之日起7个工作日内为其办理变更手续。护士跨省、自治区、直辖市变更执业地点的，收到报告的注册部门还应当向其原执业地注册部门通报。

（六）注销注册

护士执业注册后有下列情形之一的，原注册部门办理注销执业注册：①受吊销护士执业证书处罚；②注册有效期届满未延续注册；③护士死亡或者丧失民事行为能力。

二、护士的权利和义务

（一）护士的权利

护士权利，是指依法注册取得执业证书的护士在执业活动中依法所享有的权利。《护士条例》规定，护士人格尊严、人身安全不受侵犯；护士依法履行职责，受法律保护；全社会应当尊重护士。护士在执业活动中享有以下权利：

1. 有按照国家有关规定获取工资报酬、享受福利待遇、参加社会保险的权利。任何单位或者个人不得克扣护士工资，降低或者取消护士福利等待遇。

2. 有获得与其所从事的护理工作相适应的卫生防护、医疗保健服务的权利。从事直接接触有毒有害物质、有感染传染病危险工作的护士，有依照有关法律、行政法规的规定接受职业健康监护的权利；患职业病的，有依照有关法律、行政法规的规定获得赔偿的权利。

3. 护士有按照国家有关规定获得与本人业务能力和学术水平相应的专业技术职务、职称的权利；有参加专业培训、从事学术研究和交流、参加行业协会和专业学术团体的权利。

4. 护士有获得疾病诊疗、护理相关信息的权利和其他与履行护理职责相关的权利，可以对医疗卫生机构和卫生主管部门的工作提出意见和建议。

（二）护士的义务

护士义务，是指依法注册的护士在执业活动中依法必须履行的责任。《护士条例》规定，护士在执业活动中必须履行下列义务：

1. 遵守法律、法规、规章和诊疗技术规范的规定。

2. 在执业活动中，发现患者病情危急，应当立即通知医师；在紧急情况下为抢救垂危患者生命，应当先行实施必要的紧急救护。

3. 发现医嘱违反法律、法规、规章或者诊疗技术规范规定的，应当及时向开具医嘱的医师提出；必要时，应当向该医师所在科室的负责人或者医疗卫生机构负责医疗服务管理的人员报告。

4. 应当尊重、关心、爱护患者，保护患者的隐私。

5. 有义务参与公共卫生和疾病预防控制工作。发生自然灾害、公共卫生事件等严重威胁公众生命健康的突发事件，护士应当服从县级以上人民政府卫生主管部门或者所在医疗卫生机构的安排，参加医疗救护。

三、医疗卫生机构的职责

为了更好规范护理行为，保障医疗安全和人体健康，《护士条例》中还明确规定了医疗卫生机构的职责。

1. 医疗卫生机构配备护士的数量不得低于国务院卫生主管部门规定的护士配备标准。

2. 医疗卫生机构不得允许下列人员在本机构从事诊疗技术规范规定的护理活动：①未取得护士执业证书的人员；②未依照本条例第九条的规定办理执业地点变更手续的护士；③护士执业注册有效期届满未延续执业注册的护士。

在教学、综合医院进行护理临床实习的人员应当在护士指导下开展有关工作。

3. 医疗卫生机构应当为护士提供卫生防护用品，并采取有效的卫生防护措施和医疗保健措施。

4. 医疗卫生机构应当执行国家有关工资、福利待遇等规定，按照国家有关规定为在本机构从事护理工作的护士足额缴纳社会保险费用，保障护士的合法权益。对在艰苦边远地区工作，或者从事直接接触有毒有害物质、有感染传染病危险工作的护士，所在医疗卫生机构应当按照国家有关规定给予津贴。

5. 医疗卫生机构应当制定、实施本机构护士在职培训计划，并保证护士接受培训。护士培训应当注重新知识、新技术的应用；根据临床专科护理发展和专科护理岗位的需要，开展对护士的专科护理培训。

6. 医疗卫生机构应当按照国务院卫生主管部门的规定，设置专门机构或者配备专（兼）职人员负责护理管理工作。

7. 医疗卫生机构应当建立护士岗位责任制并进行监督检查。护士因不履行职责或者违反职业道德受到投诉的，其所在医疗卫生机构应当进行调查。经查证属实的，医疗卫生机构应当对护士做出处理，并将调查处理情况告知投诉人。

四、法律责任

1. 卫生主管部门的工作人员未依照条例规定履行职责，在护士监督管理工作中滥用职权、徇私舞弊，或者有其他失职、渎职行为的，依法给予处分；构成犯罪的，依法追究刑事责任。

2. 医疗卫生机构有下列情形之一的，由县级以上地方人民政府卫生主管部门依据职责分工责令限期改正，给予警告；逾期不改正的，根据国务院卫生主管部门规定的护士配备标准和在医疗卫生机构合法执业的护士数量核减其诊疗科目，或者暂停其6个月以上1年以下执业活动；国家举办的医疗卫生机构有下列情形之一、情节严重的，还应当对负有责任的主管人员和其他直接责任人员依法给予处分：①违反条例规定，护士的配备数量低于国务院卫生主管部门规定的护士配备标准的；②允许未取得护士执业证书的人员或者允许未依照本条例规定办理执业地点变更手续、延续执业注册有效期的护士在本机构从事诊疗技术规范规定的护理活动的。

3. 医疗卫生机构有下列情形之一的，依照有关法律、行政法规的规定给予处罚；国家举办的医疗卫生机构有下列情形之一、情节严重的，还应当对负有责任的主管人员和其他直接责任人员依法给予处分：①未执行国家有关工资、福利待遇等规定的；②对在本机构从事护理工作的护士，未按照国家有关规定足额缴纳社会保险费用的；③未为护士提供卫生防护用品，或者未采取有效的卫生防护措施、医疗保健措施的；④对在艰苦边远地区工作，或者从事直接接触有毒有害物质、有感染传染病危险工作的护士，未按照国家有关规定给予津贴的。

4. 医疗卫生机构有下列情形之一的，由县级以上地方人民政府卫生主管部门依据职责分工责令限期改正，给予警告：①未制定、实施本机构护士在职培训计划或者未保证护士接受培训的；②未依照条例规定履行护士管理职责的。

5. 护士在执业活动中有下列情形之一的，由县级以上地方人民政府卫生主管部门依据职责分工责令改正，给予警告；情节严重的，暂停其6个月以上1年以下执业活动，直至由原发证部门吊销其护士执业证书：①发现患者病情危急未立即通知医师的；②发现医嘱违反法律、法规、规章或者诊疗技术规范的规定，未依照条例第十七条的规定提出或者报告的；③泄露患者隐私的；④发生自然灾害、公共卫生事件等严重威胁公众生命健康的突发事件，不服从安排参加医疗救护的。

护士在执业活动中造成医疗事故的，依照医疗事故处理的有关规定承担法律责任。

6. 扰乱医疗秩序，阻碍护士依法开展执业活动，侮辱、威胁、殴打护士，或者有其他侵犯护士合法权益行为的，由公安机关依照治安管理处罚法的规定给予处罚；构成犯罪的，依法追究刑事责任。

第三节 医务人员医德规范及卫生行业作风建设

一、医务人员的医德规范

为了加强卫生系统社会主义精神文明建设，提高医务人员的职业道德素质，改善和提高医疗服务质量，全心全意为人民服务，1988年12月15日卫生部发布了《医务人员医德规范及实施办法》（以下简称《办法》）。该《办法》共13条，全面系统地规定了医德规范的含义及内容、医德教育、医德考核与评价制度以及奖优罚劣制度等。

医德是整个道德体系的一个有机组成部分，在医疗活动中具有特别重要的作用。《办法》第2条规定，医德，即医务人员的职业道德，是医务人员应具备的思想品质，是医务人员与患者、社会以及医务人员之间关系的总和。医德规范是指导医务人员进行医疗活动的思想和行为的准则。

（一）医德规范的内容

1. 救死扶伤，实行社会主义的人道主义。时刻为患者着想，千方百计为患者解除病痛。

2. 尊重患者的人格与权利。对待患者，不分民族、性别、职业、地位、财产状况，都应一视同仁。

3. 文明礼貌服务。举止端庄，语言文明，态度和蔼，同情、关心和体贴患者。

4. 廉洁奉公。自觉遵纪守法，不以医谋私。

5. 为患者保守医密。实行保护性医疗，不泄露患者隐私与秘密。

6. 互学互尊，团结协作。正确处理同行同事间的关系。

7. 严谨求实，奋发进取，钻研医术，精益求精。不断更新知识，提高技术水平。

（二）医德教育

社会主义医德教育的目的，就是通过对医务人员有组织、有计划地施以系统的医德影响，培养医务人员高尚的医德品质，树立社会主义医德新风，全心全意地为保障人民健康服务。各医疗单位都必须把医德教育和医德医风建设作为目标管理的重要内容，作为衡量和评价一个单位工作好坏的重要标准。

医德教育应以正面教育为主，要实行医院新成员的上岗前教育，使之形成制度。未经上岗前培训者不得上岗。

（三）医德评价与考核

医德评价，就是对个人或集体的医德行为作出道德或不道德以及道德水平高低的判断。医德评价是一种精神力量和社会舆论力量，它会对医务人员的职业行为发生积极影响。各医疗单位都应建立医德考核与评价制度，制定医德考核标准及考核办法，定期或者随时进行考核，并建立医德考核档案。

医德考核与评价时要经常听取患者和社会各界的意见，接受群众的监督。对医务人员医德考核结果，要作为应聘、提薪、晋升以及评选先进工作者的首要条件。实行奖优罚劣，对严格遵守医德规范、医德高尚的个人，应予表彰和奖励；对于不认真遵守医德规范者，应进行批评教育；对于严重违反医德规范，经教育不改者，应分别情况给予处分。

二、卫生部关于加强卫生行业作风建设的意见

针对医疗卫生行业的行风建设中一些亟待解决的问题，2004年4月卫生部制定了《卫生部关于加强卫生行业作风建设的意见》（以下简称《意见》），就一些医疗机构和部分医务人员收受回扣、"红包"、开单提成、开大处方、滥检查、乱收费等损害人民群众利益的行为进行治理，提出要把维护人民群众的健康权益放在第一位，强化"以病人为中心"的服务理念，重点解决损害人民群众切身利益的突出问题，为广大人民群众提供质量较高、费用

较低的医疗卫生服务；同时强调加强卫生行风建设，必须坚持标本兼治，综合治理的方针，深入推进卫生医疗体制改革，从体制、机制、制度、管理等源头上加大预防和治理工作力度，积极推进医疗卫生全行业监管，严格规范医疗服务行为，医疗卫生机构要全面实行办事公开制度，广泛接受社会和群众监督。

《意见》明确了医疗行业的纪律：

1. 医疗机构和科室不准实行药品、仪器检查、化验检查及其他医学检查等开单提成办法。

2. 医疗机构的一切财务收支应由财务部门统一管理，内部科室取消与医务人员收入分配直接挂钩的经济承包办法，不准设立小金库。

3. 医务人员在医疗服务活动中不准接受患者及其亲友的"红包"、物品和宴请。

4. 医务人员不准接受医疗器械、药品、试剂等生产、销售企业或人员以各种名义、形式给予的回扣、提成和其他不正当利益。

5. 医务人员不准通过介绍病人到其他单位检查、治疗或购买药品、医疗器械等收取回扣或提成。

6. 医疗机构和医务人员不准在国家规定的收费项目和标准之外，自立、分解项目收费或提高标准加收费用。

7. 医疗机构不准违反国家有关药品集中招标采购政策规定，对中标药品必须按合同采购，合理使用。

8. 医疗机构不准使用假劣药品，或生产、销售、使用无生产批准文号的自制药品与制剂。

医务人员违反上述规定的，由所在单位视情节轻重，给予通报批评、取消当年评优、评职称资格或缓聘、解职待聘，直至解聘。执业医师由县级以上卫生行政部门依据《中华人民共和国执业医师法》第 37 条的规定，视情节轻重，给予警告、责令暂停执业活动，直至吊销其执业证书。构成犯罪的，移送司法机关依法追究刑事责任。医疗机构或科室违反规定设立开单提成的，免除其主要负责人职务，并依照有关规定，给予医疗机构相应的行政处罚。

医疗卫生机构在签订药品、器械材料等购销合同时，应明确要求医药生产、经营企业及其营销人员不得以回扣、提成等不正当手段促销，违反约定的，医疗卫生机构应予以曝光，并断绝与其经济往来。卫生行政部门依据有关规定，在系统内通报或公布有关企业的违法违规情况，商请有关单位取消该企业 2 年内参加医疗机构药品集中招标采购的投标资格，并提请有关部门依法进行查处。

【思考题】

1. 执业医师的执业规则是什么？
2. 医师执业注册的法律规定包括哪些内容？
3. 申请参加执业医师资格考试的条件是什么？
4. 护士执业规则是什么？
5. 医务人员医德规范的具体内容是什么？
6. 医疗行业的纪律包括哪些内容？

第四章

药品管理法

第一节　概　述

《中华人民共和国药品管理法》（以下简称《药品管理法》）是我国建国后第一部药品管理法律，于 1984 年 9 月 20 日第六届人大常委会第七次会议通过，1985 年 7 月 1 日开始施行。2001 年 2 月 28 日第九届全国人大常委会第二十次会议重新修订了《药品管理法》，更加明确了药品监督管理工作的法律地位。药品管理法是我国卫生法律体系中的重要组成部分。

一、药品管理法的概念及立法目的

1. 药品管理法的概念　药品管理法是以药品管理作为对象，以药品的质量为核心，具体规定药品研制、生产、经营、使用、价格、广告、监督、检验等活动的规范化的法律文件的总和。

药品管理法是药品监督管理工作的有力工具，是人民安全用药、维护身体健康和用药权益的有力保障。

2.《药品管理法》的立法目的　国家制定《药品管理法》是为了加强药品监督管理，保证药品质量，保障人体用药安全，维护人民身体健康和用药的合法权益。维护人民身体健康和用药的合法权益是《药品管理法》立法的核心目的，一方面要保证人民用药的安全、有效，使药品真正发挥其预防、治疗和诊断疾病的作用；另一方面要保证人民在合理、公平的条件下，可以最大限度地使用安全、有效的药品。

二、药品的含义

1. 药品的一般含义　药品是用于预防、治疗、诊断人的疾病，有目的地调节人的生理机能并规定有适应证或者功能主治、用法和用量的物质，包括中药材、中药饮片、中成药、化学原料药及其制剂、抗生素、化学药品、放射性药品、血清、疫苗、血液制品和诊断药品等。

2. 药品是特殊商品　药品同其他商品一样也要通过一定的渠道进入到消费领域中，具有商品的一般属性。但由于药品关系到人民的身体健康和生命安全，与一般商品相比又具有其自身的特殊性，因此我们说药品是一种防病治病、保护人民身体健康的特殊商品，其特殊性表现在以下 4 点：

（1）药品使用范围的专属性 药品的使用不可替代，针对性强。大多数药品需要在医师的指导下合理使用，才能达到防病治病、保护身体健康的目的。如果错用或滥用药品可能导致中毒或药源性疾病。

（2）用药后果的两重性 药品既可以防病治病，又有不同程度的毒副作用，危及人身安全。药品使用合理，管理得当，就能达到预防和治疗疾病、保护身体健康的目的；如果使用不合理，管理措施不力，则会危害人们身体健康，甚至影响人们的生命质量与安全。

（3）需要用药的限时性 药品的限时性主要体现在人们需要用药时，时间就是生命。在紧急情况下，如突发公共事件、自然灾害等，要求药品必须及时供应。药品的限时性还体现在药品保存时间限制上，即药品是有一定的有效期的。

（4）药品质量控制的严格性 符合药品标准的药品才能保证疗效，对药品质量进行严格的监督控制，直接关系着人们用药的安全、有效。进入流通渠道的药品，只允许是合格品，根本不允许次品和等外品的存在。

三、药品管理的指导原则

药品管理的基本原则包括：第一，加强药品的监督管理，保证药品质量，保障人体用药安全，维护人民身体健康和用药的合法权益；第二，国家发展现代药和传统药，充分发挥其在预防、医疗和保健中的作用；第三，国家保护野生药材资源，鼓励培育中药材；第四，国家鼓励研究和创造新药，保护公民、法人和其他组织研究、开发新药的合法权益。

第二节 药品的生产和经营

一、药品生产、经营企业的管理

（一）药品生产企业的管理

药品生产企业是指生产药品的专营或兼营企业。

1. 开办药品生产企业的条件 开办药品生产企业包括各种形式的联营、中外合资企业及外资企业，必须由企业或企业的上级部门提出申请，并经所在省级人民政府药品监督管理部门批准并发给药品生产许可证，凭许可证到工商行政管理部门办理登记、注册。药品生产许可证有效期为五年，到期重新审查发证。无药品生产许可证的不得生产药品。企业破产或者关闭的，许可证由原发证部门缴销。

药品生产企业的开办条件包括：①具有依法经过资格认定的药学技术人员、工程技术人员及相应的技术工人；②具有与其药品生产相适应的厂房、设施和卫生环境；③具有能对所生产的药品进行质量管理和质量检验的机构、人员及必要的仪器设备；④具有保证药品质量的规章制度；⑤符合国家制定的药品行业发展规划和产业政策。

2. 药品生产的质量管理　药品的质量包括药品的有效性、安全性、稳定性和性能均一性等方面的要求，通过一系列技术指标来体现。《药品管理法》规定，药品生产企业必须按照《药品生产质量管理规范》（GMP）来组织生产。①药品的生产必须按照国家药品标准和国家药品监督管理局制定的生产工艺进行，生产记录完整准确。药品生产企业改变影响药品质量的生产工艺的，必须报原批准部门审核批准。②中药饮片必须按照国家药品标准炮制，国家药品标准没有规定的，必须按照省级人民政府药品监督管理部门制定的炮制规范炮制。③生产药品所需的原料及生产药品和调配处方时所用的赋形剂和附加剂等药用辅料必须符合药用要求。④药品生产企业必须对其生产的药品进行质量检验，不符合国家药品标准或不按照省级药品监督管理部门制定的中药饮片炮制规范炮制的，不得出厂。

3. 药品包装管理　药品的包装既能够防止药品质量因外界自然环境的影响发生变化，又能够在药品的存储和运输过程中发挥防冻、防潮、防鼠、防虫、防破损、防掺假掺杂的作用。药品包装的主要作用在于保证药品质量的稳定性，其次才是满足商业的需要。为提高直接接触药品的包装材料、容器的质量，确保药品安全有效，促进医药经济健康发展，《药品管理法》、《药品生产质量管理规范》、《直接接触药品的包装材料和容器管理办法》、《药品说明书和标签管理规定》等法律规范对药品的包装进行了具体的规定。主要内容有：

（1）直接接触药品的包装材料和容器必须符合药用要求，符合保障人体健康、安全的标准，并由药品监督管理部门在审批药品时一并审批。药品生产企业不得使用未经批准的直接接触药品的包装材料和容器。

（2）药品包装必须适合药品质量的要求，方便储存、运输和医疗使用。发运中药材必须有包装。在每件包装上，必须注明药品的品名、产地、日期、调出单位，并附有质量合格标志。生产中药饮片应选用与药品性质相适应的材料和容器，中药饮片包装必须印有或贴有标签。

（3）医疗机构制剂的包装材料与容器应符合《直接接触药品的包装材料和容器管理办法》的有关规定，并经省、自治区、直辖市人民政府药品监督管理部门审核批准。

（4）药品包装必须按照规定印有或贴有标签并附有说明书。标签或者说明书上必须注明药品的通用名称、成分、规格、生产企业、批准文号、产品批号、生产日期、有效期、适应证或功能主治、用法、用量、禁忌、不良反应和注意事项。麻醉药品、精神药品、医疗用毒性药品、放射性药品、外用药品和非处方药的标签，必须印有规定的标志。

4. 从业人员健康检查　药品是直接关系人体健康的特殊商品，如果直接接触药品的工作人员身上带有某种病菌，就有可能污染药品，进而通过被污染的药品传播给患者。因此，药品生产企业（药品经营企业、医疗机构）中直接接触药品的工作人员必须每年进行健康检查。患有传染病或其他可能污染药品的疾病的，不得从事直接接触药品的工作。

（二）药品经营企业的管理

药品经营企业是指经营药品的专营企业或兼营企业。

1. 开办药品经营企业的条件　《药品管理法》中规定，开办药品批发业务的企业必须经企业所在地的省级药品监督管理部门审核批准并发给药品经营许可证；开办药品零售业务的企业必须经企业所在地县级以上地方药品监督管理部门批准并发给药品经营许可证。凭许可证到工商行政管理部门办理登记、注册。药品经营许可证有效期为五年，到期重新审查发证。无药品经营许可证不得经营药品。企业破产或关闭时许可证由原发证部门撤销。

2004 年 2 月国家食品药品监督管理局发布《药品经营许可证管理办法》，对开办药品批发、零售企业的条件作出具体规定。

（1）开办药品批发企业的条件 开办药品批发企业应符合省、自治区、直辖市药品批发企业合理布局的要求，并符合以下设置标准：①具有保证所经营药品质量的规章制度；②企业、企业法定代表人、企业负责人、质量管理负责人无《药品管理法》第76、第83条规定的情形；③具有与经营规模相适应的一定数量的执业药师，质量管理负责人应具有大学以上学历，且必须是执业药师；④具有能够保证药品储存质量要求的、与其经营品种和规模相适应的常温库、阴凉库、冷库，仓库中具有适合药品储存的专用货架和实现药品入库、传送、分拣、上架、出库的现代物流系统装置与设备；⑤具有独立的计算机管理信息系统，能覆盖企业内药品的购进、储存、销售及经营和质量控制的全过程，能全面记录企业经营管理及实施《药品经营质量管理规范》（GSP）方面的信息，符合《药品经营质量管理规范》对药品经营各环节的要求，并具有可以实现接受当地（食品）药品监督管理部门（机构）监管的条件；⑥具有符合《药品经营质量管理规范》对药品营业场所、辅助和办公用房、仓库管理、仓库内药品质量安全保障和进出库、在库储存与养护方面的条件。

（2）开办药品零售企业的条件 开办药品零售企业应符合当地常住人口的数量、地域、交通状况和实际需要的要求，符合方便群众购药的原则，并符合以下设置规定：①具有保证所经营药品质量的规章制度。②具有依法经过资格认定的药学技术人员。经营处方药、甲类非处方药的药品零售企业必须配有执业药师或其他依法经过资格认定的药学技术人员，质量负责人应有 1 年以上（含 1 年）药品经营质量管理工作经验；经营乙类非处方药的药品零售企业及农村乡镇地区设立药品零售企业的，应按照《药品管理法实施条例》第 15 条的规定配备业务人员，有条件的应当配备执业药师。企业营业时间，以上人员应当在岗。③企业、企业法定代表人、企业负责人、质量管理负责人无《药品管理法》第 76、第 83 条规定的情形。④具有与所经营药品相适应的营业场所、设备、仓储设施及卫生环境，在超市等其他商业企业内设立零售药店的必须具有独立区域。⑤具有能够配备满足当地消费者所需药品的能力，能够保证 24 小时供应，药品零售企业应备有的国家基本药物的品种、数量由各省、自治区、直辖市（食品）药品监督管理部门结合当地的具体情况来确定。

2. 经营药品的质量管理 药品是一种特殊商品，其经营质量的管理较一般商品更为严格。《药品管理法》规定，药品经营企业必须按照《药品经营质量管理规范》经营药品。①药品经营企业购进药品必须建立并执行进货检查验收制度，验明药品合格证明和其他标识，不符合规定要求的不得购进。②购销药品必须有完整真实的购销记录，记录应注明药品的通用名称、剂型、规格、批号、有效期、生产商、购（销）货单位、购（销）货数量、购（销）货价格、购（销）货日期及国务院药品监督管理部门规定的其他内容。③销售药品必须准确无误，并正确说明用法、用量和注意事项。调配处方必须经过核对，对处方所列药品不得更改或代用，对有配伍禁忌或超剂量的处方应拒绝调配，必要时经开写处方的医生更正或重新签字方可调配，销售地道中药材必须标明产地。④药品经营企业必须制定和执行药品保管制度，保证药品质量，药品进库和出库必须执行检查制度。

3. 药品流通的管理　《药品流通监督管理办法》规定，药品生产、经营企业应当对其购销人员进行药品相关法律法规和专业知识培训，销售人员销售药品时应提供有关证件。药品生产经营企业不得在经药品监督管理部门核准的地址以外的场所储存和现货销售药品，不得为他人以本企业的名义经营药品提供场所或者资质证明文件，或者票据等便利条件，不得以展示会、博览会、交易会、订货会、产品宣传会等方式现货销售药品，不得以搭售、买药品赠药品、买商品赠药品等方式向公众赠送处方药或者甲类非处方药。未经药品监督管理部门的审核同意、药品经营企业不得改变经营方式。

医疗机构和计划生育技术服务机构不得未经诊疗直接向公众销售处方药。医疗机构不得采用邮售、互联网等方式直接向公众销售处方药。

二、医疗机构的药剂管理

1. 医疗机构配制制剂的条件　医疗机构制剂是医疗机构根据本单位临床需要经批准而配制、自用的固定处方制剂。《药品管理法》规定，医疗机构配制制剂必须具备以下条件：①配备依法经过资格认定的药学技术人员；②具有能够保证制剂质量的设施、管理制度、检验仪器和卫生条件；③经过所在地省级卫生行政部门审核同意，由省级药品监督管理部门批准并发给《医疗机构制剂许可证》。

《医疗机构制剂许可证》的有效期为五年，到期重新审查发证。

2. 医疗机构配制制剂的使用　医疗机构配制的制剂应当是本单位临床需要而市场上没有供应的品种，并须经所在地省级药品监督管理部门批准后方可配制。医疗机构配制的制剂必须按规定进行质量检验，合格的，凭医师处方在本医疗机构使用。

特殊情况下，经国务院或省级药品监督管理部门批准，医疗机构配制的制剂可以在指定的医疗机构间调剂使用，但不得在市场销售。

3. 医疗机构药品管理制度　医疗机构购进药品必须建立并执行进货检查验收制度，验明药品合格证明和其他标识，不符合规定要求的不得购进和使用。

医疗机构必须制定和执行药品保管制度，采取必要的冷藏、防冻、防潮、防虫、防鼠等措施，保证药品质量。

医疗机构的药剂人员调配处方必须经过核对，对处方所列药品不得擅自更改或代用。对有配合禁忌或超剂量的处方，应拒绝调配，必要时经开具处方的医师更正或重新签字方可调配。

为保证患者用药安全，药品一经发出除医方责任外不得退换。

第三节 药品管理

一、药品标准

药品标准是国家对药品质量规格及检验方法所作的技术性规范，由一系列反映药品特征的技术参数和技术指标组成，是药品生产、经营、供应、使用、检验和管理部门必须共同遵循的法定依据。

药品标准的内容一般包括名称、成分或处方组成、含量及其检查和检验方法、制剂的辅料、允许的杂质及其限量和限度、技术要求及作用、用途、用量、注意事项、储藏方法、包装等。

我国实行国家药品标准制度。《药品管理法》明确规定，药品必须符合国家的药品标准，只有符合国家药品标准的药品才是合格药品，方可销售、使用。国家药品标准包括《中华人民共和国药典》和国务院食品药品监督管理局颁布的药品标准。

国家药品标准还包括国家药品标准品、对照品。国家药品标准品、对照品是作为药品检验对照用的标准物质，是国家药品标准的物质基础，是控制药品质量必不可少的工具。《药品管理法》规定，国务院食品药品监督管理部门的药检机构，即中国药品生物制品检定所负责标定国家药品标准品、对照品。

《药品管理法》规定，列入国家药品标准的药品名称为药品通用名称，已经作为药品通用名称的，该名称不得作为药品商标使用。

二、禁止生产和销售假药、劣药

生产和销售假药、劣药会造成危害人们身体健康和生命安全的严重后果，并破坏国家药品管理秩序。《药品管理法》中规定，禁止生产（包括配制）、销售假药，禁止生产、销售劣药。

1. 假药 药品所含成分与国家药品标准规定的成分不符的，以非药品冒充药品或者以他种药品冒充此种药品的称为假药。此外，发生以下情形也按假药论处：①国务院药品监督管理部门规定禁止使用的；②依法必须批准而未经批准生产、进口，或依法必须检验而未经检验销售的；③变质的；④被污染的；⑤使用依法必须取得批准文号而未取得批准文号的原料药生产的；⑥所标明的适应证或功能主治超出规定范围的。

2. 劣药 药品成分含量不符合国家标准的，称为劣药。此外，发生以下情形也按劣药论处：①未标明有效期或更改有效期的；②不注明或更改生产批号的；③超过有效期的；④直接接触药品包装材料和容器未经批准的；⑤擅自添加着色剂、防腐剂、香料、矫味剂及辅料的；⑥其他不符合药品标准规定的。

三、处方药和非处方药的分类管理

《药品管理法》规定，国家对药品实行处方药与非处方药分类管理制度，这是我国药品监督管理的重大改革之一。处方药与非处方药分类管理的核心是加强处方药的管理，规范非处方药的管理，减少不合理用药的发生，切实保证人民用药的安全有效。

处方药（Rx）指必须凭具有处方资格的医师开具处方方可调配、购买和使用，并须在医务人员指导监控下使用的药品；非处方药（OTC）指由国务院药品监督管理部门公布的，不用凭借医师诊断和开具处方，消费者可以依据自己掌握的医药常识，并借助阅读药品标识物，自行判断、购买和使用的药品。

为了对药品实行严格管理，防止消费者因自我使用不当而导致药物滥用甚至危害生命健康，同时也为了引导消费者科学、合理、有效地使用非处方药达到自我保健的目的，原药品监督管理局于1999年7月22日发布了《处方药与非处方药分类管理办法》，并按照"应用安全、疗效确切、质量稳定、使用方便"的原则，陆续公布国家非处方药目录。

《处方药与非处方药分类管理办法》规定，处方药必须凭执业医师或执业助理医师开具的处方才可调配、购买和使用；非处方药不需要凭处方即可自行购买和使用。医疗机构根据医疗需要可以决定和推荐使用非处方药。非处方药的说明书用词应当科学准确、通俗易懂，便于消费者自行判断、选择和使用该药品。非处方药的说明书必须经国务院食品药品监督管理部门核准。非处方药的包装必须印有国家规定的非处方药专有标识。已经批准的非处方药在使用过程中如发现不适合继续作为非处方药的，国务院食品药品监督管理部门可将其转换为处方药使用。

处方药只允许在专业性医药报刊上进行广告宣传，非处方药经审批可以在大众传播媒介上进行广告宣传。

根据药品的安全性，非处方药又分成甲、乙两类。经营处方药、非处方药的批发企业和经营处方药和甲类非处方药的零售企业必须持有药品经营企业许可证；经省级药品监督管理部门或其授权的药品监督管理部门的批准，其他商业企业可以零售乙类非处方药。

对处方药与非处方药进行分类管理有助于保护药品消费者的权利和义务，对加入世界贸易组织后我国药品管理模式尽快与国际接轨也有着重要的意义。

四、特殊药品管理

1. 特殊管理药品的含义和分类　《药品管理法》规定国家对麻醉药品、精神药品、医疗用毒性药品和放射性药品实行特殊管理。

（1）*麻醉药品*　连续使用后易产生生理依赖性、能成瘾癖的药品。

（2）*精神药品*　直接用于中枢神经系统，使之兴奋或抑制，连续使用能产生依赖性的药品。依据使人体产生依赖性和危害人体健康的程度，精神药品分为第一类精神药品和第二类精神药品。

（3）*医疗用毒性药品*　毒性剧烈，治疗量与中毒量相近，使用不当会致人中毒或死亡的药品。医疗用毒性药品分毒性中药和毒性西药。

（4）放射性药品 用于临床诊断或治疗的放射性制剂或其标记药物，包括裂变制品、堆照制品、加速器制品、放射性同位素发生器及配套药盒、放射性免疫药盒等。这四类药品一方面具有防病治病的积极作用，另一方面因管理不善或使用不当极容易造成对人民健康、公共卫生和社会治安的危害。

为加强这四类药品的管理，国务院分别制定颁布了《麻醉药品和精神药品管理条例》、《医疗用毒性药品管理办法》、《放射性药品管理办法》，从其品种范围、研制、生产、供应、使用等各方面，制定了严格的特殊管理要求。

2. 麻醉药品和精神药品的管理 国家对麻醉药品药用原植物以及麻醉药品和精神药品实行管制。除另有规定外，任何单位、个人不得进行麻醉药品药用原植物的种植以及麻醉药品和精神药品的实验研究、生产、经营、使用、储存、运输等活动。

（1）*麻醉药品和精神药品的生产经营管理* 国家根据麻醉药品和精神药品的医疗、国家储备和企业生产所需原料的需要确定需求总量，对麻醉药品药用原植物的种植、麻醉药品和精神药品的生产实行总量控制。国务院药品监督管理部门根据麻醉药品和精神药品的需求总量制定年度生产计划。国务院药品监督管理部门和国务院农业主管部门根据麻醉药品年度生产计划，制定麻醉药品药用原植物年度种植计划。国家对麻醉药品和精神药品实行定点生产制度。国务院药品监督管理部门根据麻醉药品和精神药品的需求总量，确定麻醉药品和精神药品定点生产企业的数量和布局。麻醉药品和精神药品的标签应当印有国务院药品监督管理部门规定的标志。

国家对麻醉药品和精神药品实行定点经营制度。

国务院药品监督管理部门应当根据麻醉药品和第一类精神药品的需求总量，确定麻醉药品和第一类精神药品的定点批发企业布局，并应当根据年度需求总量对布局进行调整、公布。药品经营企业不得经营麻醉药品原料药和第一类精神药品原料药。但是，供医疗、科学研究、教学使用的小包装的上述药品可以由国务院药品监督管理部门规定的药品批发企业经营。麻醉药品和第一类精神药品不得零售。

第二类精神药品定点批发企业可以向医疗机构、定点批发企业和符合规定的药品零售企业以及依照规定批准的其他单位销售第二类精神药品。经所在地设区的市级药品监督管理部门批准，实行统一进货、统一配送、统一管理的药品零售连锁企业可以从事第二类精神药品零售业务。从事第二类精神药品零售的企业须凭执业医师开具的处方，并按规定的剂量销售第二类精神药品，并将处方保存两年备查。禁止超剂量或无处方销售第二类精神药品。不得向未成年人销售第二类精神药品。

禁止使用现金进行麻醉药品和精神药品交易，但是个人合法购买麻醉药品和精神药品的除外。麻醉药品和精神药品实行政府定价，在制定出厂和批发价格的基础上，逐步实行全国统一零售价格。具体办法由国务院价格主管部门制定。

（2）*麻醉药品和精神药品的使用管理* 医疗机构需要使用麻醉药品和第一类精神药品的，应当经所在地设区的市级人民政府卫生主管部门批准，取得麻醉药品、第一类精神药品购用印鉴卡（以下称印鉴卡）。医疗机构应当凭印鉴卡向本省、自治区、直辖市行政区域内的定点批发企业购买麻醉药品和第一类精神药品。医疗机构应当对麻醉药品和精神药品处方进行专册登记，加强管理。麻醉药品处方至少保存 3 年，精神药品处方至少保存 2 年。执业医师取得麻醉药品和第一类精神药品的处方资格后，方可在本医疗机构开具麻醉药品和第一类精神药品处方，但不得为自己开具该种处方。执业医师应当使用专用处方开具麻醉药品和精神药品，单张处方的最大用量应当符合国务院卫生主管部门的规定。

3. 医疗用毒性药品管理 医疗用毒性药品包括毒性中药品种 27 种，毒性西药品种 12 种。

《医疗用毒性药品管理办法》规定：①医疗用毒性药品年度生产、收购、供应和配置计划，由省、自治区、直辖市医药管理部门根据医疗需要制定；②医疗用毒性药品的收购、经营，由各级医药管理部门指定的药品经营单位负责；③医疗单位供应和调配毒性药品，凭医生签名的正式处方。国营药店供应和调配毒性药品，凭盖有医生所在的医疗单位公章的正式处方。每次处方剂量不得超过 2 日极量；医疗用毒性药品的收购、经营、加工、使用单位必须建立健全保管、验收、领发、核对等制度，严防收假、发错、与其他药品混杂。医疗用毒性药品的包装容器上必须印有规定的毒药标志，在运输毒性药品的过程中，应当采取有效措施，防止发生意外。

第四节 与药品相关的其他管理制度

一、药品价格管理

《药品管理法》规定：国家对药品价格实行政府定价、政府指导价或市场调节价。《药品管理法》与《中华人民共和国价格法》（以下简称《价格法》）、《中华人民共和国广告法》（以下简称《广告法》）和《中华人民共和国反不正当竞争法》相衔接，明确了政府价格主管部门对药品价格的管理。

列入国家基本医疗保险药品目录的药品及国家基本医疗保险药品目录以外具有垄断性生产、经营的药品实行政府定价或政府指导价；对其他药品实行市场调节价。

1. 政府定价、政府指导价药品 依法实行政府定价、政府指导价的药品，政府价格主管部门应当依照《价格法》规定的定价原则，依据社会平均成本、市场供求状况及社会承受能力合理制定和调整价格，做到质价相符，消除虚高价格，保护用药者正当利益。

药品生产企业、经营企业和医疗机构必须执行政府定价、政府指导价，不得以任何形式擅自提高药品价格。药品生产企业应依法向政府价格主管部门如实提供药品的生产经营成本，不得拒报、虚报和隐瞒。

2. 市场调节价药品 依法实行市场调节价的药品，药品生产企业、经营企业和医疗机构应按照公平、合理、诚实守信、质价相符的原则制定药品价格，为用药者提供价格合理的药品。

药品生产企业、经营企业和医疗机构应遵守国务院价格主管部门关于药价管理的规定，制定和标明药品零售价格，禁止暴利和损害用药者利益的价格欺诈行为。

药品生产企业、经营企业和医疗机构应依法向政府价格主管部门提供其药品的实际购销价格和购销数量等相关资料。

医疗机构应向患者提供所有药品的价格清单。

医疗保险定点医疗机构还应按照规定如实公布其常用药的价格,加强合理用药的管理。

3. 禁止药品购销中的违法行为 《药品管理法》规定:禁止药品的生产企业、经营企业和医疗机构在药品购销中账外暗中给予、收受回扣或其他利益。禁止药品的生产、经营企业或其代理人以任何名义给予使用其药品的医疗机构的负责人、药品采购人员、医师等相关人员以财物或其他利益。上述人员也不得以任何名义收受药品生产企业、经营企业或其代理人给予的财物或其他利益。

二、药品广告管理

1. 药品广告的概念 药品广告是利用各种媒介或形式发布的包含药品名称、适应证(功能主治)或与药品有关的其他内容的广告。

每种药品都具有自己特定的功能主治和特定的使用对象,因此,药品广告的内容对指导合理用药、安全用药起着重要的作用。

为加强药品广告的管理,保证药品广告的真实、合法、科学,2007 年国家食品药品监督管理局发布了《药品广告审查发布标准》和《药品广告审查办法》。

2. 药品广告的审批 《广告法》中规定药品广告必须经过药品主管部门的审核批准后方能发布。《药品管理法》中规定药品广告须经省级药品监督管理部门批准,并发给药品广告批准文号,未取得药品广告批准文号的,不得发布药品广告。

3. 药品广告内容的管理 药品广告的内容必须以国家药品监督管理部门或省级主管部门批准的说明书为准,不得擅自更改,如需改动,应重新申报。

(1) **不得发布广告的药品** 《药品广告审查发布标准》中规定下列药品不得发布广告:①麻醉药品、精神药品、医疗用毒性药品和放射药品;②医疗机构配制的制剂;③军队特需药品;④国家食品药品监督管理局依法明令停止或禁止生产、销售、使用的药品;⑤批准试生产的药品。

(2) **药品广告不得出现的情形** 药品广告中有关药品功能疗效的宣传应科学准确,不得出现下列情形:①含有不科学地表示功效的断言或保证的;②说明治愈率或有效率的;③与其他药品的功效和安全性进行比较的;④违反科学规律,明示或暗示包治百病、适应所有症状的;⑤含有"安全无毒副作用"、"毒副作用小"等内容的;⑥含有明示或暗示中成药为"天然"药品,因而安全性有保证等内容的;⑦含有明示或暗示服用该药能应付现代紧张生活和升学、考试等需要,能够帮助提高成绩,使精力旺盛、增强竞争力、增高、益智等内容的;⑧其他不科学的用语或表示,如"最新技术"、"最高科学"、"最先进制法"等。

(3) **药品广告不得含有的情形** 《药品广告审查发布标准》中规定药品广告应宣传和引导合理用药,不得直接或间接怂恿任意、过量地购买和使用药品。不得含有以下内容:①含有不科学的表述或使用不恰当的表现形式,引起公众对所处健康状况和所患疾病产生不必要的担忧和恐惧,或使公众误解不使用该药品会患某种疾病或加重病情的;②含有免费治疗、免费赠送、有奖销售、以药品作为礼品或奖品等促销药品内容的；③含有"家庭必备"或类似内容的；④含有"无效退款"、"保险公司保险"等保证内容的；⑤含有评比、排序、推荐、指定、选用、获奖等综合性评价内容的。

药品广告中不得含有利用医药科研单位、学术机构、医疗机构或专家、医生、患者的名义和形象作证明的内容；药品广告不得使用国家机关和国家机关工作人员的名义；药品广告不得含有军队单位或军队人员的名义、形象；不得利用军队装备、设施从事药品广告宣传。

药品广告中不得含有涉及公共信息、公共事件或其他与公共利益相关联的内容，如各类疾病信息、经济社会发展成果或医药科学以外的科技成果。

药品广告不得在未成年人出版物和广播电视频道、节目、栏目上发布，不得以儿童为诉求对象，不得以儿童名义介绍药品。

4. 处方药与非处方药广告的管理　《药品管理法》规定：非处方药经药品监督管理部门的审批，取得药品广告批准文号后，可在大众媒介进行广告宣传。非处方药广告必须同时标明非处方药专用标识（OTC）。非处方药广告的忠告语为："请按药品说明书或在药师指导下购买和使用"。

《药品广告审查发布标准》规定：处方药可以在卫生部和国家食品药品监督管理局共同指定的医学、药学专业刊物上发布广告，但不得在大众传播媒介发布广告或以其他方式进行以公众为对象的广告宣传。

不得以赠送医学、药学专业刊物等形式向公众发布处方药广告。处方药名称与该药品的商标、生产企业字号相同的，不得使用该商标、企业字号在医学、药学专业刊物以外的媒介变相发布广告。不得以处方药名称或以处方药名称注册的商标以及企业字号为各种活动冠名。处方药广告的忠告语是："本广告仅供医学、药学专业人士阅读"。

第五节　药品监督

一、药品监督管理机构及职责

1. 药品监督管理机构　《药品管理法》规定：国家食品药品监督管理局主管全国药品监督管理工作，国务院有关部门在各自的职责范围内负责与药品有关的监督管理工作。

省级人民政府药品监督管理部门负责本行政区域内的药品监督管理工作。省级人民政府有关部门在各自职责范围内负责与药品有关的监督管理工作。

2. 药品监督管理机构的职责　对开办药品生产、经营的企业进行审批、发放许可证；拟订 GLP、GCP 并监督实施；制定并监督实施 GMP、GSP；审批新药、仿制药、进口药，并分别发放新药证书、生产批准文号、进口药品注册证；审批医疗机构的制剂室并发放许可证，审批医疗机构制剂的品种；对直接接触药品的包装材料实施监督管理；负责药品广告的审批并发放批准文号；负责对药品质量的监督检查，发布药品质量公告；对可能危害人体健康的药品依法采取行政强制措施；对违反《药品管理法》有关规定的行为依法实施行政处罚。

二、药品检验机构及职责

1. 药品检验机构 药品检验机构是执行国家对药品监督检验的法定专业机构。《药品管理法》规定，药品监督管理部门实施药品审批及药品质量监督检查所需的法定药品检验，由药品监督管理部门设置或确定的药品检验机构承担。

2. 药品检验机构的职责 依法实施药品审批和药品质量监督检查所需的药品检验工作，包括药品审批时的药品检验、药品质量监督检查过程中的药品检验。

药品检验机构和确定的专业从事药品检验的机构不得参与药品生产经营活动，不得以其名义或监制、监销药品。药品检验机构的工作人员不得参与药品生产经营活动。

三、药品不良反应报告制度

《药品管理法》规定：国家实行药品不良反应报告制度。药品生产企业、经营企业和医疗机构必须经常考察本单位所生产、经营、使用的药品质量、疗效和反应。发现可能与用药有关的严重不良反应必须及时向省级药品监督管理部门和卫生行政部门报告。对已确认发生不良反应的药品，国务院或省级药品监督管理部门可采取停止生产、销售、使用的紧急控制措施。

1. 药品不良反应的概念 药品不良反应指合格药品在正常用法用量下出现的与用药目的无关的或意外的有害反应。新的药品不良反应指药品说明书中未载明的不良反应。

药品不良反应的主要表现有：①对人体有害的副作用，即治疗剂量的药物所产生的某些与防治目的无关的作用；②毒性反应，即按照常规使用剂量，但由于使用者的年龄、体质状况而造成相对药物剂量过大或用药时间过长引起的反应；③过敏反应，也叫变态反应，只有特异体质的患者才能出现，与药物剂量无关；④其他不良反应，包括由于长期使用抗菌药物而出现菌群失调，二重感染，某些药物产生的依赖性、致突变、致畸、致癌及其他不良反应等。药品严重不良反应表现为：①引起死亡；②致癌、致畸、致出生缺陷；③对生命有危险并能够导致人体永久的或显著的伤残；④对器官功能产生永久损伤；⑤导致住院或住院时间延长。

2. 药品不良反应报告制度 2004 年 3 月国家食品药品监督管理局发布《药品不良反应报告和监测管理办法》，把药品不良反应监测工作列为药品生产、经营、使用单位和监督管理部门的法定义务。

药品不良反应实行逐级、定期报告制度，必要时可以越级报告。药品生产企业、经营企业和医疗卫生机构必须指定专（兼）职人员负责本单位生产、经营、使用药品的不良反应报告和监测工作，发现可能与用药有关的不良反应的，应向所在省、自治区、直辖市药品不良反应监测中心报告，其中新的或严重的药品不良反应应于发现之日起 15 日内报告，死亡病例必须及时报告。

第六节 法律责任

一、行政责任

(一) 行政处罚

1. 未取得药品生产许可证、经营许可证、医疗机构制剂许可证生产、经营药品的，予以取缔，没收药品和违法所得并处罚款。

2. 生产、销售假药的，没收假药和违法所得并处罚款；有药品批准证明文件的予以撤销，并责令停产、停业整顿；情节严重的，吊销许可证。

3. 生产、销售劣药的，没收劣药和违法所得并处罚款；情节严重的，责令停产、停业整顿或撤销药品批准证明文件、吊销许可证。

4. 从事生产、销售假药及劣药情节严重的企业或其他单位，其直接负责主管人员和其他直接责任人员 10 年内不得从事药品生产、经营活动。对专门用于生产假药、劣药的原辅材料、包装材料、生产设备予以没收。

5. 知道或应当知道属于假、劣药品而为其提供运输、保管、仓储等便利条件的，没收全部收入并处罚款。

6. 药品生产、经营企业，药物非临床安全性评价研究机构，药物临床试验机构未按规定实施质量管理规范的予以警告，责令限期改正；逾期不改正的，责令停产、停业整顿并处罚款；情节严重的，吊销许可证和药物临床试验机构的资格。

7. 药品的生产、经营企业或医疗机构违反规定，从无许可证的单位购进药品的，责令改正，没收药品并处罚款；有违法所得的，没收违法所得；情节严重的，吊销药品生产、经营许可证或医疗机构执业许可证。

8. 进口已获得药品进口注册证的药品，未按规定向允许药品进口的口岸所在地的药品监督管理部门备案，给予警告、责令限期改正；逾期不改正的，撤销进口药品注册证书。

9. 伪造、变造、买卖、出租、出借许可证或药品批准证明文件的，没收违法所得并处罚款；情节严重的，并吊销卖方、出租方、出借方的许可证或撤销药品批准证明文件。

10. 违反规定提供虚假证明、文件资料、样品或采取其他欺骗手段取得许可证或药品批准证明文件的，吊销许可证或撤销药品批准证明文件，5 年内不受理其申请并处罚款。

11. 医疗机构将其配置的制剂在市场上销售的，责令其改正，没收违法销售的制剂并处罚款；有违法所得的，没收违法所得。

12. 药品经营企业违反药品管理法有关药品销售规定的，责令改正，给予警告；情节严重的，吊销许可证。

13. 药品标识不符合规定的，除依法按假药、劣药论处外，责令改正，给予警告；情节严重的，撤销该药品批准证明文件。

14. 药品检验机构出具虚假证明文件，不构成犯罪的，责令改正，给予警告，对单位并处罚款；有违法所得的，没收违法所得；情节严重的，撤销其检验资格。

15. 药品的生产、经营企业、医疗机构在药品购销中暗中给予、收受回扣或其他利益的，药品的生产、经营企业或其代理人给予使用其药品的医疗机构的负责人、药品采购人员、医师等有关人员以财物或其他利益的，由工商行政管理部门处以罚款，有违法所得的，予以没收；情节严重的，由工商行政管理部门吊销营业执照，并通知药品监督管理部门吊销其许可证。

16. 违反有关药品广告管理规定的，依照《广告法》中的规定处罚，并由发给广告批准文号的药品监督管理部门撤销广告批准文号，1年内不受理该品种的广告审批申请。

17. 药品监督管理部门违反药品管理法规定，有下列行为之一的，由其上级主管机关或监察机关责令收回违法发给的证书、撤销药品批准文件，对直接负责的主管人员和其他直接责任人员依法给予行政处分：①对不符合有关管理规范的企业发给符合有关规范的认证证书的，或对取得认证证书的企业未按规定履行跟踪检查职责，对不符合认证条件的企业未依法责令其改正或撤销其认证证书；②对不符合法定条件单位发给许可证的；③对不符合进口条件的药品发给进口药品注册证书的；④对不具备临床试验条件或生产条件而批准进行临床试验、发给新药证书、发给药品批准文号的。

18. 药品监督管理部门或其设置的药品检验机构或其确定的专业从事药品检验的机构参与药品生产经营活动的，由其上级机关或者监察机关责令改正，有违法收入的予以没收；情节严重的，对直接负责的主管人员和其他直接责任人员依法给予行政处分。

19. 药品监督管理部门或其设置、确定的药品检验机构在药品监督检验中违法收取检验费用的，由政府有关部门责令退还，对直接负责的主管人员和其他直接责任人员依法给予行政处分。对违法收取检验费用情节严重的药品检验机构撤销其检验资格。

20. 药品监督管理部门对下级药品监督管理部门违反药品管理法的行政行为，责令限期改正，逾期不改的，有权予以改变或撤销。

（二）行政处分

1. 药品检验机构出具虚假检验报告，对直接负责的主管人员和其他直接责任人员依法给予降级、撤职、开除的处分并处罚款。

2. 药品的生产、经营企业负责人、采购人员等有关人员在药品购销中收受其他生产企业、经营企业或其代理人给予的财物或其他利益的，依法给予处分，没收违法所得。

3. 医疗机构负责人、药品采购人员、医师等有关人员收受药品生产企业、经营企业或其代理人给予的财物或其他利益的，由卫生行政部门或本单位给予处分，没收违法所得。对违法行为情节严重的，由卫生行政部门吊销其执业证书。

4. 药品监督管理部门对药品广告不依法履行审查职责，批准发布的广告有虚假或其他违反法律、法规内容的，对直接负责的主管人员和其他直接责任人员依法给予行政处分。

5. 药品监督管理部门及其设置的药品检验机构或其确定专业从事药品检验机构的工作人员参与药品生产经营活动的，依法给予行政处分。

6. 已取得许可证的企业生产、销售假、劣药的，对有失职、渎职行为的药品监督管理部门直接负责的主管人员和其他直接责任人员依法给予行政处分。

7. 药品监督管理人员滥用职权、徇私舞弊、玩忽职守，尚不构成犯罪的，依法给予行政处分。

二、民事责任

《药品管理法》规定的民事责任指因使用不合格药品或假药、劣药而发生药品中毒事故等造成他人人身伤害时，药品的生产者、经营者及药品检验机构应当承担的损害赔偿责任。

药品的生产企业、经营企业、医疗机构违反《药品管理法》的规定，给药品使用者造成损害的，依法承担赔偿责任。

药品检验机构出具的检验结果不实，造成损失的，应当承担相应的赔偿责任。

三、刑事责任

药品生产、经营企业或个人违反《药品管理法》的有关规定，构成犯罪的，应依法追究其刑事责任。

《刑法》第141条规定：生产、销售假药，足以严重危害人体健康的，处3年以下有期徒刑或拘役，并处或单处销售金额50%以上2倍以下罚金；对人体健康造成严重危害的，处3年以上10年以下有期徒刑，并处销售金额50%以上2倍以下罚金；致人死亡或对人体健康造成特别严重危害的，处10年以上有期徒刑、无期徒刑或死刑，并处销售金额50%以上2倍以下罚金或没收财产。

《刑法》第142条规定：生产、销售劣药，对人体健康造成严重危害的，处3年以上10年以下有期徒刑，并处销售金额50%以上2倍以下罚金；后果特别严重的，处10年以上有期徒刑或无期徒刑，并处销售金额50%以上2倍以下罚金或没收财产。

《刑法》第355条规定：依法从事生产、运输、管理、使用国家管制的麻醉药品、精神药品的人员，向吸食、注射毒品的人员提供国家规定管制的能够使人形成瘾癖的麻醉药品、精神药品的，处3年以下有期徒刑或拘役，并处罚金；情节严重的，处3年以上7年以下有期徒刑，并处罚金。向走私、贩卖毒品的犯罪分子或以牟利为目的，向吸食、注射毒品的人员提供国家规定管制的能够使人形成瘾癖的麻醉药品、精神药品的，依照《刑法》第347条关于走私、贩卖、运输、制造毒品的规定予以刑事处罚。单位犯上述罪行的，对单位判处罚金，并对直接负责的主管人员和其他直接责任人员，依照上述规定进行处罚。

【思考题】

1. 什么是药品和药品管理法？
2. 医疗机构制剂的管理有哪些规定？
3. 什么是药品标准？
4. 怎样认定假药、劣药？
5. 什么是处方药和非处方药，怎样进行分类管理？
6. 特殊管理药品包括哪些，有哪些管理规定？
7. 药品广告的管理包括哪些内容？
8. 药品监督管理机构及其职责是什么？
9. 什么是药品不良反应报告制度？

第五章
传染病防治法

第一节 概 述

一、传染病及传染病防治法

传染病是指由于具有传染性的致病性微生物，如细菌、病毒、立克次体、寄生虫等侵入人体，发生使人体健康受到某种损害以危及不特定的多数人生命健康甚至整个社会的疾病。

传染病防治法是调整预防、控制和消除传染病发生和流行，保障人体健康活动中产生的各种社会关系的法律、法规、规范的总和。

传染病防治是公共卫生事业的重要组成部分，传染病防治法是公共卫生法的主要组成部分，它是以保障公民的生命健康为根本目标，直接涉及每一个人的切身利益，关系到每一个人的安全。

传染病能在人与人、动物与动物或人与动物之间相互传播，具有流行性和反复性，发病率高，对人体健康危害极大，各国政府和世界卫生组织等国际性组织对此非常重视，纷纷制定了有关传染病防治的法律、法规。新中国成立后，我国政府从 1950 年起，颁布了一系列传染病管理的规范性文件，1989 年 2 月 21 日，第七届全国人民代表大会常务委员会第 6 次会议通过并颁布了《中华人民共和国传染病防治法》，于 1989 年 9 月 1 日起施行。1991 年经国务院批准，卫生部发布了《中华人民共和国传染病防治法实施办法》。传染病防治法对于预防、控制和消除传染病的发生和流行，发挥了重要作用。2004 年 8 月 28 日，第十届全国人大常委会第 11 次会议通过了经过修订的《中华人民共和国传染病防治法》（以下简称《传染病防治法》），自 2004 年 12 月 1 日起施行。

现在，我国传染病防治法律体系已初步形成，主要包括《传染病防治法》、《国境卫生检疫法》及相关的《食品安全法》、《献血法》等法律；《国内交通卫生检疫条例》、《突发公共卫生事件应急条例》、《疫苗流通和预防接种管理条例》、《病原微生物实验室生物安全管理条例》、《医疗废物管理条例》、《艾滋病防治条例》、《血吸虫病防治条例》等行政法规；《性病防治管理办法》、《结核病防治管理办法》、《消毒管理办法》、《传染性非典型肺炎防治管理办法》、《突发公共卫生事件与传染病疫情监测信息报告管理办法》、《传染病病人或疑似传染病病人尸体解剖查验规定》、《医疗机构传染病预检分诊管理办法》等部门规章，以及相关的卫生标准等。

二、法定传染病的分类

法定管理传染病是指纳入《传染病防治法》等法律管理的传染病。传染病的病种很多，根据传染病的危害程度和应采取的监督、监测和管理措施，以及我国社会经济的发展水平和国家财政的承受能力，《传染病防治法》将 37 种急性和慢性传染病列为法定管理的传染病，并根据其传播方式、速度及其对人类危害程度的不同，分为甲类、乙类和丙类三类。

甲类传染病：鼠疫、霍乱。

乙类传染病：传染性非典型肺炎、艾滋病、病毒性肝炎、脊髓灰质炎、人感染高致病性禽流感、麻疹、流行性出血热、狂犬病、流行性乙型脑炎、登革热、炭疽、细菌性和阿米巴性痢疾、肺结核、伤寒和副伤寒、流行性脑脊髓膜炎、百日咳、白喉、新生儿破伤风、猩红热、布鲁氏菌病、淋病、梅毒、钩端螺旋体病、血吸虫病、疟疾。

丙类传染病：流行性感冒、流行性腮腺炎、风疹、急性出血性结膜炎、麻风病、流行性和地方性斑疹伤寒、黑热病、包虫病、丝虫病，除霍乱、细菌性和阿米巴性痢疾、伤寒和副伤寒以外的感染性腹泻病。

上述规定以外的其他传染病，根据其暴发、流行情况和危害程度，需要列入乙类、丙类传染病的，由国务院卫生行政部门决定并予以公布。

对乙类传染病中传染性非典型肺炎、炭疽中的肺炭疽和人感染高致病性禽流感，采取《传染病防治法》所规定甲类传染病的预防、控制措施。其他乙类传染病和突发原因不明的传染病需要采取《传染病防治法》所规定甲类传染病的预防、控制措施的，由国务院卫生行政部门及时报经国务院批准后予以公布、实施。省、自治区、直辖市人民政府对本行政区域内常见、多发的其他地方性传染病，可以根据情况决定按照乙类或者丙类传染病管理并予以公布，报国务院卫生行政部门备案。

三、传染病防治方针及管理原则

（一）传染病防治方针

国家对传染病实行预防为主的方针。

（二）管理原则

坚持防治结合、常备不懈、社会参与、群防群控、依靠科学、分类管理的原则。

四、传染病防治的管理体系和保障措施

（一）管理体系

中国传染病防治行政管理体系由卫生部、省（市）卫生厅（局）、市、县卫生局四级政府行政部门和省级、市级、县级三级卫生防疫部门组成。2000 年中国卫生部进行卫生防病体制改革，将卫生防疫站分为疾病预防控制中心和卫生监督所，均隶属于当地卫生行政部门，接受上级业务部门的指导。疾病预防控制机构的职能是：疾病预防与控制、突发公共卫生事件应急处置、疫情及健康相关因素信息管理、健康危险因素监测与控制、实验室检测分

析与评价、健康教育与健康促进、技术管理与应用研究指导。卫生监督机构的主要职责是以有关卫生法律、法规、条例为依据负责辖区内的监督执法工作。

（二）保障措施

1. 经费、物资保障措施 《传染病防治法》规定，国家将传染病防治工作纳入国民经济和社会发展计划，县级以上地方人民政府将传染病防治工作纳入本行政区域的国民经济和社会发展计划。县级以上地方人民政府按照本级政府职责负责本行政区域内传染病预防、控制、监督工作的日常经费。地方各级人民政府应当保障城市社区、农村基层传染病预防工作的经费。

国务院卫生行政部门会同国务院有关部门，根据传染病流行趋势，确定全国传染病预防、控制、救治、监测、预测、预警、监督检查等项目。中央财政对困难地区实施重大传染病防治项目给予补助。

省、自治区、直辖市人民政府根据本行政区域内传染病流行趋势，在国务院卫生行政部门确定的项目范围内，确定传染病预防、控制、监督等项目，并保障项目的实施经费。

县级以上人民政府负责储备防治传染病的药品、医疗器械和其他物资，以备调用。

2. 加强基层传染病防治体系建设 城乡基层传染病防治体系是传染病防治工作的基础。基层传染病防治体系包括疾病预防控制和应急救治体系。县级建立疾病预防控制中心，改善疾病控制措施和手段，完善监测和预警机制；重点解决农村基础卫生设施，改善条件，配备相应的医疗救治药品、技术、设备和人员，提高医疗卫生机构应对突发事件的救治能力。

3. 特定传染病困难人群的医疗救助 国家对患有特定传染病的困难人群实行医疗救助，减免医疗费用。目前实行医疗救治减免医疗费用的病种有结核病、艾滋病、晚期血吸虫病等。

4. 卫生防护和医疗保健措施 《传染病防治法》规定：对从事传染病预防、医疗、科研、教学、现场处理疫情的人员，以及在生产、工作中接触传染病病原体的其他人员，有关单位应当按照国家规定，采取有效的卫生防护措施和医疗保健措施，并给予适当的津贴。

第二节 传染病的预防和疫情报告

一、传染病预防

（一）国家有关传染病预防的相关制度

1. 传染病预防控制预案的制定 传染病预防控制预案，是指经过一定程序制定的处置传染病暴发流行的事先方案。《传染病防治法》规定：县级以上地方人民政府应当制定传染病预防、控制预案，报上一级人民政府备案。传染病预防控制预案应当包括以下主要内容：①传染病预防控制指挥部的组成和相关部门的职责；②传染病的监测、信息收集、分析、报告、通报制度；③疾病预防控制机构、医疗机构在发生传染病疫情时的任务与职责；④传染病暴发、流行情况的分级以及相应的应急工作方案；⑤传染病预防、疫点疫区现场控制，应急设施、设备、救治药品和医疗器械以及其他物资和技术的储备与调用。

2. 传染病监测预警制度 《传染病防治法》规定：国家建立传染病监测制度。国务院卫生行政部门制定国家传染病监测规划和方案。省、自治区、直辖市人民政府卫生行政部门根据国家传染病监测规划和方案，制定本行政区域的传染病监测计划和工作方案。各级疾病预防控制机构对传染病的发生、流行以及影响其发生、流行的因素，进行监测；对国外发生、国内尚未发生的传染病或者国内新发生的传染病，进行监测。

同时，国家建立传染病预警制度。国务院卫生行政部门和省、自治区、直辖市人民政府根据传染病发生、流行趋势的预测，及时发出传染病预警，根据情况予以公布。地方人民政府和疾病预防控制机构接到国务院卫生行政部门或者省、自治区、直辖市人民政府发出的传染病预警后，应当按照传染病预防、控制预案，采取相应的预防、控制措施。

3. 预防接种制度 《传染病防治法》规定：为有效预防和控制传染病的传播，国家实行有计划的预防接种制度，并根据经济发展情况逐步扩大计划免疫的范围。国务院卫生行政部门和省、自治区、直辖市人民政府卫生行政部门，根据传染病预防、控制的需要，制定传染病预防接种规划并组织实施。为了加强对疫苗流通和预防接种的管理，预防、控制传染病的发生、流行，保障人体健康和公共卫生，2005 年 3 月 16 日，国务院发布了《疫苗流通和预防接种管理条例》，自 2005 年 6 月 1 日起施行。

（1）疫苗分类管理 疫苗，是指为了预防、控制传染病的发生、流行，用于人体预防接种的疫苗类预防性生物制品。疫苗分为两类：第一类疫苗，是指政府免费向公民提供，公民应当依照政府的规定受种的疫苗，包括国家免疫规划确定的疫苗，省、自治区、直辖市人民政府在执行国家免疫规划时增加的疫苗，以及县级以上人民政府或者其卫生主管部门组织的应急接种或者群体性预防接种所使用的疫苗；第二类疫苗，是指由公民自费并且自愿受种的其他疫苗。

①国家免疫规划确定的疫苗：皮内注射用卡介苗（卡介苗，BCG）、重组乙型肝炎疫苗（乙肝疫苗，HepB）、口服脊髓灰质炎减毒活疫苗（脊灰疫苗，OPV）、吸附百白破联合疫苗（百白破疫苗，DPT）及吸附白喉破伤风联合疫苗（白破疫苗，DT）、麻疹减毒活疫苗（麻疹疫苗，MV）。

根据 2007 年 12 月卫生部印发的《扩大国家免疫规划实施方案》，在上述 6 种国家免疫规划疫苗基础上，以无细胞百白破疫苗替代百白破疫苗，将甲肝疫苗、流脑疫苗、乙脑疫苗、麻腮风疫苗纳入国家免疫规划，对适龄儿童进行常规接种。在重点地区对重点人群进行出血热疫苗接种；发生炭疽、钩端螺旋体病疫情或发生洪涝灾害可能导致钩端螺旋体病暴发流行时，对重点人群进行炭疽疫苗和钩体疫苗应急接种。

通过接种上述疫苗，预防乙型肝炎、结核病、脊髓灰质炎、百日咳、白喉、破伤风、麻疹、甲型肝炎、流行性脑脊髓膜炎、流行性乙型脑炎、风疹、流行性腮腺炎、流行性出血热、炭疽和钩端螺旋体病等 15 种传染病。

②接种费用：接种第一类疫苗由政府承担费用。接种第二类疫苗由受种者或者其监护人承担费用。

③质量控制：第一类疫苗的使用计划的制订、采购、分发等工作，以及储存、运输等环节的质量由各级疾病预防控制机构负责。各级卫生行政部门对使用第二类疫苗进行技术指导。根据传染病监测情况和疾病控制工作的需要，及时、准确发布接种第二类疫苗的建议信息，并对使用情况进行监测、评价和监督。

（2）儿童预防接种证制度　国家对儿童实行预防接种证制度。医疗机构、疾病预防控制机构与儿童的监护人应当相互配合，保证儿童及时接受预防接种。在儿童出生后1个月内，其监护人应当到儿童居住地承担预防接种工作的接种单位为其办理预防接种证。接种单位对儿童实施接种时，应当查验预防接种证，并做好记录。

儿童入托、入学时，托幼机构、学校应当查验预防接种证，发现未依照国家免疫规划受种的儿童，应当向所在地的县级疾病预防控制机构或者儿童居住地承担预防接种工作的接种单位报告，并配合疾病预防控制机构或者接种单位督促其监护人在儿童入托、入学后及时到接种单位补种。

（3）预防接种异常反应的处理　预防接种异常反应，是指合格的疫苗在实施规范接种过程中或者实施规范接种后造成受种者机体组织器官、功能损害，相关各方均无过错的药品不良反应。因预防接种异常反应造成受种者死亡、严重残疾或者器官组织损伤的，应当给予一次性补偿。

因接种第一类疫苗引起预防接种异常反应需要对受种者予以补偿的，补偿费用由省、自治区、直辖市人民政府财政部门在预防接种工作经费中安排。因接种第二类疫苗引起预防接种异常反应需要对受种者予以补偿的，补偿费用由相关的疫苗生产企业承担。

4. 传染病菌种、毒种和病原微生物实验室管理制度　传染病菌种、毒种，是指可能引起《传染病防治法》规定的传染病发生的细菌菌种、病毒毒种。病原微生物，是指能够使人或者动物致病的微生物。病原微生物实验室实验活动，是指实验室从事与病原微生物菌（毒）种、样本有关的研究、教学、检测、诊断等活动。为了加强病原微生物实验室生物安全管理，保护实验室工作人员和公众的健康，2004年11月12日，国务院发布了《病原微生物实验室生物安全管理条例》，并自公布之日起施行。

（1）病原微生物分类管理　国家根据病原微生物的传染性、感染后对个体或者群体的危害程度，将病原微生物分为四类：

第一类病原微生物，是指能够引起人类或者动物非常严重疾病的微生物，以及我国尚未发现或者已经宣布消灭的微生物。

第二类病原微生物，是指能够引起人类或者动物严重疾病，比较容易直接或者间接在人与人、动物与人、动物与动物间传播的微生物。

第三类病原微生物，是指能够引起人类或者动物疾病，但一般情况下对人、动物或者环境不构成严重危害，传播风险有限，实验室感染后很少引起严重疾病，并且具备有效治疗和预防措施的微生物。

第四类病原微生物，是指在通常情况下不会引起人类或者动物疾病的微生物。

第一类、第二类病原微生物统称为高致病性病原微生物。

国务院卫生主管部门或者兽医主管部门指定的菌（毒）种保藏中心或者专业实验室，

承担集中储存病原微生物菌（毒）种和样本的任务。对传染病菌种、毒种和传染病检测样本的采集、保藏、携带、运输和使用实行分类管理，建立健全严格的管理制度。对可能导致甲类传染病传播的以及国务院卫生行政部门规定的菌种、毒种和传染病检测样本，确需采集、保藏、携带、运输和使用的，须经省级以上人民政府卫生行政部门批准。

（2）病原微生物实验室管理　根据病原微生物实验室对病原微生物的生物安全防护水平，并依照实验室生物安全国家标准的规定，将实验室分为一级、二级、三级、四级。一级、二级实验室不得从事高致病性病原微生物实验活动。三级、四级实验室从事高致病性病原微生物实验活动，应当具备相应的条件。

实验室负责人对实验室的生物安全负责；实验室要按照国家标准和要求，制定、完善并落实与病原微生物的生物安全管理、实验室生物安全防护以及感染预防控制有关的规章制度、技术规范与操作规程；加强对实验室工作人员的生物安全防护知识以及专业知识和操作技能的培训、考核。

5. 传染病社会综合预防制度

（1）开展卫生宣传教育　各级人民政府组织开展群众性卫生活动，进行预防传染病的健康教育，倡导文明健康的生活方式，提高公众对传染病的防治意识和应对能力，加强环境卫生建设，消除鼠害和蚊、蝇等病媒生物的危害。

（2）改善环境，改造设施，从源头控制并减少传染病危害　各级人民政府农业、水利、林业行政部门按照职责分工负责，指导和组织消除农田、湖区、河流、牧场、林区的鼠害与血吸虫危害，以及其他传播传染病的动物和病媒生物的危害。铁路、交通、民用航空行政部门负责组织消除交通工具以及相关场所的鼠害和蚊、蝇等病媒生物的危害。地方各级人民政府应当有计划地建设和改造公共卫生设施，改善饮用水卫生条件，对污水、污物、粪便进行无害化处置。

（3）控制传染源，预防传染病扩散　对被传染病病原体污染的污水、污物、场所和物品，有关单位和个人必须在疾病预防控制机构的指导下或者按照其提出的卫生要求，进行严格消毒处理；拒绝消毒处理的，由当地卫生行政部门或者疾病预防控制机构进行强制消毒处理。

（4）防止医院和医源性感染

①医疗废物管理：医疗废物，是指医疗卫生机构在医疗、预防、保健以及其他相关活动中产生的具有直接或者间接感染性、毒性以及其他危害性的废物。医疗废物包括大量的一般性废物和少量的危险性废物。为了加强医疗废物的安全管理、防止疾病传播、保护环境、保障人体健康，2003 年 6 月 16 日，国务院颁布了《医疗废物管理条例》。卫生部于 2003 年 10 月 15 日发布了《医疗卫生机构医疗废物管理办法》；卫生部和国家环境保护总局制定了《医疗废物分类目录》，以规范医疗卫生机构对医疗废物的管理，有效预防和控制医疗废物对人体健康和环境产生危害。

②医院和医源性感染管理：医院感染，是指住院病人在医院内获得的感染，包括在住院期间发生的感染和在医院内获得出院后发生的感染，但不包括入院前已开始或者入院时已处于潜伏期的感染。医院工作人员在医院内获得的感染也属医院感染。医源性感染，是指在医

学服务中，因病原体传播引起的感染。为加强医院感染管理、有效预防和控制医院感染、保障医疗安全、提高医疗质量，卫生部于2006年7月6日发布了《医院感染管理办法》。

各级各类医疗机构应当建立医院感染管理责任制，制定并落实医院感染管理的规章制度和工作规范，严格执行有关技术操作规范和工作标准，有效预防和控制医院感染，防止传染病病原体、耐药菌、条件致病菌及其他病原微生物的传播。

医疗机构应当按照有关医院感染管理的规章制度和技术规范，加强医院感染的预防与控制工作。医疗机构应当按照《消毒管理办法》，严格执行医疗器械、器具的消毒工作技术规范，并达到以下要求：进入人体组织、无菌器官的医疗器械、器具和物品必须达到灭菌水平；接触皮肤、黏膜的医疗器械、器具和物品必须达到消毒水平；各种用于注射、穿刺、采血等有创操作的医疗器具必须一用一灭菌。医疗机构使用的消毒药械、一次性医疗器械和器具应当符合国家有关规定。一次性使用的医疗器械、器具不得重复使用。

医疗机构应当按照医院感染诊断标准及时诊断医院感染病例，建立有效的医院感染监测制度，分析医院感染的危险因素，并针对导致医院感染的危险因素，实施预防与控制措施；制定对本机构工作人员的培训计划，对全体工作人员进行医院感染相关法律法规、医院感染管理相关工作规范和标准、专业技术知识的培训。

采供血机构、生物制品生产单位必须严格执行国家有关规定，保证血液、血液制品的质量。禁止非法采集血液或者组织他人出卖血液。疾病预防控制机构、医疗机构使用血液和血液制品，必须遵守国家有关规定，防止因输入血液、使用血液制品引起经血液传播疾病的发生。

（5）保障饮用水和用于传染病防治的消毒产品的安全 用于传染病防治的消毒产品、饮用水供水单位供应的饮用水和涉及饮用水卫生安全的产品，应当符合国家卫生标准和卫生规范。饮用水供水单位从事生产或者供应活动，应当依法取得卫生许可证。生产用于传染病防治的消毒产品的单位和生产用于传染病防治的消毒产品，应当经省级以上人民政府卫生行政部门审批。

（6）人畜共患传染病的预防管理和自然疫源地建设项目管理 《传染病防治法》规定：县级以上人民政府农业、林业行政部门以及其他有关部门，依据各自的职责负责与人畜共患传染病有关的动物传染病的防治管理工作。与人畜共患传染病有关的野生动物、家畜家禽，经检疫合格后，方可出售、运输。

在国家确认的自然疫源地计划兴建水利、交通、旅游、能源等大型建设项目的，应当事先由省级以上疾病预防控制机构对施工环境进行卫生调查。建设单位应当根据疾病预防控制机构的意见，采取必要的传染病预防、控制措施。施工期间，建设单位应当设专人负责工地上的卫生防疫工作。工程竣工后，疾病预防控制机构应当对可能发生的传染病进行监测。

（二）各级疾病预防控制机构及医疗机构在传染病防控中的职责

1. 疾病预防控制机构在传染病防治工作中的职责 各级疾病预防控制机构承担传染病监测、预测、流行病学调查、疫情报告以及其他预防、控制工作。其职责主要有：①实施传染病预防控制规划、计划和方案；②收集、分析和报告传染病监测信息，预测传染病的发生、流行趋势；③开展对传染病疫情和突发公共卫生事件的流行病学调查、现场处理及其效果评价；④开展传染病实验室检测、诊断、病原学鉴定；⑤实施免疫规划，负责预防性生物制品的使用管理；⑥开展健康教育、咨询，普及传染病防治知识；⑦指导、培训下级疾病预防控制机构及其工作人员开展传染病监测工作；⑧开展传染病防治应用性研究和卫生评价，提供技术咨询。

《传染病防治法》规定：国家、省级疾病预防控制机构负责对传染病发生、流行以及分布进行监测，对重大传染病流行趋势进行预测，提出预防控制对策，参与并指导对暴发的疫情进行调查处理，开展传染病病原学鉴定，建立检测质量控制体系，开展应用性研究和卫生评价。设区的市和县级疾病预防控制机构负责传染病预防控制规划、方案的落实，组织实施免疫、消毒、控制病媒生物的危害，普及传染病防治知识，负责本地区疫情和突发公共卫生事件监测、报告，开展流行病学调查和常见病原微生物检测。

疾病预防控制机构应当主动收集、分析、调查、核实传染病疫情信息；应当设立或者指定专门的部门、人员负责传染病疫情信息管理工作，及时对疫情报告进行核实、分析。接到甲类、乙类传染病疫情报告或者发现传染病暴发、流行时，应当立即报告当地卫生行政部门，由当地卫生行政部门立即报告当地人民政府，同时报告上级卫生行政部门和国务院卫生行政部门。

2. 医疗机构在传染病防治工作中的职责　医疗机构承担与医疗救治有关的传染病防治工作和责任区域内的传染病预防工作。医疗机构必须严格执行国务院卫生行政部门规定的管理制度、操作规范，防止传染病的医源性感染和医院感染。同时应当确定专门的部门或者人员，承担传染病疫情报告、本单位的传染病预防、控制以及责任区域内的传染病预防工作；承担医疗活动中与医院感染有关的危险因素监测、安全防护、消毒、隔离和医疗废物处置工作。疾病预防控制机构应当指定专门人员负责对医疗机构内传染病预防工作进行指导、考核，开展流行病学调查。城市社区和农村基层医疗机构在疾病预防控制机构的指导下，承担城市社区、农村基层相应的传染病防治工作。

二、传染病疫情的报告和公布

（一）疫情报告的时限及方式

1. 报告时限　根据卫生部2006年5月19日发布的《传染病信息报告管理规范》，责任报告单位和责任疫情报告人发现甲类传染病和乙类传染病中的肺炭疽、传染性非典型肺炎、脊髓灰质炎、人感染高致病性禽流感的病人或疑似病人时，或发现其他传染病和不明原因疾病暴发时，应于2小时内将传染病报告卡通过网络报告；未实行网络直报的责任报告单位应于2小时内以最快的通讯方式（电话、传真）向当地县级疾病预防控制机构报告，并于2小时内寄送出传染病报告卡。

对其他乙、丙类传染病病人、疑似病人和规定报告的传染病病原携带者在诊断后，实行网络直报的责任报告单位应于24小时内进行网络报告；未实行网络直报的责任报告单位应于24小时内寄送出传染病报告卡。

县级疾病预防控制机构收到无网络直报条件责任报告单位报送的传染病报告卡后，应于2小时内通过网络直报。

其他符合突发公共卫生事件报告标准的传染病暴发疫情，按《突发公共卫生事件信息报告管理规范》要求报告。

2. 报告程序与方式 传染病报告卡由首诊医生或其他执行职务的人员负责填写。现场调查时发现的传染病病例，由属地疾病预防控制机构的现场调查人员填写报告卡；采供血机构发现艾滋病病毒（HIV）两次初筛阳性检测结果也应填写报告卡。

传染病疫情信息实行网络直报，没有条件实行网络直报的医疗机构，在规定的时限内将传染病报告卡报告属地县级疾病预防控制机构。

乡镇卫生院、城市社区卫生服务中心负责收集和报告责任范围内的传染病信息。军队医疗卫生机构向社会公众提供医疗服务时，发现传染病疫情，应当按照规定向属地的县级疾病预防控制机构报告。

（二）疫情报告人

《传染病防治法》规定的疫情报告人有义务疫情报告人和责任疫情报告人两类。

1. 义务疫情报告人 任何单位和个人发现传染病病人或者疑似传染病病人时，应当及时向附近的疾病预防控制机构或者医疗机构报告。

任何单位和个人有权向人民政府及其有关主管部门报告传染病疫情隐患，有权向人民政府及其有关主管部门举报地方人民政府及其有关主管部门不履行传染病防治职责，或者不按照规定履行职责的情况。接到报告或者举报的人民政府及其有关主管部门，应当立即组织对传染病疫情隐患、不履行或者不按照规定履行传染病防治职责的情况进行调查处理。

对举报传染病疫情有功的单位和个人，县级以上各级人民政府及其有关主管部门应当予以奖励。

2. 责任疫情报告人 执行职务的医务人员、疾病预防控制人员发现甲类传染病和炭疽中的肺炭疽、传染性非典型肺炎的病人、病原携带者和疑似传染病病人时，应当在2小时内向发病地的疾病预防控制机构报告；发现乙类传染病、病原携带者和疑似传染病病人时，应当在6小时内向发病地的疾病预防控制机构报告；在丙类传染病监测区内发现丙类传染病病人时，应当在12小时内向发病地的疾病预防控制机构报告。责任疫情报告人的报告是了解疫情的主要来源。

（三）疫情的公布和通报

1. 传染病疫情信息的公布 《传染病防治法》规定，国家建立传染病疫情信息公布制度。公布传染病疫情信息应当及时、准确。国务院卫生行政部门定期公布全国传染病疫情信息。省、自治区、直辖市人民政府卫生行政部门定期公布本行政区域的传染病疫情信息。

传染病暴发、流行时，国务院卫生行政部门负责向社会公布传染病疫情信息，并可以授权省、自治区、直辖市人民政府卫生行政部门向社会公布本行政区域的传染病疫情信息。

2. 传染病疫情的通报 国务院卫生行政部门应当及时向国务院其他有关部门和各省、自治区、直辖市人民政府卫生行政部门通报全国传染病疫情以及监测、预警的相关信息。毗邻的以及相关的地方人民政府卫生行政部门,应当及时互相通报本行政区域的传染病疫情以及监测、预警的相关信息。县级以上人民政府有关部门发现传染病疫情时,应当及时向同级人民政府卫生行政部门通报。

县级以上地方人民政府卫生行政部门应当及时向本行政区域内的疾病预防控制机构和医疗机构通报传染病疫情以及监测、预警的相关信息。接到通报的疾病预防控制机构和医疗机构应当及时告知本单位的有关人员。

动物防疫机构和疾病预防控制机构,应当及时互相通报动物间和人间发生的人畜共患传染病疫情以及相关信息。

第三节　传染病疫情的控制和监督

一、医疗机构应采取的措施

医疗机构发现甲类传染病时,应当及时采取下列措施:

1. 对病人、病原携带者,予以隔离治疗,隔离期限根据医学检查结果确定;

2. 对疑似病人,确诊前在指定场所单独隔离治疗;

3. 对医疗机构内的病人、病原携带者、疑似病人的密切接触者,在指定场所进行医学观察和采取其他必要的预防措施。对于拒绝隔离治疗或者隔离期未满擅自脱离隔离治疗的,可以由公安机关协助医疗机构采取强制隔离治疗措施。

医疗机构发现乙类或者丙类传染病病人,应当根据病情采取必要的治疗和控制传播措施。医疗机构对本单位内被传染病病原体污染的场所、物品以及医疗废物,必须依照法律、法规的规定实施消毒和无害化处置。

二、疾病预防控制机构应采取的措施

疾病预防控制机构发现传染病疫情或者接到传染病疫情报告时,应及时采取下列措施:

1. 对传染病疫情进行流行病学调查,根据调查情况提出划定疫点、疫区的建议,对被污染的场所进行卫生处理,对密切接触者,在指定场所进行医学观察和采取其他必要的预防措施,并向卫生行政部门提出疫情控制方案;

2. 传染病暴发、流行时,对疫点、疫区进行卫生处理,向卫生行政部门提出疫情控制方案,并按照卫生行政部门的要求采取措施;

3. 指导下级疾病预防控制机构实施传染病预防、控制措施,组织、指导有关单位对传染病疫情的处理。

三、各级政府部门应采取的措施

(一)紧急措施

当传染病暴发、流行时,县级以上地方人民政府应当立即组织力量,按照预防、控制预

案进行防治，切断传染病的传播途径，必要时，报经上一级人民政府决定，可以采取下列紧急措施并予以公告：

1. 限制或者停止集市、影剧院演出或者其他人群聚集的活动；
2. 停工、停业、停课；
3. 封闭或者封存被传染病病原体污染的公共饮用水源、食品以及相关物品；
4. 控制或者捕杀染疫野生动物、家畜家禽；
5. 封闭可能造成传染病扩散的场所。

上级人民政府接到下级人民政府关于采取上述紧急措施的报告时，应当即时作出决定。当疫情得到控制，需要解除紧急措施的，由原决定机关决定并宣布。

（二）疫区封锁

甲类、乙类传染病暴发、流行时，县级以上地方人民政府报经上一级人民政府决定，可以宣布本行政区域部分或者全部为疫区；国务院可以决定并宣布跨省、自治区、直辖市的疫区。县级以上地方人民政府可以在疫区内采取相应的紧急措施，并可以对出入疫区的人员、物资和交通工具实施卫生检疫。

省、自治区、直辖市人民政府可以决定对本行政区域内的甲类传染病疫区实施封锁；但是，封锁大、中城市的疫区或者封锁跨省、自治区、直辖市的疫区，以及封锁疫区导致中断干线交通或者封锁国境的，由国务院决定。疫区封锁的解除，由原决定机关决定并宣布。

（三）其他措施

1. 隔离措施　对已经发生甲类传染病病例的场所或者该场所内的特定区域的人员，所在地的县级以上地方人民政府可以实施隔离措施，并同时向上一级人民政府报告；接到报告的上级人民政府应当即时作出是否批准的决定。上级人民政府作出不予批准决定的，实施隔离措施的人民政府应当立即解除隔离措施。隔离措施的解除，由原决定机关决定并宣布。

在隔离期间，实施隔离措施的人民政府应当对被隔离人员提供生活保障；被隔离人员有工作单位的，所在单位不得停止支付其隔离期间的工作报酬。

2. 物品消毒和交通检疫　疫区中被传染病病原体污染或者可能被传染病病原体污染的物品，经消毒可以使用的，应当在当地疾病预防控制机构的指导下，进行消毒处理后，方可使用、出售和运输。

发生甲类传染病时，为了防止该传染病通过交通工具及其乘运的人员、物资传播，可以实施交通卫生检疫。1998年11月28日，国务院发布的《国内交通卫生检疫条例》规定：列车、船舶、航空器和其他车辆出入检疫传染病疫区和在非检疫传染病疫区的交通工具上发现检疫传染病疫情时，对交通工具及其乘运的人员、物资实施交通卫生检疫。

（1）县级以上地方人民政府卫生行政部门或者铁路、交通、民用航空行政主管部门的卫生主管机构根据各自的职责，对出入检疫传染病疫区的交通工具及其乘运的人员、物资，有权采取下列相应的交通卫生检疫措施：①对出入检疫传染病疫区的人员、交通工具及其承运的物资进行查验；②对检疫传染病病人、病原携带者、疑似检疫传染病病人和与其密切接触者，实施临时隔离、医学检查及其他应急医学措施；③对被检疫传染病病原体污染或可能被污染的物品，实施控制和卫生处理；④对通过该疫区的交通工具及其停靠场所，实施紧急卫生处理；⑤需要采取的其他卫生检疫措施。

（2）在非检疫传染病疫区的交通工具上发现下列情形之一时，县级以上地方人民政府卫生行政部门或者铁路、交通、民用航空行政主管部门的卫生主管机构根据各自的职责，有权对交通工具及其乘运的人员、物资实施交通卫生检疫：①发现有感染鼠疫的啮齿类动物或者啮齿类动物反常死亡，并且死因不明；②发现鼠疫、霍乱病人、病原携带者和疑似鼠疫、霍乱病人；③发现国务院确定并公布的需要实施国内交通卫生检疫的其他传染病。

（3）在非检疫传染病疫区的交通工具上，发现检疫传染病病人、病原携带者、疑似检疫传染病病人时，交通工具负责人应当组织有关人员采取下列监测措施：①以最快的方式通知前方停靠点，并向交通工具营运单位的主管部门报告；②对检疫传染病病人、病原携带者、疑似检疫传染病病人和与其密切接触者实施隔离；③封锁已经污染或者可能污染的区域，采取禁止向外排放污物等卫生处理措施；④在指定的停靠点将检疫传染病病人、病原携带者、疑似检疫传染病病人和与其密切接触者以及其他需要跟踪观察的旅客名单，移交当地县级以上地方人民政府卫生行政部门；⑤对承运过检疫传染病病人、病原携带者、疑似检疫传染病病人的交通工具和可能被污染的环境实施卫生处理。

3. 人员和物资调集 传染病暴发、流行时，根据传染病疫情控制的需要，国务院有权在全国范围或者跨省、自治区、直辖市范围内，县级以上地方人民政府有权在本行政区域内紧急调集人员或者调用储备物资，临时征用房屋、交通工具以及相关设施、设备。紧急调集人员的，应当按照规定给予合理报酬。临时征用房屋、交通工具以及相关设施、设备的，应当依法给予补偿；能返还的，应当及时返还。

4. 尸体的处理 对于患甲类传染病、炭疽死亡的，应当将尸体立即进行卫生处理，就近火化。患其他传染病死亡的，必要时，应当将尸体进行卫生处理后火化或者按照规定深埋。为了查找传染病病因，医疗机构在必要时可以按照国务院卫生行政部门的规定，对传染病病人尸体或者疑似传染病病人尸体进行解剖查验，并应当告知死者家属。

5. 疫情调查分析 发生传染病疫情时，疾病预防控制机构和省级以上人民政府卫生行政部门指派的其他与传染病有关的专业技术机构，可以进入传染病疫点、疫区进行调查、采集样本、技术分析和检验。

6. 药品和医疗器械的供应 传染病暴发、流行时，药品和医疗器械生产、供应单位应当及时生产、供应防治传染病的药品和医疗器械。铁路、交通、民用航空经营单位必须优先运送处理传染病疫情的人员以及防治传染病的药品和医疗器械。县级以上人民政府有关部门应当做好组织协调工作。

四、医疗救治

（一）医疗救治服务网络建设

《传染病防治法》规定：县级以上人民政府应当加强和完善传染病医疗救治服务网络的建设，指定具备传染病救治条件和能力的医疗机构承担传染病救治任务，或者根据传染病救治需要设置传染病医院。

医疗救治服务网络由医疗救治机构、医疗救治信息网络和医疗救治专业技术人员组成。医疗救治机构包括：急救中心、传染病医院、核准登记传染科的综合医院和为控制传染病的暴发、流行，经设区的市级以上人民政府卫生行政部门临时指定的承担传染病医疗救治服务的其他医疗机构。

（二）预防和控制医源性感染和医院感染

为预防和控制传染病在医院的传播，以及造成医源性感染，医疗机构的基本标准、建筑设计和服务流程，应当符合预防传染病医院感染的要求。医疗机构应当按照规定对使用的医疗器械进行消毒；对按照规定一次性使用的医疗器具，应当在使用后予以销毁。

医疗机构应当按照国务院卫生行政部门规定的传染病诊断标准和治疗要求，采取相应措施，提高传染病医疗救治能力。

（三）医疗救治的实施

医疗机构应当对传染病病人或者疑似传染病病人提供医疗救护、现场救援和接诊治疗，书写病历记录以及其他有关资料，并妥善保管。

医疗机构应当实行传染病预检、分诊制度；对传染病病人、疑似传染病病人，应当引导至相对隔离的分诊点进行初诊。根据卫生部《医疗机构传染病预检分诊管理办法》要求，二级以上综合医院应当设立感染性疾病科，没有设立感染性疾病科的医疗机构应当设立传染病分诊点。

医疗机构不具备相应救治能力的，应当将患者及其病历记录复印件一并转至具备相应救治能力的医疗机构。

第四节　法律责任

一、行政责任

（一）行政处罚

1. 县级以上各级人民政府及其有关主管部门违反《传染病防治法》的有关规定，或者不履行职责的，由上一级人民政府或者上级人民政府有关主管部门给予行政处罚。

2. 疾病预防控制机构、医疗卫生机构违反《传染病防治法》的有关规定，或者不履行职责的，由县级以上卫生主管部门给予行政处罚。

3. 其他机构和人员违反《传染病防治法》的行为，由监督机构按照法定程序给予行政处罚或采取强制措施予以纠正。

（二）行政处分

1. 县级以上各级人民政府及其有关主管部门违反《传染病防治法》的有关规定，或者不履行职责的，由上一级人民政府或者上级人民政府有关主管部门对其主要领导人、主要负责人给予行政处分。

2. 疾病预防控制机构、医疗卫生机构违反《传染病防治法》的有关规定，或者不履行职责的，由县级以上卫生主管部门给予其主要负责人、负有责任的主管人员和其他直接责任人员行政处分或者纪律处分。

二、刑事责任

根据《中华人民共和国刑法》的规定，有下列情形之一，引起甲类传染病传播或者有传播严重危险的，处三年以下有期徒刑或者拘役；后果特别严重的，处三年以上七年以下有期徒刑：

1. 供水单位供应的饮用水不符合国家规定的卫生标准的；

2. 拒绝按照卫生防疫机构提出的卫生要求，对传染病病原体污染的污水、污物、粪便进行消毒处理的；

3. 准许或者纵容传染病病人、病原携带者和疑似传染病病人从事国务院卫生行政部门规定禁止从事的易使该传染病扩散的工作的；

4. 拒绝执行卫生防疫机构依照《传染病防治法》提出的预防、控制措施的。

若为单位犯罪的，对单位判处罚金，并对其直接负责的主管人员和其他直接责任人员依法处罚。

从事实验、保藏、携带、运输传染病菌种、毒种的人员，违反国务院卫生行政部门的有关规定，造成传染病菌种、毒种扩散，后果严重的，处三年以下有期徒刑或者拘役；后果特别严重的，处三年以上七年以下有期徒刑。

违反国境卫生检疫规定，引起检疫传染病传播或者有传播严重危险的，处三年以下有期徒刑或者拘役，并处或者单处罚金。

单位犯以上罪的，对单位判处罚金，并对其直接负责的主管人员和其他直接责任人员，依照上述的规定处罚。

三、民事责任

单位和个人违反《传染病防治法》的有关规定，导致传染病传播、流行，给他人人身、财产造成损害的，应当依法承担民事责任。

第五节 艾滋病防治的法律规定

一、概述

艾滋病，是指人类免疫缺陷病毒（艾滋病病毒）引起的获得性免疫缺陷综合征。

自 1981 年美国发现第一例艾滋病病人至今，艾滋病已成为全球性疾病。根据卫生部和联合国艾滋病中国专题组《中国艾滋病防治联合评估报告（2007年）》，我国自1985年发现首例艾滋病病人以来，截至2007年10月底，全国累计报告艾滋病病毒感染者和艾滋病病人223 501例，其中艾滋病病人62 838例，死亡报告22 205例。评估结果显示，截至2007年底，我国现存艾滋病病毒感染者和病人约70万人，全人群感染率为0.05%，其中艾滋病病人8.5万人。2007年，新发艾滋病病毒感染者5万名，因艾滋病死亡2万人。在5万名新发感染者中，异性性传播占44.7%，同性尤其男同性性传播占12.2%，注射吸毒传播占42%，母婴传播占1.1%。

目前，我国的艾滋病疫情处于总体低流行，特定人群和局部地区高流行的态势，呈现以下特点：①艾滋病疫情上升速度有所减缓；②性传播逐渐成为主要传播途径；③艾滋病疫情地区分布差异大；④艾滋病流行因素广泛存在。因此，艾滋病的预防和控制工作受到我国政府的高度重视：①在全国建立监测点，对人群进行艾滋病病毒抗体检测；②制定了《中国预防和控制艾滋病中长期规划（1998－2010年）》、《中国遏制与防治艾滋病行动计划（2006－2010年）》，卫生部成立了国家预防和控制艾滋病专家委员会，建立健全领导管理体制；③开展健康教育和宣传工作、科研工作，建立性病、艾滋病防治服务体系；④开展国际合作；⑤建立、完善性传播疾病、艾滋病防治的有关法律、法规体系，以强化艾滋病的预防与控制工作和维护社会安定。

1988年经国务院批准，卫生部等部委联合发布了《艾滋病监测管理的若干规定》；1995年经国务院批准下发了《关于加强预防和控制艾滋病工作的意见》；1999年卫生部颁布了《关于对艾滋病病毒感染者和艾滋病病人的管理意见》。2006年1月29日国务院颁布了《艾滋病防治条例》，自2006年3月1日起施行。上述法规为预防、控制艾滋病的发生与流行，保障人体健康和公共卫生提供了法律保证。

二、艾滋病的预防和控制

（一）艾滋病防治方针

《艾滋病防治条例》规定：艾滋病防治工作坚持预防为主、防治结合的方针，建立政府组织领导、部门各负其责、全社会共同参与的机制，加强宣传教育，采取行为干预和关怀救助等措施，实行综合防治。

（二）防治艾滋病的宣传教育

《艾滋病防治条例》规定：地方各级人民政府和政府有关部门应当组织开展艾滋病防治以及关怀和不歧视艾滋病病毒感染者、艾滋病病人及其家属的宣传教育，提倡健康文明的生活方式，营造良好的艾滋病防治的社会环境。

（三）预防与控制

《艾滋病防治条例》规定：①国家建立健全艾滋病监测网络；②国家实行艾滋病自愿咨询和自愿检测制度；③县级以上地方人民政府和政府有关部门应当依照规定，根据本行政区域艾滋病的流行情况，制定措施，鼓励和支持居民委员会、村民委员会以及其他有关组织和个人推广预防艾滋病的行为干预措施，帮助有易感染艾滋病病毒危险行为的人群改变行为；

④血站、单采血浆站应当对采集的人体血液、血浆进行艾滋病检测，不得向医疗机构和血液制品生产单位供应未经艾滋病检测或者艾滋病检测阳性的人体血液、血浆；⑤医疗机构应当对因应急用血而临时采集的血液进行艾滋病检测，对临床用血艾滋病检测结果进行核查，对未经艾滋病检测、核查或者艾滋病检测阳性的血液，不得采集或者使用。

三、艾滋病的治疗、救助和保障

（一）艾滋病的治疗

《艾滋病防治条例》规定：医疗机构应当为艾滋病病毒感染者和艾滋病病人提供艾滋病防治咨询、诊断和治疗服务。医疗机构不得因就诊的病人是艾滋病病毒感染者或者艾滋病病人，推诿或者拒绝对其其他疾病进行治疗。

对确诊的艾滋病病毒感染者和艾滋病病人，医疗卫生机构的工作人员应当将其感染或者发病的事实告知本人；本人为无行为能力人或者限制行为能力人的，应当告知其监护人。

医疗卫生机构应当按照国务院卫生主管部门制定的预防艾滋病母婴传播技术指导方案的规定，对孕产妇提供艾滋病防治咨询和检测，对感染艾滋病病毒的孕产妇及其婴儿，提供预防艾滋病母婴传播的咨询、产前指导、阻断、治疗、产后访视、婴儿随访和检测等服务。

（二）艾滋病的救助

《艾滋病防治条例》规定：县级以上人民政府应当采取下列艾滋病防治关怀、救助措施：①向农村艾滋病病人和城镇经济困难的艾滋病病人免费提供抗艾滋病病毒治疗药品；②对农村和城镇经济困难的艾滋病病毒感染者、艾滋病病人适当减免抗机会性感染治疗药品的费用；③向接受艾滋病咨询、检测的人员免费提供咨询和初筛检测；④向感染艾滋病病毒的孕产妇免费提供预防艾滋病母婴传播的治疗和咨询。

生活困难的艾滋病病人遗留的孤儿和接受义务教育的感染艾滋病病毒的未成年人，应当免收杂费、书本费；接受学前教育和高中阶段教育的，应当减免学费等相关费用。县级以上地方人民政府应当对生活困难并符合社会救助条件的艾滋病病毒感染者、艾滋病病人及其家属给予生活救助。县级以上地方人民政府有关部门应当创造条件，扶持有劳动能力的艾滋病病毒感染者和艾滋病病人，从事力所能及的生产和工作。

（三）保障措施

1. 县级以上人民政府应当将艾滋病防治工作纳入国民经济和社会发展规划，加强和完善艾滋病预防、检测、控制、治疗和救助服务网络的建设，建立健全艾滋病防治专业队伍。

各级人民政府应当根据艾滋病防治工作需要，将艾滋病防治经费列入本级财政预算。

2. 县级以上地方人民政府按照本级政府的职责，负责艾滋病预防、控制、监督工作所需经费。

国务院卫生主管部门会同国务院其他有关部门，根据艾滋病流行趋势，确定全国与艾滋病防治相关的宣传、培训、监测、检测、流行病学调查、医疗救治、应急处置以及监督检查等项目。中央财政对在艾滋病流行严重地区和贫困地区实施的艾滋病防治重大项目给予补助。

省、自治区、直辖市人民政府根据本行政区域的艾滋病防治工作需要和艾滋病流行趋势，确定与艾滋病防治相关的项目，并保障项目的实施经费。

3. 县级以上人民政府应当根据艾滋病防治工作需要和艾滋病流行趋势，储备抗艾滋病病毒治疗药品、检测试剂和其他物资。

4. 地方各级人民政府应当制定扶持措施，对有关组织和个人开展艾滋病防治活动提供必要的资金支持和便利条件。有关组织和个人参与艾滋病防治公益事业，依法享受税收优惠。

四、艾滋病预防的法律责任

1. 地方各级人民政府未依照《艾滋病防治条例》规定履行组织、领导、保障艾滋病防治工作职责，或者未采取艾滋病防治和救助措施的，由上级人民政府责令改正，通报批评；造成艾滋病传播、流行或者其他严重后果的，对负有责任的主管人员依法给予行政处分；构成犯罪的，依法追究刑事责任。

2. 县级以上人民政府卫生主管部门违反《艾滋病防治条例》规定，有下列情形之一的，由本级人民政府或者上级人民政府卫生主管部门责令改正，通报批评；造成艾滋病传播、流行或者其他严重后果的，对负有责任的主管人员和其他直接责任人员依法给予行政处分；构成犯罪的，依法追究刑事责任：

（1）未履行艾滋病防治宣传教育职责的；

（2）对有证据证明可能被艾滋病病毒污染的物品，未采取控制措施的；

（3）其他有关失职、渎职行为。

出入境检验检疫机构有前款规定情形的，由其上级主管部门依照本条规定予以处罚。

3. 县级以上人民政府有关部门未依照《艾滋病防治条例》规定履行宣传教育、预防控制职责的，由本级人民政府或者上级人民政府有关部门责令改正，通报批评；造成艾滋病传播、流行或者其他严重后果的，对负有责任的主管人员和其他直接责任人员依法给予行政处分；构成犯罪的，依法追究刑事责任。

4. 医疗卫生机构未依照《艾滋病防治条例》规定履行职责，有下列情形之一的，由县级以上人民政府卫生主管部门责令限期改正，通报批评，给予警告；造成艾滋病传播、流行或者其他严重后果的，对负有责任的主管人员和其他直接责任人员依法给予降级、撤职、开除的处分，并可以依法吊销有关机构或者责任人员的执业许可证件；构成犯罪的，依法追究刑事责任：

（1）未履行艾滋病监测职责的；

（2）未按照规定免费提供咨询和初筛检测的；

（3）对临时应急采集的血液未进行艾滋病检测，对临床用血艾滋病检测结果未进行核查，或者将艾滋病检测阳性的血液用于临床的；

（4）未遵守标准防护原则，或者未执行操作规程和消毒管理制度，发生艾滋病医院感染或者医源性感染的；

（5）未采取有效的卫生防护措施和医疗保健措施的；

（6）推诿、拒绝治疗艾滋病病毒感染者或者艾滋病病人的其他疾病，或者对艾滋病病毒感染者、艾滋病病人未提供咨询、诊断和治疗服务的；

（7）未对艾滋病病毒感染者或者艾滋病病人进行医学随访的；

（8）未按照规定对感染艾滋病病毒的孕产妇及其婴儿提供预防艾滋病母婴传播技术指导的。

出入境检验检疫机构有前款第（1）项、第（4）项、第（5）项规定情形的，由其上级主管部门依照前款规定予以处罚。

5. 医疗卫生机构违反《艾滋病防治条例》规定，公开艾滋病病毒感染者、艾滋病病人或者其家属的信息的，依照传染病防治法的规定予以处罚。

出入境检验检疫机构、计划生育技术服务机构或者其他单位、个人违反《艾滋病防治条例》规定，公开艾滋病病毒感染者、艾滋病病人或者其家属的信息的，由其上级主管部门责令改正，通报批评，给予警告，对负有责任的主管人员和其他直接责任人员依法给予处分；情节严重的，由原发证部门吊销有关机构或者责任人员的执业许可证件。

6. 血站、单采血浆站违反《艾滋病防治条例》规定，有下列情形之一，构成犯罪的，依法追究刑事责任；尚不构成犯罪的，由县级以上人民政府卫生主管部门依照献血法和《血液制品管理条例》的规定予以处罚；造成艾滋病传播、流行或者其他严重后果的，对负有责任的主管人员和其他直接责任人员依法给予降级、撤职、开除的处分，并可以依法吊销血站、单采血浆站的执业许可证：

（1）对采集的人体血液、血浆未进行艾滋病检测，或者发现艾滋病检测阳性的人体血液、血浆仍然采集的；

（2）将未经艾滋病检测的人体血液、血浆，或者艾滋病检测阳性的人体血液、血浆供应给医疗机构和血液制品生产单位的。

7. 违反《艾滋病防治条例》规定采集或者使用人体组织、器官、细胞、骨髓等的，由县级人民政府卫生主管部门责令改正，通报批评，给予警告；情节严重的，责令停业整顿，有执业许可证件的，由原发证部门暂扣或者吊销其执业许可证件。

8. 未经国务院卫生主管部门批准进口的人体血液、血浆、组织、器官、细胞、骨髓等，进口口岸出入境检验检疫机构应当禁止入境或者监督销毁。提供、使用未经出入境检验检疫机构检疫的进口人体血液、血浆、组织、器官、细胞、骨髓等的，由县级以上人民政府卫生主管部门没收违法物品以及违法所得，并处违法物品货值金额3倍以上5倍以下的罚款；对负有责任的主管人员和其他直接责任人员由其所在单位或者上级主管部门依法给予处分。未经国务院药品监督管理部门批准，进口血液制品的，依照药品管理法的规定予以处罚。

9. 血站、单采血浆站、医疗卫生机构和血液制品生产单位违反法律、行政法规的规定，造成他人感染艾滋病病毒的，应当依法承担民事赔偿责任。

10. 公共场所的经营者未查验服务人员的健康合格证明或者允许未取得健康合格证明的人员从事服务工作，省、自治区、直辖市人民政府确定的公共场所的经营者未在公共场所内放置安全套或者设置安全套发售设施的，由县级以上人民政府卫生主管部门责令限期改正，给予警告，可以并处500元以上5000元以下的罚款；逾期不改正的，责令停业整顿；情节严重的，由原发证部门依法吊销其执业许可证件。

11. 艾滋病病毒感染者或者艾滋病病人故意传播艾滋病的，依法承担民事赔偿责任；构成犯罪的，依法追究刑事责任。

【思考题】

1. 什么是法定管理传染病？分为几类？
2. 传染病防治的管理体系和保障措施有哪些？
3. 疾病预防控制和医疗机构在传染病防治工作中的职责是什么？
4. 疫情报告的时限及方式有哪些规定？
5. 传染病疫情控制措施包括哪些内容？
6. 艾滋病防治的法律规定是什么？

第六章

突发公共卫生事件应急法律制度

第一节　概　述

一、突发公共卫生事件的概念与应急条例制定的目的

突发公共卫生事件，是指突然发生，造成或者可能造成社会公众健康严重损害的重大传染病疫情、群体性不明原因疾病、重大食物中毒和职业中毒以及其他严重影响公众健康的事件。

突发公共卫生事件同一般的事件相比，主要有三个方面的特征：①具有突发性，突发公共卫生事件突然发生、突如其来、不易预测甚至不可预测；②具有公共卫生属性，突发公共卫生事件针对的不是特定的人，而是不特定的社会群体；③具有危害性，突发公共卫生事件对公众健康的损害和影响要达到一定程度，或者从发展趋势看，属于可能对公众健康造成严重影响的事件。

根据突发公共卫生事件的性质、严重程度、可控性和影响范围等因素，《国家突发公共事件总体应急预案》将突发公共卫生事件划分为Ⅰ级（特别重大）、Ⅱ级（重大）、Ⅲ级（较大）和Ⅳ级（一般）四级。

为了建立统一、规范、高效、权威的突发公共卫生事件应急处理机制，有效预防和减少突发公共卫生事件的发生，及时控制、减轻和消除突发公共卫生事件的危害，保障公众身体健康与生命安全，维护正常的社会秩序，2003年5月9日，在总结我国应对各类突发公共卫生事件的经验教训，借鉴国外的先进经验和有益做法的基础上，国务院公布施行了《突发公共卫生事件应急条例》。该条例从法律角度确立了应对突发公共卫生事件的快速处理机制，明确和强化了相应责任，提高了相关单位和人员处置突发公共卫生事件的能力。《突发公共卫生事件应急条例》的公布施行，标志着我国进一步将突发公共卫生事件应急处理工作纳入法制化轨道，为及时、有效地应对处理突发公共卫生事件建立起信息畅通、反应快速、指挥有力、责任明确的法律制度。

二、突发公共卫生事件处理方针与原则

《突发公共卫生事件应急条例》规定，处理突发公共卫生事件应遵循预防为主、常备不懈的方针，贯彻统一领导、分级负责、反应及时、措施果断、依靠科学、加强合作的原则。

（一）预防为主、常备不懈的方针

预防为主、常备不懈是处理突发公共卫生事件的最基本方针。预防为主、常备不懈是国内外处理突发公共卫生事件成功经验的总结，是迄今为止最主动、最经济和最有效的方针。预防为主，常备不懈，主要就是提高全社会对突发公共卫生事件的防范意识，落实各项防范措施，有针对性地制定应急处理预案，做好有关人员、技术、物资和设备的应急储备工作。对各种可能引发突发公共卫生事件的情况要进行及时分析、预警、报告，做到早发现、早报告、早处理，有效应对和处理各种突发公共卫生事件。

（二）统一领导、分级负责的原则

统一领导、分级负责是突发公共卫生事件预防与应急处理应遵循的首要原则。统一领导是指突发公共卫生事件预防与应急处理的各项工作，应由各级人民政府统一领导；分级负责，就是根据突发公共卫生事件的性质、严重程度、可控性和影响范围，对突发公共卫生事件实行分级管理。在突发公共卫生事件应急处理的各项工作中，由各级人民政府负责统一领导，成立应急指挥部，实行统一指挥。各级政府负有对突发公共卫生事件预防与应急处理的责任，对于发生在不同范围内的突发公共卫生事件，各级政府承担不同的分级责任。相关单位在各自职责范围内，在应急指挥部的统一领导和指挥下，按照预案规定，根据部署和分工，做好突发公共卫生事件应急处理的各项工作。

（三）反应及时、措施果断的原则

突发公共卫生事件由于具有突发性、公共性、危害性和复杂性的特点，因此在突发公共卫生事件预防与应急处理工作上，反应及时、措施果断是有效控制突发公共卫生事件扩散蔓延的关键。各级人民政府和卫生行政部门要按照法律、法规和规章的规定，建立健全系统、规范的突发公共卫生事件应急处理工作制度，完善突发公共卫生事件应急体系。对于突发公共卫生事件和可能发生的公共卫生事件，各级人民政府及其有关部门应当及时作出反应，决定是否启动应急预案，及时搜集、报告疫情，组织调查，积极开展救治工作，提出处理建议，有效控制事态发展。

（四）依靠科学、加强合作的原则

依靠科学、加强合作，就是突发公共卫生事件应急处理要尊重科学、依靠科学。国家要重视开展防范和处理突发公共卫生事件相关的防治科学研究，做到技术上有所储备，为突发公共卫生事件应急处理提供科学保障。各有关部门、学校、科研单位等要通力合作，实现资源共享，有效应对突发公共卫生事件。同时，要积极开展应对突发公共卫生事件应急处理技术的国际交流与合作，引进国外的先进技术、装备和方法，提高我国应对突发公共卫生事件的整体水平。

三、突发公共卫生事件处理的组织体系及职责

（一）应急指挥机构

《突发公共卫生事件应急条例》和《国家突发公共事件总体应急预案》规定：国务院是

突发公共事件应急管理工作的最高行政领导机构。在国务院总理领导下，由国务院常务会议和国家相关突发公共事件应急指挥机构负责突发公共事件的应急管理工作，必要时，派出国务院工作组指导有关工作。突发公共卫生事件发生后，国务院设立全国突发公共卫生事件应急处理指挥部，指挥部成员单位根据突发公共卫生事件的性质和应急处理的需要确定，由国务院有关部门和军队有关部门组成，国务院主管领导人担任总指挥，负责对全国突发公共卫生事件应急处理的统一领导、统一指挥，作出处理突发公共卫生事件的重大决策。国务院卫生行政主管部门和其他有关部门，在各自的职责范围内做好突发公共卫生事件应急处理的有关工作。国务院办公厅设国务院应急管理办公室，履行值守应急、信息汇总和综合协调职责，发挥运转枢纽作用。

地方各级人民政府是本行政区域突发公共事件应急管理工作的行政领导机构，负责本行政区域各类突发公共事件的应对工作。突发公共卫生事件发生后，省、自治区、直辖市人民政府成立地方突发公共卫生事件应急处理指挥部。省级突发公共卫生事件应急指挥部由省级人民政府有关部门组成，省、自治区、直辖市人民政府主要领导人担任总指挥，实行属地管理的原则，负责对本行政区域内突发公共卫生事件应急处理的协调和指挥，作出处理本行政区域内突发公共卫生事件的决策，决定要采取的措施。县级以上地方人民政府卫生行政主管部门，具体负责组织突发公共卫生事件的调查、控制和医疗救治工作。县级以上地方人民政府有关部门，在各自的职责范围内做好突发公共卫生事件应急处理的有关工作。

（二）日常管理机构

国务院卫生行政部门设立卫生应急办公室（突发公共卫生事件应急指挥中心），负责指导协调全国卫生应急工作，指导突发公共卫生事件的预防准备、监测预警、处置救援、分析评估等卫生应急活动，以及指导地方对突发公共卫生事件实施预防控制和紧急医学救援等日常管理工作。

各省、自治区、直辖市人民政府卫生行政部门及军队、武警系统要参照国务院卫生行政部门突发公共卫生事件日常管理机构的设置及职责，结合各自实际情况，指定突发公共卫生事件的日常管理机构，负责本行政区域或本系统内突发公共卫生事件应急的协调、管理工作。

各市（地）级、县级卫生行政部门要指定机构负责本行政区域内突发公共卫生事件应急的日常管理工作。

（三）专家咨询委员会

国务院卫生行政部门和省级卫生行政部门负责组建突发公共卫生事件专家咨询委员会。市（地）级和县级卫生行政部门可根据本行政区域内突发公共卫生事件应急工作需要，组建突发公共卫生事件应急处理专家咨询委员会，为突发公共卫生事件的应对和科研工作提供咨询和建议，为各级政府部门的方针、政策和技术措施提供科学依据。

（四）应急处理专业技术机构

医疗机构、疾病预防控制机构、卫生监督机构、出入境检验检疫机构是突发公共卫生事件应急处理的专业技术机构。应急处理专业技术机构要结合本单位职责开展专业技术人员处理突发公共卫生事件能力培训，提高快速应对能力和技术水平，在发生突发公共卫生事件时，要服从卫生行政部门的统一指挥和安排，开展应急处理工作。

第二节　突发公共卫生事件处理中的主要制度

一、预防与应急准备

（一）突发公共卫生事件应急预案的内容与制定

《中华人民共和国突发事件应对法》规定：国家建立健全突发事件应急预案体系。依照法律国务院制定国家突发事件总体应急预案，组织制定国家突发事件专项应急预案；国务院有关部门根据各自的职责和国务院相关应急预案，制定国家突发事件部门应急预案。

《突发公共卫生事件应急条例》明确，国务院卫生行政主管部门按照分类指导、快速反应的要求，制定全国突发公共卫生事件应急预案，报请国务院批准。

应急预案应当根据法律、法规的规定，针对突发公共卫生事件的性质、特点和可能造成的社会危害，具体规定突发公共卫生事件应急管理工作的组织指挥体系与职责和突发公共卫生事件的预防与预警机制、处置程序、应急保障措施以及事后恢复与重建措施等内容。全国突发公共卫生事件应急预案具体包括以下主要内容：突发公共卫生事件应急处理指挥部的组成和相关部门的职责；突发公共卫生事件的监测与预警；突发公共卫生事件信息的收集、分析、报告、通报制度；突发公共卫生事件应急处理技术和监测机构及其任务；突发公共卫生事件的分级和应急处理工作方案；突发公共卫生事件预防、现场控制，应急设施、设备、救治药品和医疗器械以及其他物资和技术的储备与调度；突发公共卫生事件应急处理专业队伍的建设和培训。

地方各级人民政府和县级以上地方各级人民政府有关部门应当根据有关法律、法规、规章、全国突发公共卫生事件应急预案、上级人民政府及其有关部门的应急预案，结合本地区的实际情况，制定本行政区域的突发公共卫生事件应急预案。

应急预案制定机关应当根据突发公共卫生事件的变化和实施中发现的问题，按照实际需要和情势变化，适时修订应急预案。应急预案的制定、修订程序由国务院规定。

（二）突发公共卫生事件预防控制体系与组织实施

1. 监测和预警体系　依照法律，我国建立了统一的突发公共卫生事件监测、预警与报告网络体系。各级医疗、疾病预防控制、卫生监督和出入境检疫机构负责开展突发公共卫生事件的日常监测工作。省级人民政府卫生行政部门按照国家统一规定和要求，结合实际，组织开展重点传染病和突发公共卫生事件的主动监测。国务院卫生行政部门和地方各级人民政府卫生行政部门要加强对监测工作的管理和监督，保证监测工作的质量。

法律规定，县级以上地方人民政府应当建立和完善突发事件监测与预警系统。县级以上各级人民政府卫生行政主管部门，应指定机构负责开展突发公共卫生事件的日常监测，并确保监测与预警系统的正常运行。各级人民政府卫生行政部门根据医疗机构、疾病预防控制机构、卫生监督机构提供的监测信息，按照公共卫生事件的发生、发展规律和特点，及时分析其对公众身心健康的危害程度、可能的发展趋势，及时做出预警。

监测与预警工作应当根据突发事件的类别，制定监测计划，科学分析、综合评价监测数据。对早期发现的潜在隐患以及可能发生的突发公共卫生事件，应当依照《突发公共卫生事件应急条例》规定的报告程序和时限及时报告。

2. 应急储备 国务院有关部门和县级以上地方人民政府及其有关部门，应当根据突发公共卫生事件应急预案的要求，建立突发事件应急流行病学调查、传染源隔离、医疗救护、现场处置、监督检查、监测检验、卫生防护等有关物资、设备、设施、技术与人才资源储备，保证应急设施、设备、救治药品和医疗器械等物资储备的充足。《突发公共卫生事件应急条例》规定：储备经费的支出列入本级政府财政预算，对于边远贫困地区突发公共卫生事件应急工作，国家给予财政支持。

3. 急救医疗服务网络建设 急救医疗服务网络建设是有效应对突发公共卫生事件的基础，县级以上各级人民政府应当加强急救医疗服务网络的建设，配备相应的医疗救治药物、技术、设备和人员，提高医疗卫生机构应对各类突发公共卫生事件的救治能力。设区的市级以上地方人民政府应当设置与传染病防治工作需要相适应的传染病专科医院，或者指定具备传染病防治条件和能力的医疗机构承担传染病防治任务。

县级以上地方人民政府卫生行政主管部门，应当定期对医疗卫生机构和人员开展突发公共卫生事件应急处理相关知识、技能的培训，定期组织医疗卫生机构进行突发公共卫生事件应急演练，推广最新知识和先进技术，提高医疗卫生机构应对突发公共卫生事件的能力。

二、报告与信息发布

《突发公共卫生事件应急条例》明确和完善了突发公共卫生事件的信息报告制度，强化了政府对突发公共卫生事件的报告责任及时限。

（一）突发公共卫生事件应急报告制度与报告情形

突发公共卫生事件的应急报告是决策机关掌握突发公共卫生事件发生、发展信息的重要渠道，建立健全突发公共卫生事件应急报告制度对于及时作出正确决策，有效应对突发公共卫生事件具有重大意义。明确和完善了突发公共卫生事件的信息报告制度，强化了政府对突发公共卫生事件的报告责任及时限。

《突发公共卫生事件应急条例》规定：国家建立突发公共卫生事件应急报告制度。国务院卫生行政主管部门负责制定突发公共卫生事件应急报告规范，建立重大、紧急疫情信息报告系统。

为保证突发公共卫生事件发生后信息渠道的畅通和信息报告的及时、准确，国家建立了突发事件举报制度，公布统一的突发事件报告、举报电话。《突发公共卫生事件应急条例》和《国家突发公共卫生事件应急预案》明确规定，任何单位和个人都有权向国务院卫生行政部门和地方各级人民政府及其有关部门报告突发公共卫生事件及其隐患，也有权向上级政府部门举报不履行或者不按照规定履行突发公共卫生事件应急处理职责的部门、单位及个人。国务院卫生行政部门和地方各级人民政府及其有关部门接到报告、举报后，应当立即组织对突发事件隐患、不履行或者不按照规定履行突发事件应急处理职责的情况进行调查处理。对举报突发事件有功的单位和个人，县级以上各级人民政府及其有关部门应当予以奖励。

《突发公共卫生事件应急条例》强调：任何单位和个人对突发事件，不得隐瞒、缓报、谎报或者授意他人隐瞒、缓报、谎报，同时条例明确了承担突发公共卫生事件报告责任的主体。条例规定：县级以上各级人民政府卫生行政部门指定的突发公共卫生事件监测机构、各级各类医疗卫生机构、卫生行政部门、县级以上地方人民政府和检验检疫机构、食品药品监督管理机构、环境保护监测机构、教育机构等有关单位为突发公共卫生事件的责任报告单位；执行职务的各级各类医疗卫生机构的医疗卫生人员、个体开业医生为突发公共卫生事件的责任报告人。

《突发公共卫生事件应急条例》明确规定了突发公共卫生事件应急报告的具体情形，有发生或者可能发生传染病暴发、流行的，发生或者发现不明原因的群体性疾病的，发生传染病菌种、毒种丢失的，发生或者可能发生重大食物和职业中毒事件的四种情形之一的，突发公共卫生事件责任报告单位要按照有关规定及时、准确地报告突发公共卫生事件及其处置情况。

（二）报告时限要求与通报

1. 报告时限　《突发公共卫生事件应急条例》明确规定，有需要进行突发公共卫生事件应急报告的四种具体情形之一的，省、自治区、直辖市人民政府应当在接到报告 1 小时内，向国务院卫生行政主管部门报告。国务院卫生行政主管部门对可能造成重大社会影响的突发公共卫生事件，应当立即向国务院报告。

突发事件监测机构、医疗卫生机构和有关单位发现有上述需要报告的四种具体情形之一的，应当在 2 小时内向所在地县级人民政府卫生行政主管部门报告；接到报告的卫生行政主管部门应当在 2 小时内向本级人民政府报告，并同时向上级人民政府卫生行政主管部门和国务院卫生行政主管部门报告。

县级人民政府应当在接到报告后 2 小时内向设区的市级人民政府或者上一级人民政府报告；设区的市级人民政府应当在接到报告后 2 小时内向省、自治区、直辖市人民政府报告。

《突发公共卫生事件应急条例》规定：地方人民政府、卫生行政主管部门接到突发公共卫生事件报告后，除依照法律规定进行报告，同时还应当立即组织力量对报告事项调查核实、确证，采取必要的控制措施，并及时向有关部门报告调查情况。

2. 通报　《突发公共卫生事件应急条例》规定：国务院卫生行政主管部门应当根据发生突发事件的情况，及时向国务院有关部门和各省、自治区、直辖市人民政府卫生行政主管部门以及军队有关部门通报。

突发事件发生地的省、自治区、直辖市人民政府卫生行政主管部门，应当及时向毗邻省、自治区、直辖市人民政府卫生行政主管部门通报。接到通报的省、自治区、直辖市人民政府卫生行政主管部门，必要时应当及时通知本行政区域内的医疗卫生机构。

县级以上地方人民政府有关部门，已经发生或者发现可能引起突发事件的情形时，应当及时向同级人民政府卫生行政主管部门通报。

（三）信息发布

突发公共卫生事件发生后，政府部门及时向社会通报和公布突发事件的相关信息，对于积极引导舆论、满足公民的知情需求、增强人民群众的防病意识、有效控制和妥善处置突发公共卫生事件具有重要意义。《突发公共卫生事件应急条例》规定：国务院卫生行政主管部门负责向社会发布突发事件的信息；必要时，国务院卫生行政主管部门可以授权省、自治区、直辖市人民政府卫生行政主管部门向社会发布本行政区域内突发事件的信息。信息发布应当及时、准确、全面。

《卫生部关于法定报告传染病疫情和突发公共卫生事件信息发布方案》对于突发公共卫生事件信息发布作出了具体的规定。卫生部公布全国突发公共卫生事件信息；各省、自治区、直辖市卫生行政部门公布本辖区的突发公共卫生事件信息；涉及不明原因的突发公共卫生事件信息，公布前需通报卫生部。信息发布采取定期发布和不定期发布两种方式：卫生部将以月报、季报、年报方式在《中华人民共和国卫生部公报》和卫生部网站的"疫情发布"专栏或专题栏目上公布一般突发公共卫生事件信息，必要时授权主要新闻媒体发布或召开新闻发布会通报有关情况，各省、自治区、直辖市卫生行政部门按照月报、季报、年报的要求及时发布突发公共卫生事件信息；遇有重大和特大突发公共卫生事件并启动应急处理预案后，卫生部和事发地省级卫生行政部门按照应急预案的规定，及时向社会公布有关情况及事故的预防、控制、治疗措施，或由新华社统一发布消息，必要时可举行新闻发布会等形式通报有关情况，或安排有关负责人接受记者采访，发布准确、权威信息，授权中央和省级主要新闻媒体发布消息，并及时在政府网站和政府公报上公布。

三、应急处理

（一）应急预案的启动与实施

《突发公共卫生事件应急条例》明确规定了突发公共卫生事件应急预案启动的程序。突发公共卫生事件发生后，卫生行政主管部门应当组织专家对突发公共卫生事件进行综合评估，根据突发公共卫生事件的类型和性质、事件的影响面及严重程度、目前已采取的紧急控制措施及控制效果、事件的发展趋势以及是否需启动应急处理机制对突发公共卫生事件进行控制等五个方面，提出是否启动突发公共卫生事件应急预案的建议。如需在全国范围内或者跨省、自治区、直辖市范围内启动全国突发公共卫生事件应急预案，应由国务院卫生行政主管部门报国务院批准后实施，省、自治区、直辖市需启动突发公共卫生事件应急预案，应由省、自治区、直辖市人民政府决定，并向国务院报告。

在突发公共卫生事件应急预案启动前，县级以上各级人民政府有关部门应当根据突发公共卫生事件的实际情况，积极采取必要的应急措施，做好应急处理准备。应急预案启动后，突发事件发生地的人民政府有关部门，应当根据突发公共卫生事件应急预案规定的职责要求，服从突发公共卫生事件应急处理指挥部的统一指挥，立即到达规定岗位，采取有关的控制措施。医疗卫生机构、监测机构和科学研究机构，应当服从突发公共卫生事件应急处理指挥部的统一指挥，相互配合、协作，集中力量开展相关的科学研究工作。

全国突发公共卫生事件应急处理指挥部对突发事件应急处理工作进行督察和指导，地方各级人民政府及其有关部门应当予以配合。省、自治区、直辖市突发公共卫生事件应急处理指挥部对本行政区域内突发事件应急处理工作进行督察和指导。

省级以上人民政府卫生行政主管部门或者其他有关部门指定的突发公共卫生事件应急处理专业技术机构，负责突发事件的技术调查、确证、处置、控制和评价工作。

国务院卫生行政主管部门或者其他有关部门指定的专业技术机构，有权进入突发事件现场进行调查、采样、技术分析和检验，对地方突发事件的应急处理工作进行技术指导，有关单位和个人应当予以配合；任何单位和个人不得以任何理由予以拒绝。

国务院卫生行政主管部门对新发现的突发传染病，根据危害程度、流行强度，依照《中华人民共和国传染病防治法》的规定及时宣布为法定传染病；宣布为甲类传染病的，由国务院决定，宣布为乙类、丙类传染病的，由国务院卫生行政主管部门决定并予以公布。对新发现的突发传染病、不明原因的群体性疾病、重大食物和职业中毒事件，国务院卫生行政主管部门应当尽快组织力量制定相关的技术标准、规范和控制措施。

（二）保障措施与防护措施

1. 保障措施 突发公共卫生事件发生后，国务院有关部门和县级以上地方人民政府及其有关部门，应当保证突发事件应急处理所需的医疗救护设备、救治药品、医疗器械等物资的生产、供应；铁路、交通、民用航空行政主管部门应当保证及时运送。根据突发公共卫生事件应急处理的需要，突发公共卫生事件应急处理指挥部有权紧急调集人员、储备的物资、交通工具以及相关设施、设备。

资金保障方面，法律规定，县级以上各级人民政府应当提供必要资金，保障因突发事件致病、致残的人员得到及时、有效的救治。具体办法由国务院财政部门、卫生行政主管部门和劳动保障行政主管部门制定。《国家突发公共卫生事件应急预案》明确要求，应保障突发公共卫生事件应急基础设施项目建设经费，按规定落实对突发公共卫生事件应急处理专业技术机构的财政补助政策和突发公共卫生事件应急处理经费。应根据需要对边远贫困地区突发公共卫生事件应急工作给予经费支持。国务院有关部门和地方各级人民政府应积极通过国际、国内等多渠道筹集资金，用于突发公共卫生事件应急处理工作。

2. 防护措施 突发公共卫生事件发生后，县级以上地方人民政府卫生行政主管部门应当对突发公共卫生事件现场等采取控制措施，宣传突发事件防治知识，及时对易受感染的人群和其他易受损害的人群采取应急接种、预防性投药、群体防护等措施。参加突发公共卫生事件应急处理的工作人员，应当按照突发公共卫生事件应急预案的规定，采取卫生防护措施，并在专业人员的指导下进行工作。

（三）组织实施与控制措施

1. 人员和疫区的控制 突发公共卫生事件发生后，突发公共卫生事件应急处理指挥部有权根据应急处理的需要，在必要时决定对人员进行疏散或者隔离，并可以依法对传染病疫区实行封锁。突发事件应急处理指挥部也可根据突发事件应急处理的需要，对食物和水源采取控制措施。

突发公共卫生事件发生地的县级以上地方人民政府应当对传染病暴发、流行区域内流动人口做好预防工作，落实有关卫生控制措施；对传染病病人和疑似传染病病人，应当采取就地隔离、就地观察、就地治疗的措施。对需要治疗者应当交由医疗卫生机构治疗。

在突发公共卫生事件中需要接受隔离治疗、医学观察措施的病人、疑似病人和传染病病人密切接触者，在卫生行政主管部门或者有关机构采取医学措施时应当予以配合，拒绝配合的，由公安机关依法协助强制执行。

2. 交通工具上传染病病人的处置　交通工具上发现根据国务院卫生行政主管部门的规定需要采取应急控制措施的传染病病人、疑似传染病病人，其负责人应当以最快的方式通知前方停靠点，并向交通工具的营运单位报告。交通工具的前方停靠点和营运单位应当立即向交通工具营运单位行政主管部门和县级以上地方人民政府卫生行政主管部门报告。卫生行政主管部门接到报告后，应当立即组织有关人员采取相应的医学处置措施。

交通工具上的传染病病人密切接触者，由交通工具停靠点的县级以上各级人民政府卫生行政主管部门或者铁路、交通、民用航空行政主管部门，根据各自的职责，依照传染病防治法律、行政法规的规定，采取控制措施。

突发公共卫生事件发生期间，各级人民政府可根据实际需要组织铁路、交通、民航、质检等部门在交通站点和出入境口岸设置临时交通卫生检疫站，对出入境、进出疫区和运行中的交通工具及其乘运人员和物资、宿主动物进行检疫查验，对病人、疑似病人及其密切接触者实施临时隔离、留验和向地方卫生行政部门指定的机构移交。涉及国境口岸和出入境的人员、交通工具、货物、集装箱、行李、邮包等需要采取传染病应急控制措施的，依照国境卫生检疫法律、行政法规的规定办理。

3. 医疗卫生机构的医疗救护和现场救援　医疗卫生机构应当对传染病做到早发现、早报告、早隔离、早治疗。医疗卫生机构应当对因突发事件致病的人员提供医疗救护和现场救援，对就诊病人必须接诊治疗，并书写详细、完整的病历记录；对需要转送的病人，应当按照规定将病人及其病历记录的复印件转送至接诊的或者指定的医疗机构。医疗卫生机构内应当采取卫生防护措施，防止交叉感染和污染。医疗卫生机构应当对传染病病人密切接触者采取医学观察措施，传染病病人密切接触者应当予以配合。医疗机构收治传染病病人、疑似传染病病人，应当依法报告所在地的疾病预防控制机构。接到报告的疾病预防控制机构应当立即对可能受到危害的人员进行调查，根据需要采取必要的控制措施。

4. 群防群治　传染病暴发、流行时，街道、乡镇以及居民委员会、村民委员会应当组织力量，团结协作，群防群治，协助卫生行政主管部门和其他有关部门、医疗卫生机构做好疫情信息的收集和报告、人员的分散隔离、公共卫生措施的落实工作，向居民、村民宣传传染病防治的相关知识。

第三节　法律责任

《突发公共卫生事件应急条例》规定了严格的责任追究制，强化了有关政府及其部门不履行法定职责应当承担的责任，进一步明确了相关医疗卫生机构以及相关单位和个人不按照规定履行应急处理义务应当承担的法律责任。

一、各级政府组织违反条例规定的法律责任

《突发公共卫生事件应急条例》规定，县级以上地方人民政府及其卫生行政主管部门未依照条例的规定履行报告职责，对突发事件隐瞒、缓报、谎报或者授意他人隐瞒、缓报、谎报的，对政府主要领导人及其卫生行政主管部门主要负责人，依法给予降级或者撤职的行政处分；造成传染病传播、流行或者对社会公众健康造成其他严重危害后果的，依法给予开除的行政处分；构成犯罪的，依法追究刑事责任。

国务院有关部门、县级以上地方人民政府及其有关部门未依照条例的规定，完成突发事件应急处理所需要的设施、设备、药品和医疗器械等物资的生产、供应、运输和储备的，对政府主要领导人和政府部门主要负责人依法给予降级或者撤职的行政处分；造成传染病传播、流行或者对社会公众健康造成其他严重危害后果的，依法给予开除的行政处分；构成犯罪的，依法追究刑事责任。

突发公共卫生事件发生后，县级以上地方人民政府及其有关部门对上级人民政府有关部门的调查不予配合，或者采取其他方式阻碍、干涉调查的，对政府主要领导人和政府部门主要负责人依法给予降级或者撤职的行政处分；构成犯罪的，依法追究刑事责任。

县级以上各级人民政府卫生行政主管部门和其他有关部门在突发公共卫生事件调查、控制、医疗救治工作中玩忽职守、失职、渎职的，由本级人民政府或者上级人民政府有关部门责令改正、通报批评、给予警告；对主要负责人、负有责任的主管人员和其他责任人员依法给予降级、撤职的行政处分；造成传染病传播、流行或者对社会公众健康造成其他严重危害后果的，依法给予开除的行政处分；构成犯罪的，依法追究刑事责任。

县级以上各级人民政府有关部门拒不履行应急处理职责的，由同级人民政府或者上级人民政府有关部门责令改正、通报批评、给予警告；对主要负责人、负有责任的主管人员和其他责任人员依法给予降级、撤职的行政处分；造成传染病传播、流行或者对社会公众健康造成其他严重危害后果的，依法给予开除的行政处分；构成犯罪的，依法追究刑事责任。

二、医疗卫生机构违反条例规定的法律责任

《突发公共卫生事件应急条例》明确规定：医疗卫生机构应当依照条例的规定履行突发公共卫生事件的报告职责，不能隐瞒、缓报或者谎报，应当依照条例的规定及时采取控制措施，应当依照条例的规定履行突发事件监测职责，积极接诊病人，并严格服从突发事件应急处理指挥部调度。医疗卫生机构未按条例规定履行职责的，由卫生行政主管部门责令改正、

通报批评、给予警告；情节严重的，吊销医疗机构执业许可证；对主要负责人、负有责任的主管人员和其他直接责任人员依法给予降级或者撤职的纪律处分；造成传染病传播、流行或者对社会公众健康造成其他严重危害后果，构成犯罪的，依法追究刑事责任。

三、有关单位和个人违反职责的法律责任

在突发公共卫生事件应急处理工作中，有关单位和个人未依照《突发公共卫生事件应急条例》的规定履行报告职责，隐瞒、缓报或者谎报，阻碍突发公共卫生事件应急处理工作人员执行职务，拒绝国务院卫生行政主管部门或者其他有关部门指定的专业技术机构进入突发公共卫生事件现场，或者不配合调查、采样、技术分析和检验的，对有关责任人员依法给予行政处分或者纪律处分；触犯《中华人民共和国治安管理处罚法》，构成违反治安管理行为的，由公安机关依法予以处罚；构成犯罪的，依法追究刑事责任。

四、扰乱社会和市场秩序的法律责任

突发公共卫生事件发生后，各级人民政府应组织有关部门保障商品供应，平抑物价，防止哄抢；严厉打击造谣传谣、哄抬物价、囤积居奇、制假售假等违法犯罪和扰乱社会治安的行为。

对于在突发公共卫生事件发生期间，故意编造与突发传染病疫情等灾害有关的虚假信息，或者明知是编造的虚假信息而故意传播，蛊惑人心，严重扰乱社会秩序的，将由公安机关依法给予处理；对于情节严重、构成犯罪的，依法追究其刑事责任。

在突发公共卫生事件发生期间，违反国家有关市场经营、价格管理等规定，哄抬物价、囤积居奇、牟取暴利、制假售假、扰乱市场秩序的，由工商行政管理部门依法给予行政处罚；对于违法所得数额较大或者具有其他严重情节，构成犯罪的，依法追究其刑事责任。

【思考题】
1. 什么是突发公共卫生事件？
2. 突发公共卫生事件处理的方针和原则有哪些？
3. 突发公共卫生事件处理的组织体系及职责是什么？
4. 突发公共卫生事件报告与信息发布有哪些具体的规定？
5. 突发公共卫生事件应急处理有哪些具体措施？

第七章
医疗事故处理法律制度

2002 年 4 月 4 日，国务院颁布《医疗事故处理条例》（以下简称《条例》），并于同年 9 月 1 日施行。随后，卫生部发布了《医疗事故技术鉴定暂行办法》、《医疗事故分级标准（试行）》、《病历书写基本规范（试行）》、《医疗事故争议中尸检机构及专业技术人员资格认定办法》、《医疗事故技术鉴定专家库学科专业组目录（试行）》、《医疗机构病历管理规定》和《重大医疗过失行为和医疗事故报告制度的规定》等配套规章，形成了我国医疗事故处理法律制度的基本框架。

第一节 概 述

一、医疗事故的概念和特征

（一）医疗事故的含义和构成要件

医疗事故是指医疗机构及其医务人员在医疗活动中，违反医疗卫生管理法律、行政法规、部门规章和诊疗护理规范、常规，过失造成患者人身损害的事故。

医疗事故必须具备以下构成要件：

1. 主体要件 即医疗事故的行为主体只能是医疗机构及其医务人员。所谓"医疗机构"，指依照《医疗机构管理条例》取得医疗机构执业许可证从事疾病预防、整顿、诊断、治疗的卫生机构；所谓"医务人员"，是指取得相应执业资格并经卫生行政部门许可在医疗机构执业的各级各类卫生技术人员，包括医疗防疫人员、药剂人员、护理人员以及其他技术人员。未经卫生行政部门批准，私自开业的非法行医人员，因非法行医造成患者人身损害的，不能作为医疗事故处理。

2. 时空要件 即医疗事故必须发生在医疗机构及其医务人员的医疗活动中。所谓医疗活动，是指医疗机构及其医务人员借助其医药学知识以及专业技术、仪器设备、药物等手段，为患者提供的紧急救治、检查、诊断、治疗、护理、保健、医疗美容以及为此服务的后勤和管理等维护患者生命健康所必需的活动的总和。

3. 行为违法性要件 即医疗机构及其医务人员的医疗活动违反了医疗卫生管理法律、行政法规、部门规章和诊疗护理规范、常规。若其行为不具有违法性，则不构成医疗事故。

4. 主观过错要件 即医疗机构及其医务人员对医疗事故的发生主观上具有过失。所谓过失，是指医务人员应当预见自己的医疗行为可能发生不良后果，因为疏忽大意而没有预见或者已经预见而轻信能够避免而未能避免的心理态度。

5. 损害结果要件 即医疗事故过失医疗行为造成了患者人身损害。所谓人身损害，是指医疗事故造成患者死亡、残疾、组织器官损伤导致功能障碍等不良后果。

6. 因果关系要件 即医疗机构及其医务人员的过失行为与患者人身损害后果之间存在因果关系。所谓因果关系，是指患者出现的损害后果是由医务人员的过失造成的，如果虽然存在过失行为但并没有给患者造成损害后果，或者虽然存在损害后果但医疗机构及其医务人员并无过失行为或与其过失行为无关，均不构成医疗事故。

作为医疗事故，以上六个方面的要件必须同时具备，缺少了其中任何一个要件，都不构成医疗事故。

（二）医疗事故的特征

1. 界定的法定性 即关于医疗事故的概念有法律的明文规定，虽然各方面的学者站在不同的角度有不同的学术解释和界定，但只有《条例》所界定的概念具有法律意义和地位。

2. 认定的权威性 医疗事故六个方面的构成要件极其复杂，一般人难以识别和认定，必须由专门的机构和人员，依据法定的标准才能作出认定，认定的结论才能作为处理医疗事故和进行赔偿的依据。

3. 解决的多样性 即医疗事故的解决有多种途径，包括协商、行政处理、诉讼等，另外现在有的地区还尝试仲裁解决、独立第三方调解等，诸多手段由当事人自主选择。

二、医疗事故的处理原则和分级

（一）医疗事故的处理原则

《条例》第三条规定：处理医疗事故，应当遵循公开、公平、公正、及时、便民的原则，坚持实事求是的科学态度，做到事实清楚、定性准确、责任明确、处理恰当。据此，确立了处理医疗事故应遵循的原则是：

1. 公开原则 即要求负责医疗事故争议处理的机构处理医疗事故争议活动公开进行，让医疗事故争议的当事人了解医疗事故争议处理的法律依据、事实依据、处理过程、处理结果。不过在执行公开原则时，应特别注意保守当事人的个人隐私。

2. 公平原则 即要求负责医疗事故争议处理的机构在处理医疗事故过程中，平等对待医疗事故争议的双方当事人，确保其具有平等的地位和统一的权利与义务，不得歧视任何一方当事人，同时也应做到，类似的事件要尽可能采用相同的方法处理。

3. 公正原则 即要求负责医疗事故争议处理的机构在处理医疗事故的过程中，要排除各种可能造成偏见的因素，正确适用法律依据和证据，保证处理结果的合理性、正当性。

4. 及时原则 即要求负责医疗事故争议处理的机构应按照规定的程序，在规定的时限内及时处理医疗事故争议，不得无故拖延。

5. 便民原则 即要求负责医疗事故争议处理的机构做到简化手续、减少环节、方便群众，在医疗事故争议处理过程中本着服务群众的目的出发，尽可能为医患双方当事人提供方便。

（二）医疗事故的分级

为了妥善解决医疗事故争议，切实维护患者的合法权益，促进医疗机构提高医疗质量和服务水平，并与其他法律相衔接，《条例》根据给患者人身造成的损害程度，将医疗事故分为四级：

一级医疗事故，是指造成患者死亡、重度残疾的医疗事故。

二级医疗事故，是指造成患者中度残疾、器官组织损伤导致严重功能障碍的医疗事故。

三级医疗事故，是指造成患者轻度残疾、器官组织损伤导致一般功能障碍的医疗事故。

四级医疗事故，是指造成患者明显人身损害的其他后果的医疗事故。

但这只是一种概括的划分，具体分级标准由国务院卫生行政部门制定。因医疗事故等级的划分是科学性、技术性很强的工作，同时又涉及当事人的相关权益，其划分的标准应当是由权威部门统一制定。因此，国务院授权国务院卫生行政部门依据《条例》的规定制定具体的分级标准。

（三）不属于医疗事故的情形

《条例》第三十三条规定：有下列情形之一的，不属于医疗事故：①在紧急情况下为抢救垂危患者生命而采取紧急医学措施造成不良后果的；②在医疗活动中由于患者病情异常或者患者体质特殊而发生医疗意外的；③在现有医学科学技术条件下，发生无法预料或者不能防范的不良后果的；④无过错输血感染造成不良后果的；⑤因患方原因延误诊疗导致不良后果的；⑥因不可抗力造成不良后果的。

据此，不属于医疗事故的情形主要包括：

1. 抢救行为　是指在患者生命垂危，医务人员在采取其他措施难以挽救其生命时，不得不冒一定的风险而采取的紧急救护措施，由此可能会带来的不良后果。

2. 医疗意外　是指在医疗活动中由于患者自身病情异常或体质特殊而引发的不良后果。

3. 后果不能预料和防范　是指由于医学研究中还存在许多未知因素，同时医疗行为本身也存在着局限性和风险性，虽有人身损害后果发生，但在现有医学科学技术条件下基本无法避免，诸如并发症、后遗症、医源性疾病和损伤等。

4. 无过错输血感染　即医疗机构及其医务人员在给病人提供血源时，按照临床用血的有关规定进行了查验和操作，但输血后病人仍出现了不良后果。

5. 患方延误诊疗　即在医疗活动中医务人员认真、详细地向患者阐述了他的病情、应采取的治疗措施、不采取措施的危害性等情况，患者仍拒绝治疗或不如实陈述病情、不遵医嘱、不配合治疗，以致延误治疗或抢救时机，造成不良后果。

6. 不可抗力　即"不能预见、不能避免并不能克服的客观情况"，包括自然原因如地震、台风、洪水、海啸和社会原因如战争等，因不可抗力的发生也会给患者造成不良后果。

上述 6 种情况，其共同特征在于都给患者造成了人身损害和不良后果，虽然表面上看极似医疗事故，但是由于这些情况均欠缺了一个或多个医疗事故的构成要件，而被排除在医疗事故之外。

第二节　医疗事故的预防与处置

一、医疗事故的预防

医疗事故应防患于未然,因此,医疗机构及其医务人员应把工作的重点放在预防医疗事故的发生上,为此医疗机构及其医务人员应做到:

1. 医疗机构及其医务人员在医疗活动中,必须严格遵守医疗卫生管理法律、行政法规、部门规章和诊疗护理规范、常规,恪守医疗服务职业道德。这是提高医疗质量、保障医疗安全、防范医疗事故的重要措施。

2. 医疗机构应当经常对其医务人员进行医疗卫生管理法律、行政法规、部门规章和诊疗护理规范、常规的培训和医疗服务职业道德教育。

3. 医疗机构应当设置医疗服务质量监控部门或者配备专(兼)职人员,具体负责监督本医疗机构的医务人员的医疗服务工作,检查医务人员执业情况,接受患者对医疗服务的投诉,预防医疗事故的发生。

4. 医疗机构应当制定防范、处理医疗事故的预案,预防医疗事故的发生,减轻医疗事故的损害。

二、医疗事故预防与处置中患方的权利

在医疗事故预防和处置过程中,患者拥有以下几方面权利:

（一）知情权

在医疗活动中,医疗机构及其医务人员应当将患者的病情、医疗措施、医疗风险等如实告知患者,及时解答其咨询,但应当避免对患者产生不利后果。

（二）病历资料及相关物品的复印、封存权

病历资料分客观性病历资料和主观性病历资料。患者有权复印或者复制自己的客观性病历资料,包括门诊病历、住院志、体温单、医嘱单、化验单（检验报告）、医学影像检查资料、特殊检查同意书、手术同意书、手术及麻醉记录单、病理资料、护理记录以及国务院卫生行政部门规定的其他病历资料。患者要求复印或者复制这部分病历资料的,医疗机构应当提供复印或者复制服务并在复印或者复制的病历资料上加盖证明印记。复印或者复制时,应当有患者在场。医疗机构应患者的要求,为其复印或者复制病历资料,可以按照规定收取工本费。具体收费标准由省、自治区、直辖市人民政府价格主管部门会同同级卫生行政部门规定。

对于主观性病历资料,包括死亡病例讨论记录、疑难病例讨论记录、上级医师查房记录、会诊意见、病程记录等应当在医患双方在场的情况下封存和启封。封存的病历资料可以是复印件。封存的病历资料由医疗机构保管,任何单位和个人都不得涂改、伪造、隐匿、销

毁或者抢夺病历资料。

疑似输液、输血、注射、药物等引起不良后果的，医患双方应当共同对现场实物进行封存和启封，封存的现场实物由医疗机构保管；需要检验的，应当由双方共同指定的、依法具有检验资格的检验机构进行检验；双方无法共同指定时，由卫生行政部门指定。疑似输血引起不良后果，需要对血液进行封存保留的，医疗机构应当通知提供该血液的采供血机构派人员到场。

（三）尸检同意权

患者死亡，医患双方当事人不能确定死因或者对死因有异议的，应当进行尸检。但进行尸检应当经死者近亲属同意并签字，由按照国家有关规定取得相应资格的机构和病理解剖专业技术人员进行。尸检必须在患者死亡后 48 小时内进行，但具备尸体冻存条件的可以延长至 7 日。医疗事故争议双方当事人可以请法医病理学人员参加尸检，也可以委派代表观察尸检过程。当然，如果拒绝或者拖延尸检，超过规定时间，影响对死因判定的，也要由拒绝或者拖延的一方承担责任。

三、医疗事故报告制度

（一）内部报告制度

1. 需要报告的情形 ①发生或者发现医疗事故；②可能引起医疗事故的医疗过失行为；③发生医疗事故争议。

2. 报告的程序 医务人员在医疗活动中有上述情形之一的，应当立即向所在科室负责人报告；科室负责人接到报告后，应当及时向本医疗机构负责医疗服务质量监控的部门或者专（兼）职人员报告；负责医疗服务质量监控的部门或者专（兼）职人员接到报告后，应当立即进行调查、核实，将有关情况如实向本医疗机构负责人报告，并向患者通报、解释。

（二）向卫生行政部门报告

发生医疗事故的医疗机构，应当按照规定向所在地卫生行政部门报告。发生下列重大医疗过失行为的，医疗机构应当在 12 小时内向所在地卫生行政部门报告：

1. 导致患者死亡或者可能为二级以上的医疗事故；
2. 导致 3 人以上人身损害后果；
3. 国务院卫生行政部门和省、自治区、直辖市人民政府卫生行政部门规定的其他情形。

（三）防止损害结果的扩大

发生或者发现医疗过失行为，医疗机构及其医务人员在按规定报告的同时应当立即采取有效措施，避免或者减轻对患者身体健康的损害，防止损害扩大。

第三节　医疗事故技术鉴定

一、鉴定组织

（一）组织鉴定的机构

《条例》规定：医疗事故技术鉴定由负责医疗事故技术鉴定工作的医学会组织鉴定。设区的市级地方医学会和省、自治区、直辖市直接管辖的县（市）地方医学会负责组织本地区内首次医疗事故技术鉴定工作；省、自治区、直辖市的地方医学会负责组织本行政区域内当事人因对首次技术鉴定不服而提起的再次鉴定工作；必要时，中华医学会可以组织疑难、复杂并在全国有重大影响的有争议的医疗事故的技术鉴定工作。

（二）鉴定专家库

负责组织医疗事故技术鉴定工作的医学会应当建立专家库，进行具体的医疗事故鉴定工作的人员应从专家库中选定。专家库的人员应当具备下列条件：

1. 医疗卫生技术人员　应有良好的业务素质和执业品德，受聘于医疗卫生机构或者医学教学、科研机构并担任相应专业高级技术职务3年以上。

2. 法医　应有良好的业务素质和执业品德，具备高级技术任职资格。

符合上述条件的人员有义务受聘进入专家库，由负责组织医疗事故技术鉴定工作的医学会聘请。医学会聘请这类人员进入专家库，可以不受行政区域的限制。

（三）专家鉴定组

当需要进行医疗事故技术鉴定时，由负责组织医疗事故技术鉴定工作的医学会组织专家鉴定组进行具体的医疗事故技术鉴定。鉴定组中相关专业的专家由医患双方在医学会主持下从专家库中随机抽取。在随机抽取时，应注意以下问题：

1. 所抽取的专家不限于医疗机构所在地的专家，在特殊情况下，医学会根据医疗事故技术鉴定工作的需要，可以组织医患双方在其他医学会建立的专家库中随机抽取相关专业的专家参加鉴定或者函件咨询；

2. 专家鉴定组的人数必须为3人以上单数；

3. 具体医疗事故技术鉴定中涉及的主要学科的专家一般不得少于鉴定组所有成员人数的1/2；

4. 涉及死因、伤残等级鉴定的，应当从专家库中随机抽取法医参加专家鉴定组。

（四）回避制度

专家鉴定组成员有下列情形之一的，应当回避，当事人也可以以口头或者书面的方式申请其回避：

1. 是医疗事故争议当事人或者当事人的近亲属的；

2. 与医疗事故争议有利害关系的；

3. 与医疗事故争议当事人有其他关系，可能影响公正鉴定的。

二、鉴定程序、方法及所需材料

（一）提起

医疗事故技术鉴定的提起有两种途径：一是卫生行政部门移交，即县级以上地方卫生行政部门接到医疗机构关于重大医疗过失行为的报告或者医疗事故争议当事人要求处理医疗事故争议的申请后，对需要进行医疗事故技术鉴定的，应当书面移交负责首次医疗事故技术鉴定工作的医学会组织鉴定；一是当事人委托，即医患双方协商解决医疗事故争议，需要进行医疗事故鉴定的，由双方当事人共同书面委托医疗机构所在地负责首次医疗事故技术鉴定工作的医学会组织鉴定。

（二）受理

负责组织医疗事故技术鉴定工作的医学会应对鉴定申请进行审核，作出是否受理的决定。

（三）双方当事人提交材料

负责组织医疗事故技术鉴定工作的医学会应当自受理医疗事故技术鉴定之日起5日内通知医疗事故争议双方当事人提交进行医疗事故技术鉴定所需的材料。当事人应当自收到医学会的通知之日起10日内提交有关医疗事故技术鉴定的材料、书面陈述及答辩。

医疗机构应提交的有关医疗事故技术鉴定的材料包括：

1. 住院患者的病程记录、死亡病例讨论记录、疑难病例讨论记录诊治意见、上级医师查房记录等病历资料原件；

2. 住院患者的住院志、体温单、医嘱单、化验单（检验报告）、医学影像检查资料、特殊检查同意书、手术同意书、手术及麻醉记录单、病理资料、护理记录等病历资料原件；

3. 抢救急危患者，在规定时间内补记的病历资料原件；

4. 封存保留的输液、注射用物品和血液、药物等实物，或者依法具有检验资格的检验机构对这些实物做出的检验报告；

5. 与医疗事故技术鉴定有关的其他材料，如在医疗机构建有病历档案的患者门诊、急诊病历资料。

患者应提供的材料主要包括没有在医疗机构建立病历档案的患者病历资料，以及与医疗事故技术鉴定有关的其他材料。

医患双方应当依照规定提交相关材料。医疗机构无正当理由未依照规定如实提供相关材料，导致医疗事故技术鉴定不能进行的，应当承担责任。

负责医疗事故技术鉴定工作的医学会认为必要时，可以向双方当事人调查取证。

（四）成立专家鉴定组

由医患双方在医学会主持下按照《条例》规定从专家库中随机抽取参加医疗事故技术

鉴定的相关专业的专家。

（五）听取陈述及答辩并进行核实

专家鉴定组应当认真审查双方当事人提交的材料，听取双方当事人的陈述及答辩并进行核实。双方当事人应当按照规定如实提交进行医疗事故技术鉴定所需要的材料，并积极配合调查。当事人任何一方不予配合，影响医疗事故技术鉴定的，由不予配合的一方承担责任。

专家鉴定组依照医疗卫生法律、行政法规、部门规章和诊疗护理规范、常规，运用医学科学原理和专业知识，独立进行医疗事故技术鉴定，对医疗事故进行鉴别和判定，为处理医疗事故争议提供医学证据。任何单位或者个人不得干扰医疗事故技术鉴定工作，不得威胁、利诱、辱骂、殴打专家鉴定组成员。

（六）合议

专家鉴定组进行鉴定，实行合议制。鉴定组在认真审查双方当事人提交的材料、听取双方陈述和答辩的基础上，综合分析患者的病情、个体差异，对医疗机构是否有过错、采取的医疗手段与损害是否有因果关系、具体的人身损害程度以及医疗事故的等级等进行合议，在认为事实清楚、证据确凿的基础上，做出鉴定结论，并制作医疗事故技术鉴定书。

三、鉴定结论及内容

医疗事故技术鉴定结论须经专家鉴定组过半数成员的通过，鉴定过程应如实记载。

医疗事故技术鉴定书应当包括下列主要内容：

1. 双方当事人的基本情况及要求；
2. 当事人提交的材料和负责组织医疗事故技术鉴定工作的医学会的调查材料；
3. 对鉴定过程的说明；
4. 医疗行为是否违反医疗卫生管理法律、行政法规、部门规章和诊疗护理规范、常规；
5. 医疗过失行为与人身损害后果之间是否存在因果关系；
6. 医疗过失行为在医疗事故损害后果中的责任程度；
7. 医疗事故等级；
8. 对医疗事故患者的医疗护理医学建议。

医疗事故技术鉴定书，应当在负责组织医疗事故技术鉴定工作的医学会接到当事人提交的有关医疗事故技术鉴定的材料、书面陈述及答辩之日起45日内做出。医疗事故技术鉴定书一经形成，是当事人协商委托的鉴定，应尽快送达当事人；是卫生行政部门要求鉴定的，应立即送达要求进行鉴定的卫生行政部门。

当事人在收到首次鉴定书后15天内有权对鉴定结论提出异议，并向医疗机构所在地的卫生行政部门提出再次鉴定的申请。对当事人的再次鉴定申请，卫生行政部门应当送交省、自治区、直辖市地方医学会进行再次鉴定，不得以任何理由推诿。

第四节　医疗事故的处理

一、医疗事故的行政处理

卫生行政部门接到医疗机构关于重大医疗过失行为的报告后，除责令医疗机构及时采取必要的医疗救治措施，防止损害后果扩大外，应当组织调查，判定是否属于医疗事故；对不能判定是否属于医疗事故的，应当依照《条例》的有关规定交由负责医疗事故技术鉴定工作的医学会组织鉴定。

发生医疗事故争议，当事人申请卫生行政部门处理的，应当提出书面申请，申请书应当载明申请人的基本情况、有关事实、具体请求及理由等。当事人向卫生行政部门提出医疗事故争议处理申请的时效为1年，从知道或应当知道其身体健康受到损害之日算起。

发生医疗事故争议，当事人申请卫生行政部门处理的，由医疗机构所在地的县级人民政府卫生行政部门受理。医疗机构所在地是直辖市的，由医疗机构所在地的区、县人民政府卫生行政部门受理。有下列情形之一的，县级人民政府卫生行政部门应当自接到医疗机构的报告或者当事人提出医疗事故争议处理申请之日起7日内移送上一级人民政府卫生行政部门处理：①患者死亡；②可能为二级以上的医疗事故；③国务院卫生行政部门和省、自治区、直辖市人民政府卫生行政部门规定的其他情形。

卫生行政部门应当自收到医疗事故争议处理申请之日起10日内进行审查，做出是否受理的决定。对符合《条例》规定，予以受理，需要进行医疗事故技术鉴定的，应当自做出受理决定之日起5日内将有关材料交由负责医疗事故技术鉴定工作的医学会组织鉴定并书面通知申请人；对不符合《条例》规定，不予受理的，应当书面通知申请人并说明理由。当事人对首次医疗事故技术鉴定结论有异议，申请再次鉴定的，卫生行政部门应当自收到申请之日起7日内交由省、自治区、直辖市地方医学会组织再次鉴定。

卫生行政部门应当依照《条例》和有关法律、行政法规、部门规章的规定，对发生医疗事故的医疗机构和医务人员做出行政处理。

当事人既向卫生行政部门提出医疗事故争议处理申请，又向人民法院提起诉讼的，卫生行政部门不予受理；卫生行政部门已经受理的，应当终止处理。

二、医疗事故的监督

卫生行政部门对医疗机构和医务人员负有监督管理的职责，在对医疗事故争议处理的过程中，卫生行政部门的监督主要体现在对医疗事故鉴定结论进行审核、对医疗机构报告的医疗事故进行审核并逐级报告等方面。

首先，卫生行政部门收到负责组织医疗事故技术鉴定工作的医学会出具的医疗事故技术鉴定书后，应当对参加鉴定的人员资格和专业类别、鉴定程序进行审核；必要时，可以组织调查，听取医疗事故争议双方当事人的意见。卫生行政部门经审核，对符合《条例》规定做出的医疗事故技术鉴定结论，应当作为对发生医疗事故的医疗机构和医务人员做出行政处理以及进行医疗事故赔偿调解的依据；经审核，发现医疗事故技术鉴定不符合《条例》规定的，应当要求重新鉴定。

不过，卫生行政部门对鉴定是否符合规定，只具有形式上的审查权，而不具备实体上的审查权，即只对专家组组成人员的构成是否符合规定、是否存在应回避而没有回避的现象、参加鉴定的人员是否具有《条例》所要求的资格以及其他程序上的问题进行审查，对鉴定结论是否正确科学等没有审查权。

其次，医疗事故争议由双方当事人自行协商解决的，医疗机构应当自协商解决之日起7日内向所在地卫生行政部门做出书面报告，并附具协议书；医疗事故争议经人民法院调解或者判决解决的，医疗机构应当自收到生效的调解书或者判决书之日起7日内向所在地卫生行政部门做出书面报告，并附具调解书或者判决书；县级以上地方人民政府卫生行政部门应当按照规定逐级将当地发生的医疗事故以及依法对发生医疗事故的医疗机构和医务人员做出行政处理的情况，上报国务院卫生行政部门。

三、法律责任

（一）卫生行政部门工作人员的法律责任

卫生行政部门的工作人员在处理医疗事故过程中违反《条例》的规定，利用职务上的便利收受他人财物或者其他利益，滥用职权，玩忽职守，或者发现违法行为不予查处，造成严重后果的，依照刑法关于受贿罪、滥用职权罪、玩忽职守罪或者其他有关罪的规定，依法追究刑事责任；尚不够刑事处罚的，依法给予降级或者撤职的行政处分。

（二）卫生行政部门的法律责任

卫生行政部门违反《条例》的规定，有下列情形之一的，由上级卫生行政部门给予警告并责令限期改正；情节严重的，对负有责任的主管人员和其他直接责任人员依法给予行政处分：

1. 接到医疗机构关于重大医疗过失行为的报告后，未及时组织调查的；
2. 接到医疗事故争议处理申请后，未在规定时间内审查或者移送上一级人民政府卫生行政部门处理的；
3. 未将应当进行医疗事故技术鉴定的重大医疗过失行为或者医疗事故争议移交医学会组织鉴定的；
4. 未按照规定逐级将当地发生的医疗事故以及依法对发生医疗事故的医疗机构和医务人员的处理情况上报的；
5. 未按照《条例》规定审核医疗事故技术鉴定书的。

（三）医疗机构及其医务人员的法律责任

医疗机构发生医疗事故的，由卫生行政部门根据医疗事故等级和情节，给予警告；情节严重的，责令限期整顿直至由原发证部门吊销执业许可证。

医疗机构违反《条例》的规定，有下列情形之一的，由卫生行政部门责令改正；情节严重的，对负有责任的主管人员和其他直接责任人员依法给予行政处分或者纪律处分：

1. 未如实告知患者病情、医疗措施和医疗风险的；
2. 没有正当理由，拒绝为患者提供复印或者复制病历资料的；
3. 未按照国务院卫生行政部门规定的要求书写和妥善保管病历资料服务的；
4. 未在规定时间内补记抢救工作病历内容的；
5. 未按照《条例》规定封存、保管和启封病历资料和实物的；
6. 未设置医疗服务质量监控部门或者配备专（兼）职人员的；
7. 未制定有关医疗事故防范和处理预案的；
8. 未在规定时间内向卫生行政部门报告重大医疗过失行为的；
9. 未按照《条例》的规定向卫生行政部门报告医疗事故的；
10. 未按照规定进行尸检和保存、处理尸体的。

对负有责任的医务人员依照刑法关于医疗事故罪的规定，依法追究刑事责任；尚不够刑事处罚的，依法给予行政处分或者纪律处分。对发生医疗事故的有关医务人员，除依照上述规定处罚外，卫生行政部门并可以责令暂停6个月以上1年以下执业活动；情节严重的，吊销其执业许可证。

（四）医疗事故技术鉴定人员的法律责任

参加医疗事故技术鉴定工作的人员违反《条例》的规定，接受申请鉴定双方或者一方当事人的财物或者其他利益，出具虚假医疗事故技术鉴定书，造成严重后果的，依照刑法关于受贿罪的规定，依法追究刑事责任；尚不够刑事处罚的，由原发证部门吊销其执业证书或者资格证书。

（五）有关机构的法律责任

医疗机构或者其他有关机构违反《条例》的规定，有下列情形之一的，由卫生行政部门责令改正，给予警告；对负有责任的主管人员和其他直接责任人员依法给予行政处分或者纪律处分；情节严重的，由原发证部门吊销其执业证书或者资格证书：

1. 承当尸检任务的机构没有正当理由，拒绝进行尸检的；
2. 涂改、伪造、隐匿、销毁病历资料的。

（六）扰乱医疗秩序和医疗事故技术鉴定工作的法律责任

以医疗事故为由，寻衅滋事、抢夺病历资料，扰乱医疗机构正常医疗秩序和医疗事故技术鉴定工作，依照刑法关于扰乱社会秩序罪的规定，依法追究刑事责任；尚不够刑事处罚的，依法给予治安管理处罚。

第五节　医疗事故的赔偿

一、医疗事故赔偿的原则

确定医疗事故具体赔偿数额的基本原则是贯穿于处理具体医疗事故赔偿问题过程中的基本原则。公平原则是我国民法的基本原则之一，医疗事故赔偿争议属于民事法律关系争议，因此，在处理医疗纠纷案件，确定医疗事故具体赔偿数额时，也应当兼顾医患双方的合法权益，充分体现公平原则。与此同时，医疗行为是一种专业性很强的复杂活动，人的生命活动以及医疗纠纷的发生也受多方面复杂因素的影响，在具体处理医疗事故赔偿案件的过程中，应在综合分析考虑各种相关和影响因素及其作用程度的基础上来确定责任的承担。但具体到每一个案，医疗事故的赔偿都有其具体情况和特殊之处，如果适用单一的赔偿标准和赔偿项目，则根本无法覆盖众多医疗事故赔偿争议的具体情况，更无法体现民法的公平原则。所以，只有确定医疗事故具体赔偿数额的基本原则，并以此作为处理医疗纠纷赔偿问题的准则，才真正具有可行性和操作性。

《条例》第四十九条规定：医疗事故赔偿，应当考虑下列因素，确定具体赔偿数额：①医疗事故等级；②医疗过失行为在医疗事故损害后果中的责任程度；③医疗事故损害后果与患者原有疾病状况之间的关系。不属于医疗事故的，医疗机构不承担责任。

由此，确立了在处理医疗事故赔偿争议中医疗事故具体赔偿数额的四项基本原则，即赔偿数额与事故等级相适应的原则、赔偿数额与责任程度相适应的原则、赔偿数额与医疗损害相适应的原则、非医疗事故不赔偿的原则。

（一）赔偿数额与具体医疗事故等级相适应的原则

医疗事故等级的划分是以医疗过失行为对患者人身造成的直接损害程度为基础，它体现了患者人身遭到损害的实际程度，是对患者人身致伤、致残及其轻重程度的客观评价。医疗事故具体赔偿数额与医疗事故等级相适应的规定，是我国民法在民事赔偿上实际赔偿原则在医疗事故民事赔偿问题中的具体运用和体现。

特别需要注意的是，医疗事故的等级不仅包括《条例》所划分的医疗事故的四个级别，还需要考虑该医疗事故属于哪一个级别的哪一个等级。不同级别的医疗事故其赔偿数额也不同，属于同一级别但分属不同等级的医疗事故其赔偿数额也不同。

（二）赔偿数额与医疗过失行为在医疗事故损害后果中的责任程度相适应原则

一个医疗事故损害后果的发生，往往是多种因素共同作用的结果，除了医务人员的过失行为外，还有医疗行为本身的风险性、患者自身疾病的发展、医学科学技术手段的局限性及环境等相关条件等多种因素，这些因素在造成损害后果时的作用也是各不相同的。因此，特别需要科学合理地确定医疗过失行为在医疗事故损害后果中所占的作用比例，即责任程度，由医疗行为主体承担相应比例的损害赔偿责任。

（三）赔偿数额和患者原有疾病状况与损害后果关系相适应原则

医疗事故的发生和医疗损害后果的形成具有相当复杂的因素，患者原有疾病状况与医疗事故损害后果之间的关系，是诸多因素中一个非常重要和突出的因素。在确定医疗事故赔偿的具体数额时，应客观地分析患者原有疾病状况与医疗事故损害后果之间的影响，免除医疗机构不应承担的赔偿份额。

考虑患者原有疾病状况的因素，主要应注意以下几个方面：①患者原有疾病在发生、发展过程中的必然趋势与医疗事故损害后果的关系；②患者原有疾病状况的发展对现存损害后果的直接作用程度及与过失行为之间的关系；③患者原有疾病状况的基础条件在静止状态下与其现有损害的关系，即如果患者原有疾病状况就相当于某级伤残，而医疗事故导致其伤残程度的进一步严重，在确定医疗机构应承担的具体赔偿数额时，就应当减去原有伤残损失的份额；④患者原有疾病状况的危险性及其与医疗机构实施医疗行为的必然联系，患者因医疗行为的获益结果与损失结果的关系。

（四）不属于医疗事故，医疗机构不承担赔偿责任的原则

医疗行为主体只对自己的过错行为直接造成的患者人身损害承担赔偿责任，对非医疗事故责任导致的患者在接受医疗服务过程中，与医疗措施有关的其他损害后果不承担责任。

二、医疗事故赔偿的范围

医疗事故赔偿，按照下列项目和标准计算：

1. 医疗费　按照医疗事故对患者造成的人身损害进行治疗所发生的医疗费用计算，凭据支付，但不包括原发病医疗费用。结案后确实需要继续治疗的，按照基本医疗费用支付。

2. 误工费　患者有固定收入的，按照本人因误工减少的固定收入计算，对收入高于医疗事故发生地上一年度职工年平均工资3倍以上的，按照3倍计算；无固定收入的，按照医疗事故发生地上一年度职工年平均工资计算。

3. 住院伙食补助费　按照医疗事故发生地国家机关一般工作人员的出差伙食补助标准计算。

4. 陪护费　患者住院期间需要专人陪护的，按照医疗事故发生地上一年度职工年平均工资计算。

5. 残疾生活补助费　根据伤残等级，按照医疗事故发生地居民年平均生活费计算，自定残之月起最长赔偿30年；但是，60周岁以上的，不超过15年；70周岁以上的，不超过5年。

6. 残疾用具费　因残疾需要配置补偿功能器具的，凭医疗机构证明，按照普及型器具的费用计算。

7. 丧葬费　按照医疗事故发生地规定的丧葬费补助标准计算。

8. 被扶养人生活费　以死者生前或者残疾者丧失劳动能力前实际扶养且没有劳动能力的人为限，按照其户籍所在地或者居所地居民最低生活保障标准计算。对不满16周岁的，抚养到16周岁。对年满16周岁但无劳动能力的，抚养20年；但是，60周岁以上的，不超

过 15 年；70 周岁以上的，不超过 5 年。

9. 交通费　按照患者实际必需的交通费用计算，凭据支付。

10. 住宿费　按照医疗事故发生地国家机关一般工作人员的出差住宿补助标准计算，凭据支付。

11. 精神损害抚慰金　按照医疗事故发生地居民年平均生活费计算。造成患者死亡的，赔偿年限最长不超过 6 年；造成患者残疾的，赔偿年限最长不超过 3 年。

参加医疗事故处理的患者近亲属所需交通费、误工费、住宿费，参照上述有关规定计算，计算费用的人数不超过 2 人。医疗事故造成患者死亡的，参加丧葬活动的患者的配偶和直系亲属所需交通费、误工费、住宿费，参照上述有关规定计算，计算费用的人数不超过 2 人。

医疗事故赔偿费用实行一次性结算，由承担医疗事故责任的医疗机构支付。

【思考题】

1. 什么是医疗事故？医疗事故的构成要件有哪些？

2. 《医疗事故处理条例》规定哪些情形不属于医疗事故？

3. 患者在医疗事故预防与处置中有哪些权利？

4. 医疗事故技术鉴定的组织和程序是什么？

5. 医疗事故的行政处理和监督包括哪些内容？

6. 医疗事故赔偿的原则是什么？医疗事故赔偿包括哪些项目？

第八章 中医药法律制度

第一节 概 述

一、中医药的概念

中医药，是指在中国古代哲学的影响和指导下，在长期的医疗实践中逐步形成的独特的医药理论体系及以自然药物为主的诊疗实践。

这里所说的中医药泛指中华民族传统医药，包括中医药和民族医药。中医药是中华民族在与疾病长期斗争的过程中积累的宝贵财富，其有效的实践和丰富的知识中蕴含着深厚的科学内涵，是中华民族优秀文化的重要组成部分，为中华民族的繁衍昌盛和人类健康作出了不可磨灭的贡献。

二、中医药立法

中医药是中华民族的宝贵财富，其传承和发展应受到国家法律的保护。中医药管理的法律制度应当按照中医药的特点和活动规律以及我国卫生事业的实际来制定和完善，以促进中医药事业的健康发展。

在世界传统医学中，唯有中医药学有着完整的理论体系和丰富的实践经验总结，并产生越来越广泛的国际影响。在美国，针灸以州法律的形式被列为医疗手段，中医药总体上已逐渐为美国卫生行政部门所接受，并被批准为公众合法的医疗保健手段。2000年5月3日，澳大利亚维多利亚州通过了《中医注册法案》，这是世界上第一部中医注册法案。2000年，新加坡国会通过了《中医师法案》，从而确立了中医药在新加坡的法律地位。2007年美国食品药品监督管理局发布了一份指导性文件《补充和替代医学产品及FDA管理指南（初稿）》，首次认同中医学为独立学科体系，认为"中医药学和西方主流医学一样，是一门有着完整理论和实践体系的独立科学体系，而不仅仅是对西方主流医学的补充"。

新中国成立以来，党和政府一直非常重视中医药事业，制定了一系列方针政策，促使中医药事业不断发展。党的十一届三中全会后中医药立法工作受到高度重视。我国宪法明确规定，发展现代医药和我国传统医药，这是制定传统医药法律规范的根本法律依据。1997年《中共中央、国务院关于卫生改革与发展的决定》充分肯定了传统医药的重要地位和作用，进一步明确了中西医并重的方针，把传统医药确定为卫生事业发展的重点领域，为传统医药事业的快速健康发展指明了方向。为加强中医药法制建设，卫生部、国家中医药管理局相继颁布了一系列中医药管理法律规范和政策文件，涉及中医药的地位、作用和发展方向，中医医疗机构管理，中药生产经营管理，中医药队伍建设，科研管理以及发展民族医药等方面的内容。国家中医药管理局先后制定了《中医事业"八五"计划及十年规划设想》、《中医事业"九五"计划及2010年规划设想》。2002年10月，科技部、卫生部等部委联合发布了《中药现代化发展纲要（2002－2010年)》。2003年11月，国家中医药管理局发布了《关于进一步加强中西医结合工作的指导意见》。2003年4月7日，国务院颁布了《中华人民共和国中医药条例》（以下简称《中医药条例》)，并于2003年10月1日起施行。这是新中国成立以来，第一部对中医药进行规范的行政法规。2007年1月11日，科技部、卫生部、国家中医药管理局、国家食品药品监督管理局、国家自然科学基金委员会等16个部门联合制定了《中医药创新发展规划纲要（2006－2020年)》。2007年12月25日，卫生部、国家中医药管理局等十一个部委联合发布了《关于切实加强民族医药事业发展的指导意见》。

我国制定的一系列关于中医药管理的各项法律文件和政策文件，使我国的卫生工作更好地继承和发展了中医药，保障和促进了中医药事业的发展，中医药在保护人体健康方面发挥了极大的作用。

三、中医药立法的目的和适用范围

加强中医药法制建设，是中医药事业发展的需要，也是中医药规范化、标准化、现代化的保证和中医药走向世界的必要条件。《中医药条例》第一条规定："为了继承和发展中医药学，保障和促进中医药事业的发展，保护人体健康，制定本条例。"

凡在中华人民共和国境内从事中医医疗、预防、保健、康复服务和中医药教育、科研、对外交流以及中医药事业管理活动的单位或者个人，都应当遵守《中医药条例》。

中药的研制、生产、经营、使用和监督管理依照《中华人民共和国药品管理法》执行。

四、中医药发展的指导思想和原则

（一）指导思想

坚持以人为本、为人类健康服务的根本宗旨，按照"自主创新，重点跨越，支撑发展，引领未来"的新时期科技工作方针，在继承发扬中医药优势、特色的基础上，充分利用现代科学技术，努力证实、阐明中医药的科学内涵，通过技术创新提高中医医疗服务能力和中药产业技术水平，通过知识创新丰富和完善中医药理论体系和医疗保健模式，加快中医药现代化和国际化进程，全面提高我国的医疗保健和重大疾病防治水平，不断满足广大民众的社会需求，确立我国在传统医药领域的优势地位，提高中医药的国际化能力和国际市场份额，为人类健康作出更大贡献。

（二）基本原则

《中医药条例》规定，国家保护、扶持、发展中医药事业，实行中西医并重的方针，鼓励中西医相互学习，相互补充，共同提高，推动中医、西医两种医学体系的有机结合，全面发展我国中医药事业。《中医药创新发展规划纲要（2006－2020年）》进一步提出坚持"继承与创新并重，中医中药协调发展，现代化与国际化相互促进，多学科结合"的基本原则，推动中医药传承与创新发展。

第二节　中医医疗机构与从业人员

一、中医医疗机构管理

（一）中医医疗机构的设置

《中医药条例》规定，开办中医医疗机构，应当符合国务院卫生行政部门制定的中医医疗机构设置标准和当地区域卫生规划，并按照《中医药条例》的规定办理审批手续，取得医疗机构执业许可证后，方可从事中医医疗活动。

（二）中医医疗机构的主管部门

中医医疗机构由中医药管理部门负责监督管理。《中医药条例》规定，国务院中医药管理部门负责全国中医药管理工作。国务院有关部门在各自的职责范围内负责与中医药的有关工作。县级以上地方人民政府负责中医药管理的部门负责本行政区域内的中医药管理工作。县级以上地方人民政府有关部门在各自的职责范围内负责与中医药有关的工作。

（三）中医医院的管理

中医医院是以医疗工作为中心，结合医疗进行教学和科学研究，继承和发扬中医药学，培养中医药人才的基地。《中医药条例》、《全国中医医院工作条例（试行）》、《中医医疗机构管理办法（试行）》、《中医病症诊断疗效标准》、《全国示范中医医院建设验收标准》等法规对中医医院的管理作了明确的规定。

1. 医疗业务突出中医特色　中医医院要办成以中医中药为主，体现中医特点的医疗单位。医疗工作必须以四诊八纲、理法方药、辨证论治为指导，在诊断、治疗、急救、护理、营养、病房管理等一系列问题上，都必须本着"能中不西、先中后西、中西结合"的原则，充分发挥中医特长；同时积极利用先进的科学技术和现代化手段，促进中医事业的发展。《中医药条例》规定，中医医疗机构从事医疗服务活动，应当充分发挥中医药特色和优势，遵循中医药自身发展规律，运用传统理论和方法，结合现代科学技术手段，发挥中医药在防治疾病、保健、康复中的作用，为群众提供价格合理、质量优良的中医药服务。

《中医药创新发展规划纲要（2006－2020年）》提出，完善中医疾病防治、养生保健和诊疗技术体系。充分发挥中医药预防、治疗、康复和养生保健的作用；提高具有中医特色的诊疗技术水平和规范化程度；提高重大疾病防治、突发公共卫生事件应对能力和技术水平，提高农村和社区医疗服务水平及普及程度，提高中医医疗服务对国家医疗服务体系的贡献率。

2. 科室设置和编制　中医医院的业务科室和病床分配比例，可根据中医专科特色和各自的规模、任务、特色及技术发展状况确定。根据《全国中医医院组织机构及人员编制标准（试行）》的规定，中医医院人员编制按病床与工作人员 1:1.3～1:1.7 计算。病床数与门诊量的比例按 1:3 计算，每增减 100 门诊人次，可增减 6～8 人，或比同级西医综合医院的编制高 15%～18%。医生和药剂人员要高于西医综合医院的比例，护理人员可低于综合医院的比例。在医生和药剂人员中，中医、中药人员要占绝对多数。

3. 教学科研立足于临床实际　从实际出发，重视职工在职教育和进修培训，积极承担临床教学任务，加强中医文献资料整理、名老中医经验总结和临床科研工作，大力开展技术引进和学术交流活动，提高学术水平，增强中医药人员的技术素质。

4. 加强药剂管理　根据《中药调剂室工作制度（试行）》和《中药库管理制度（试行）》的规定，要求做到：①中药加工炮制、贮藏保管、调剂煎熬配方必须遵守操作规程和规章制度，保证药品质量；②在坚持使用中药为主的前提下，应以饮片为主、中成药为辅；③重治轻补，严格中成药购销；④创造条件，开展重要剂型改革。根据《药品管理法》，医疗机构配制的制剂，应当是本单位临床需要而市场尚没有供应的品种，并须经所在地省、自治区、直辖市人民政府的药品监督管理部门批准后方可配制。配制的制剂必须按照规定进行质量检验；合格的，凭医师处方在本医疗机构使用。特殊情况下，经国务院或者省、自治区、直辖市人民政府的药品监督管理部门批准，医疗机构配制的制剂可以在指定的医疗机构之间调剂使用。医疗机构配制的制剂，不得在市场销售。

2007 年 3 月 12 日，国家中医药管理局和卫生部联合颁布了《医院中药饮片管理规范》，对各级各类医院中药饮片的采购、验收、保管、调剂、临方炮制、煎煮等管理作出了规定。

5. 管理工作要体现中医特点　在保障措施方面，根据《中医药条例》的规定，县级以上地方人民政府应当根据中医药事业发展的需要以及本地区国民经济和社会发展状况，逐步增加对中医药事业的投入，扶持中医药事业发展。《中医药条例》规定，非营利性中医医疗机构，依照国家有关规定享受财政补贴、税收减免等优惠政策。

在考核监督方面，《中医药条例》规定，与中医药有关的评审或者鉴定活动，应当体现中医药特色，遵循中医药自身的发展规律。中医药专业技术任职资格的评审，中医医疗、教育、科研教育机构的评审评估，中医药科研课题的立项和成果鉴定，应当成立专门的中医药评审、鉴定组织或者由中医药专家参加评审、鉴定。

（四）中医专科管理

综合医院的中医专科和专科医院的中医科是中医医疗体系中的一个重要的组成部分，也是继承与发扬中医药学不可忽视的力量。卫生部《关于加强综合医院、专科医院中医专科工作的意见》及《关于加强中医专科建设的通知》中指出，中医科的地位和作用，在医院内与其他各科同样重要。中医科在诊断、治疗、护理、病历书写、病房管理等各个环节，要保持和发扬中医特色。中医病床一般应占医院病床总数的 5%～10%。

（五）中医坐堂医诊所管理

为了加强对中医坐堂医诊所的管理，保障公民享有安全、有效、便捷的中医药服务，2007 年 9 月 26 日，卫生部、国家中医药管理局颁布了《中医坐堂医诊所管理办法》（仅供试点工作使用），适用于药品零售企业申请设置的中医坐堂医诊所。《中医坐堂医诊所管理办法》对于充分发挥中医坐堂医的作用，构建符合中医药特点的中医药服务体系，更好地满足群众对中医药服务的需要具有现实意义。

1. 申办条件与要求　申请设置中医坐堂医诊所的药品零售企业，必须同时具备以下几个条件：①具有药品经营质量管理规范认证证书、药品经营许可证和营业执照；②有独立的中药饮片营业区，饮片区面积不得少于 50 平方米；③中药饮片质量可靠，品种齐全，数量不得少于 400 种。

2. 机构设置与执业登记　设置中医坐堂医诊所，须按照医疗机构设置规划，由县级卫生、中医药行政管理部门根据《医疗机构管理条例》、《医疗机构管理条例实施细则》和《中医坐堂医诊所管理办法》及《中医坐堂医诊所基本标准》的有关规定进行设置审批和执业登记。

中医坐堂医诊所配备的医师必须取得中医执业医师资格后从事 5 年以上临床工作。"中医坐堂医诊所"可以作为中医执业医师的第二执业地点进行注册。中医执业医师未经在中医坐堂医诊所注册的，不得在该中医坐堂医诊所执业。

3. 执业规则与业务管理　中医坐堂医诊所执业，必须严格遵守国家有关法律、法规、规章和技术规范，加强对医务人员的教育，预防医疗事故，确保服务质量和医疗安全。在中医坐堂医诊所只允许提供中药饮片处方服务，不得随意改变或扩大执业范围。同一时间坐诊的中医执业医师不超过 2 人。

（六）中医院制剂室现代化建设

中医院制剂室的现代化建设是中医院现代化建设的一个重要内容，它关系到中医特色能否发挥，是中医院现代化程度的一个重要标志。中药制剂的数量、品种、剂型、疗效以及给药途径都要通过制剂室的现代化建设而建立一整套规范的标准。建设符合《医疗机构制剂质量管理规范》（GPP）的现代化制剂室，不仅能够促进中医院科研的发展，为中医院带来明显的经济效益和社会效益，而且可以在很大程度上推进中医院的现代化进程，使院内制剂的工艺流程固定、剂型固定、标准固定，为新药研发打下基础；同时又可以解决中药制剂与国际接轨的问题。

（七）中医医疗机构仪器设备管理

仪器设备是发展中医药事业的物质基础和技术条件，提高仪器设备的管理水平，充分发挥其社会效益和经济效益，有利于推动中医药事业的发展和振兴。《全国中医医院医疗设备标准（试行）》、《中医机构仪器设备管理暂行办法》等规定：为加强仪器设备的宏观管理，中医机构应成立由领导、专家和管理人员组成的管理委员会，对本单位大型精密贵重仪器设备工作进行业务指导。

中医医疗机构的一般医疗设备仪器，原则上不低于同级西医机构仪器的标准。遵照"充分论证、统筹安排、重点装备、综合平衡"的原则，根据中医医疗机构的任务、规模、技术力量、专业特长和财力，首先装备常规需要的基本设备，然后在考虑高、精、尖设备时做到有计划、有步骤更新。实行统一领导，归口管理，分级负责；建立管理档案，保证设备完好运转；对大型精密仪器的使用，按照专管专用的原则，充分发挥仪器设备的社会效益和经济效益；逐步完善管理制度，提高使用率。

（八）中医医疗广告管理

《中医药条例》规定，发布中医医疗广告，医疗机构应当按照规定向所在省、自治区、直辖市人民政府负责中医药管理的部门申请并报送有关材料，经批准取得中医医疗广告批准文号。未取得中医医疗广告批准文号的，不得发布中医医疗广告。

（九）气功医疗管理

气功医疗，是指对他人传授或运用气功疗法直接治疗疾病，构成医疗行为的一种活动。气功医疗是几千年来我国人民在与大自然和疾病斗争过程中，运用意识作用，对自己心身进行锻炼及自我调节的一种经验总结，是一种独特、有效的祛病健身方法。气功医疗在我国源远流长，典籍浩繁，是我国民族文化中的一朵奇葩，也是中医学理论体系中的重要组成部分。为了促进气功医疗事业的顺利发展，1989 年 10 月 19 日，国家中医药管理局制定了《关于加强气功医疗管理的若干规定（试行）》；1996 年 8 月 5 日，中共中央宣传部、国家体委、卫生部、民政部、公安部、国家中医药管理局、国家工商行政管理局联合发布了《关于加强社会气功管理的通知》。为了加强医疗气功管理，保护人民健康，根据《中华人民共和国执业医师法》和《医疗机构管理条例》，2000 年卫生部发布了《医疗气功管理暂行规定》。根据该规定，开展气功医疗活动必须在医疗机构内进行；医疗机构申请开展医疗气功活动，应向其登记执业的卫生行政部门或中医药行政管理机构提出申请，经审核合格批准后方可开展医疗气功活动。从事医疗气功活动的人员，应具有中医执业医师或中医执业助理医师资格、取得医师执业证书并经医疗气功知识与技能考试取得医疗气功技能合格证书。医疗机构和医疗气功人员，不得借医疗气功之名，损害公民身心健康、宣扬迷信、骗人敛财，严禁使用、制造经营或散发宣称具有医疗气功效力的物品。

二、中医从业人员管理

（一）中医从业人员的资格

卫生部、国家中医药管理局相继颁布了若干行政规章和管理规范，特别是《中华人民共和国执业医师法》颁布后，执业中医师资格考试及其注册，执业中医师权利和义务的明确，使中医执业人员的管理走上了正规化、法制化的轨道。《中医药条例》规定，中医从业人员，应当依照有关卫生管理的法律、行政法规、部门规章的规定通过资格考试，并经注册取得执业证书后，方可从事中医服务活动。以师承方式学习中医学的人员以及确有专长的人员应当按照国务院行政部门的规定，通过执业医师或者执业助理医师资格考核考试，并经注册取得医师执业证书后，方可从事中医医疗活动。2006 年 12 月卫生部发布了《传统医学师承和确有专长人员医师资格考核考试办法》，该办法对以师承方式学习传统医学或者经多年传统医学临床实践医术确有专长、不具备医学专业学历的人员，申请参加医师资格考试的资格评价和认定作出了具体的规范。

（二）中医从业人员的管理

对中医从业人员要建立技术档案，定期进行考核，保证合理使用，对有名望的技术骨干不要过多安排非业务活动。中医医院的人事部门，要根据中医医院的特点，建立健全以岗位责任制为中心的各项规章制度，明确各类人员职责，通过完善技术职称的审聘制度来调动中医技术人员的工作积极性。

《中医药条例》规定，中医从业人员应当遵守相应的中医诊断治疗原则、医疗技术标准和技术操作规范。全科医师和乡村医生应当具备中医药基本知识以及运用中医诊疗知识、技术，处理常见病和多发病的基本技能。

（三）中医从业人员的处罚

根据《中医药条例》的规定，未按照规定通过执业医师或者执业助理医师资格考试取得执业许可，从事医疗活动的，依照《中华人民共和国执业医师法》的有关规定给予处罚。

第三节 中西医结合

一、中西医结合的概念

中西医结合是从我国卫生事业的具体情况出发，根据人民群众防病治病的需要，由学贯中西医的医务人员，取中西两医二法之长，以达到更好的防病治病效果的一种与中医、西医并立的医疗技术方案，并经多年实践逐步成为我国医学体系中的一个新的学科。它是中医药学和现代医学结合的必然结果，是我国医疗卫生事业的一个独创，为发展中国新医药学开辟了一条新途径，中西医结合未来的临床发展空间很大，也需要更多的理论创新。

二、中西医结合的管理

为了使中西医结合工作沿着健康的方向发展，卫生部、国家中医药管理局先后发布了《关于组织西医离职学习中医班总结报告》、《关于中西医结合医院工作的暂行规定》以及中医、西医结合事业发展规划等。《中医药条例》明确指出，国家保护、扶持、发展中医药事业，实行中西医并重的方针，鼓励中西医相互学习、相互补充、共同提高，推动中医、西医两种医学体系的有机结合，全面发展我国中医药事业。

（一）中西医结合医院及科研机构建设

各省、自治区、直辖市选择 1~2 所中西医结合工作开展基础好的综合医院，作为中西医结合基地，集中一批热心中西医结合的"西学中"骨干，配备高水平中、西医专家，开展中西医结合医疗和科研工作；有条件的综合医院或专科医院要建立中西医结合科室或者研究室（所）。

（二）坚持西医学习中医

按照"系统学习，全面掌握，整顿提高"的原则，因地制宜，采取多种形式，开展西医学习中医活动。在医学院校中摆正中西医结合在医学教育中的位置，西医院校应安排一定的时间进行中医药学的课程的讲授与实习。各高等中医药院校和有条件的研究单位要举办西医离职学习中医班或研究班；抓好中西医结合研究生的培养工作。合理使用中西医结合人员，做到合理安排，妥善使用。

（三）大力开展中西药结合工作

遵循和运用现代科学技术先进方法，研究推广使用中草药，筛选验证秘、单、验方，合理保护开发利用药材资源，加速进行剂型改革，创制高效、安全、可靠的新型药物。中西药的结合，从药性、药理到剂型的中西渗透，将产生大量有益于人类健康的新型药品，并有力地促进传统医药走向世界的步伐，最终造福于全人类。

第四节　中医药教育与科研

一、中医药教育、科研机构的建立

《中医药条例》规定：国家采取措施发展中医药教育事业。各类中医药教育机构应当加强中医药基础理论教学，重视中医药基础理论和中医药临床实践相结合，推进素质教育。根据社会需求和中医药事业发展的需要，逐步形成规模适度、专业结构合理的中医药教育体系。目前我国不仅有以高、中等中医药院校教育为主的普通专业教育，还开展了师承教育、住院医师规范化培养、各种类型中医药专门人才培养等多种形式的继续教育、岗位培训以及技能培养为主的中医药职业教育。2009年4月颁行的《国务院关于扶持和促进中医药事业发展的若干意见》指出，应根据经济社会的发展和中医药事业的需要，规划发展中医药院校教育。调整中医药高等教育结构和规模，坚持以中医药专业为主体，按照中医药人才成长规律施教，强化中医药基础理论教学和基本实践技能培养。选择部分高等中医药院校进行中医临床类本科生招生与培养改革试点。加强中医药职业教育，加快技能型人才培养。国家支持建设一批中医药重点学科、专业和课程，重点建设一批中医临床教学基地。

中医药科研管理体制改革应打破地区、行业界限，形成以市场和社会需求为导向、多学科参与中医药科学研究的新局面。我国现有独立的中医药科研机构89所，专门从事中医药研究的科技人员达数万人。《中医药条例》规定：国家发展中医药科学技术，将其纳入科学技术发展规划，加强中医药科研机构建设。县级以上地方人民政府应当充分利用中医药资源，重视中医药科学研究和技术开发，采取措施开发、推广、应用中医药技术成果，促进中医药科学技术发展。中医药科学研究应当建立符合中医药特点的科技创新体系、评价体系和管理体制，改革和创新项目组织管理模式，整合中医药科技资源。推进中医药科研基地特别是国家和省级中医临床研究基地建设。支持中医药科技创新，开展中医药基础理论、诊疗技术、疗效评价等系统研究，推动中药新药和中医诊疗仪器、设备的研制开发，加强重大疾病的联合攻关和常见病、多发病、慢性病的中医药防治研究。推行中医药科研课题立项、科技成果评审同行评议制度。

二、中医药专家学术经验和技术专长的继承

国家鼓励开展中医药专家学术经验和技术专长继承工作，培养高层次的中医临床人才和中药技术人才。《中医药条例》规定，承担中医药专家学术经验和技术专长继承工作的指导老师应当具备下列条件：①具有较高学术水平和丰富的实践经验、技术专长及良好的职业道德；②从事中医药专业工作30年以上并担任高级专业技术职务10年以上。中医药专家学术经验和技术专长继承工作的继承人应当具备下列条件：①具有大学本科以上学历和良好的职业道德；②受聘于医疗卫生机构或者医学教育、科研机构从事中医药工作，并担任中级以上专业技术职务。

国家要求开展中医药古籍普查登记，建立综合信息数据库和珍贵古籍名录，加强整理、出版、研究和利用。整理历代医家医案，研究其学术思想、技术方法和诊疗经验，总结中医药学重大学术创新规律。依托现有中医药机构设立一批当代名老中医药专家学术研究室，系统研究其学术思想、临证经验和技术专长。整理研究传统中药制药技术和经验，形成技术规范。挖掘整理民间医药知识和技术，加以总结和利用。

三、中医药对外合作交流管理

《中医药条例》第二十四条规定："国家支持中医药的对外交流与合作，推进中医药的国际传播。"

中医药国际化目标是要使中医药理论和实践得到国际社会的公认，使中医药服务和产品逐步进入国际医药和保健的主流市场，中医独特的医疗保健康复模式及其价值逐渐被国际社会所理解和接受。因此，国家支持、鼓励参与相关国际组织开展的传统医药活动，进一步开展与外国政府间的中医药交流合作，扶持有条件的中医药企业、医疗机构、科研院所和高等院校开展对外交流合作。完善相关政策，积极拓展中医药服务贸易。在我国对外援助、政府合作项目中增加中医药项目。加强中医药知识和文化对外宣传，促进国际传播。

《中医药条例》规定："重大中医药科研成果的推广、转让、对外交流，中外合作研究中医药技术，应当经省级以上人民政府负责中医药管理的部门批准，防止重大中医药资源流失。""属于国家科学技术秘密的中医药科研成果，确需转让、对外交流的，应当符合有关保守国家秘密的法律、行政法规和部门规章的规定。"

第五节　中医药发展的保障措施

一、具体保障措施的规定

1. 国家支持、鼓励各种方式发展中医药事业　随着经济全球化、科技进步和现代医学的快速发展，我国中医药发展环境发生了深刻变化，面临许多新情况、新问题：中医药特色

优势逐渐淡化，服务领域趋于萎缩；老中医药专家很多学术思想和经验得不到传承，一些特色诊疗技术、方法濒临失传，中医药理论和技术方法创新不足；中医中药发展不协调，野生中药资源破坏严重；中医药发展基础条件差，人才匮乏。各地区、各有关部门要充分认识扶持和促进中医药事业发展的重要性和紧迫性，采取有效措施，全面加强中医药工作，开创中医药事业持续健康发展新局面。遵循中医药发展规律，保持和发扬中医药特色优势，推动继承与创新，丰富和发展中医药理论与实践，促进中医中药协调发展，为提高全民健康水平服务。支持、鼓励发展中医药事业，应坚持中西医并重，把中医药与西医药摆在同等重要的位置；坚持继承与创新的辩证统一，既要保持特色优势又要积极利用现代科技；坚持中医与西医相互取长补短、发挥各自优势，促进中西医结合；坚持统筹兼顾，推进中医药医疗、保健、科研、教育、产业、文化全面发展；坚持发挥政府扶持作用，动员各方面力量共同促进中医药事业发展。

2. 加强对中医药文献的整理、研究与保护工作 对中医药理论进行系统整理和现代诠释，研究挖掘中医药科学文献和古典医籍，构建中医药知识库，是系统继承中医药的宝贵知识和经验的重要内容，是中医药发展创新的源泉和基础。《中医药条例》第二十八条规定：县级以上各级人民政府应当采取措施加强对中医药文献的收集、整理、研究和保护工作；有关单位和中医医疗机构应当加强重要中医药文献资料的管理、保护和利用。捐献对中医药科学技术发展有重大意义的中医诊疗方法和中医药文献、秘方、验方的，参照《国家科学技术奖励条例》的规定给予奖励。

3. 加强中医药法制建设和知识产权保护 积极推进中医药立法进程，完善法律法规。加强中医药知识产权保护和利用，完善中医药专利审查标准和中药品种保护制度，研究制订中医药传统知识保护名录，逐步建立中医药传统知识专门保护制度。加强中药道地药材原产地保护工作，将道地药材优势转化为知识产权优势。

此外，各级政府加强对中医药工作的组织领导，加大对中医药事业的投入，国家医疗保障政策和基本药物政策鼓励中医药服务的提供和使用，加强中医药行业的管理等都是中医药发展的具体保障措施。

二、中医药资源的管理

国家保护野生中药材资源，扶持濒危动植物中药材人工代用品的研究和开发利用。县级以上地方人民政府应当加强中药材的合理开发和利用，鼓励建立中药材种植、培育基地，促进短缺中药材的开发、生产。国家将进一步加强对中药资源的保护、研究开发和合理利用。开展全国中药资源普查，加强中药资源监测和信息网络建设。保护药用野生动植物资源，加快种质资源库建设，在药用野生动植物资源集中分布区建设保护区，建立一批繁育基地，加强珍稀濒危品种保护、繁育和替代品研究，促进资源恢复与增长。结合农业结构调整，建设道地药材良种繁育体系和中药材种植规范化、规模化生产基地，开展技术培训和示范推广。合理调控、依法监管中药原材料出口。

第六节　法律责任

一、行政责任

1. 负责中医药管理的部门的工作人员在中医药管理工作中违反《中医药条例》的规定，利用职务上的便利收受他人财物或者获取其他利益，滥用职权，玩忽职守，或者发现违法行为不予查处，尚不够刑事处罚的，依法给予降级或者撤职的行政处分。

2. 中医医疗机构违反《中医药条例》的规定，有下列情形之一的，由县级以上地方人民政府负责中医药管理的部门责令限期改正；逾期不改正的，责令停业整顿，直至由原审批机关吊销其医疗机构执业许可证、取消其城镇职工医疗保险定点医疗机构资格，并对负有责任的主管人员和其他责任人员依法给予纪律处分：①不符合中医医疗机构设置标准的；②获得城镇职工基本医疗保险定点医疗机构资格，未按照规定向参保人员提供基本医疗服务的。

3. 未经批准擅自开办中医医疗机构或者未按照规定通过执业医师或者执业助理医师资格考试取得执业许可，从事中医医疗活动的，依照《执业医师法》和《医疗机构管理条例》的有关规定给予处罚。

4. 中医药教育机构违反《中医药条例》的规定，有下列情形之一的，由县级以上地方人民政府负责中医药管理的部门责令限期改正；逾期不改正的，由原审批机关予以撤销：①不符合规定的设置标准的；②没有建立符合规定标准的临床教学基地的。

5. 违反《中医药条例》的规定，造成重大中医药资源流失和国家科学技术泄露，尚不构成刑事处罚的，由县级以上地方人民政府负责中医药管理的部门责令限期改正，对负有责任的主管人员和其他责任人员依法给予纪律处分。

6. 违反《中医药条例》的规定，损毁或者破坏中医药文献的，由县级以上地方人民政府负责中医药管理的部门责令限期改正，对负有责任的主管人员和其他责任人员依法给予纪律处分。

7. 篡改经批准的中医医疗广告内容的，由原审批部门撤销广告批准文号，1 年内不受理该中医医疗机构的广告审批申请。负责中医药管理的部门撤销中医医疗广告批准文号后，应当自作出行政处理决定之日起 5 个工作日内通知广告监督管理机关。广告监督管理机关应当自收到负责中医药管理的部门通知之日起 15 个工作日内，依照《广告法》的有关规定查处。

二、刑事责任

负责中医药管理部门的工作人员在中医药管理工作中违反《中医药条例》的规定，利用职务上的便利收受他人财物或者获取其他利益，滥用职权，玩忽职守，或者发现违法行为不予查处，造成严重后果，构成犯罪的，依法追究刑事责任。

违反《中医药条例》的规定，造成重大中医药资源流失和国家科学技术秘密泄露，损毁或者破坏属于国家保护文物的中医药文献，情节严重，构成犯罪的，依法追究刑事责任。

【思考题】

1. 中医药事业发展的指导思想、原则是什么？
2. 简述中医院管理的相关规定。
3. 中医从业人员管理的规定有哪些？
4. 中医药教育和科研有哪些规定？
5. 《中医药条例》关于文献管理有哪些规定？
6. 中医药资源管理的相关规定是怎样的？

第九章

血液管理法律制度

第一节　概　述

一、血液管理法律制度的概念

　　血液是一种特殊的资源，输血已经成为现代临床医学不可缺少的医疗手段，血液在临床救治患者生命的活动中，发挥着极其重要的作用。制定和实施相应的血液管理法律制度，倡导和推广公民无偿献血，救死扶伤，是发扬人道主义精神的体现，也是履行社会义务、尊重社会公德的一种表现。血液管理法律制度主要阐述血液相关法律制度的发展历程、无偿献血的法律规定、临床用血的法律规定、血站管理的法律规定、血液制品的使用和管理以及违反相关血液管理法律制度所要承担的法律责任等内容。

　　自19世纪20年代英国妇产科医生布伦德采用人血注入法开始，输血就成了临床医学重要的治疗手段，医疗抢救中救治了无数人的生命，因此对血液也有"生命之河"之称。医学的发展虽然创造了无数奇迹，但至今仍没有研制出一种能完全代替人体血液全部功能的人造血液，供给临床医疗、急救和战备使用。因此，血液的获得只能来自健康者的机体，其功能和作用是一般药物所不能取代的。制定和实施献血法律制度，提倡公民献血，救死扶伤，发扬人道主义精神，是履行社会义务、尊重社会公德的一种表现。

　　血液管理法律制度中最重要的献血法是调整保证临床用血需要和安全，保障献血者和用血者身体健康活动中产生的各种社会关系的法律规范的总称。

二、我国的献血立法

（一）我国献血法的立法现状

　　我国在实行和规范公民的献血制度过程中，经历了从有偿献血到无偿献血的转变，并通过一系列的方式保障公民献血事业的健康发展。为加强管理，1964年卫生部颁布了《关于加强输血管理的通知》，要求发展血源，扩大志愿献血者队伍。1978年，国务院转批了卫生部《关于加强输血工作的请示报告》，1979年12月，卫生部又发布了《全国血站工作条例》（试行44条）。自此，全国各地相继开展了公民义务献血活动，开始有组织、有计划地按部门、单位开展义务献血，并规定了公民义务献血的范围、献血量及时间间隔，还设立了健康检查制度。1984年全国开始倡导无偿献血。1987年6月8日，卫生部和中国红十字会总会联合发布的《无偿志愿献血奖励办法（试行稿）》指出，无偿自愿献血是献血者在献血单位和本人工作单位均不领取营养费、各种补助费和其他各种报酬。但由于诸多的历史原因，我国无偿献血发展缓慢。同时，由于现有法规调控功能和监督机制的不完善，卖血和非法采供血的问题仍很突出。为了保证临床用血的需要和安全，保障献血者和用血者的身体健康，发扬人道主义精神，促进现代化建设事业，1997年12月八届全国人大第二十九次会议通过了《中华人民共和国献血法》（以下简称《献血法》），并于1998年10月1日起施行，这是我国首次以国家立法的形式确认了无偿献血制度。《献血法》共23条，对我国献血法的目的和血液事业的基本制度诸如血液供者、采集、包装、储存、运输都作了严格规定，并制定相应的惩罚措施。然而，贯彻《献血法》还有许多实际困难，群众中献血有损健康的传统观念仍很普遍，无偿采供血与临床有偿用血并存造成管理困难，卫生部正抓紧制定和发布配套文件，要求各地卫生部门指导、督促采供血机构，正确评估当地临床用血供求情况，层层制定献血制度，动员更多群众加入无偿献血行列。各地医疗机构要制定临床用血规范，使我国血液管理工作真正走上法制化轨道。

（二）我国献血法的立法宗旨

《献血法》第一条规定："为保证医疗临床用血需要和安全，保障献血者和用血者身体健康，发扬人道主义精神，促进社会主义物质文明和精神文明建设，制定本法。"从中可以看出我国献血法的立法宗旨具体表现在以下三个方面：

1. 保证医疗临床用血需要和安全　医疗临床用血范围广、用量大，现阶段人造血液价格昂贵，还不能取代血液而广泛应用，医疗临床用血只能靠公民献血来解决。因此，要通过立法确立无偿献血制度，从而保障血液的质量以及医疗临床用血的安全，促进无偿献血事业的良性发展。

2. 保障献血者和用血者的身体健康　血液作为一种特殊的维持生命的物质，在采集、储存、使用过程中容易受到污染。为保障输血的安全，我国对血液的采集、检验、监控、储存和运输都有严格的规定。

3. 促进社会主义物质文明和精神文明建设　实行无偿献血，不仅能保障医疗临床用血的需要，保证输血安全，达到治病救人的目的，它还是一种"我为人人，人人为我"的社会共济行为，是一种无私的奉献，是人道主义精神的重要体现。

第二节　无偿献血

一、无偿献血的概念与对象

（一）无偿献血的概念

无偿献血，是指公民出于自愿提供自身的血液或其他血液成分而不收取任何报酬的行为。无偿献血是获得安全的血液供应的重要渠道，无偿献血者本着对社会、他人、自身负责的态度，在献血时自觉进行"自我选择，自我决定"，从源头上有效地防止各类经血液传播疾病的蔓延，杜绝血液不安全因素。

多年来，我国存在着三种献血形式，即个体供血、义务献血、无偿献血。个体供血，是公民向采供血机构提供自身血液而获取一定报酬的行为，在一个相当长的时期，我国医疗临床用血主要靠个体供血支撑；义务献血，是通过政府献血领导小组或者献血委员会向机关、企事业单位分配献血指标，下达献血任务，献血后给予献血者一定营养补助费的献血制度；无偿献血与个体供血和义务献血最根本的区别就是无偿。我国自 1978 年国务院批准卫生部《关于加强输血工作的请示报告》后，各省、自治区、直辖市相继开展了公民义务献血活动，大大提高了血液的质量，降低了血源性传染病，而且使献血的血型也更加多样化。

（二）无偿献血的对象

关于无偿献血的对象，世界各国规定不一致。我国《献血法》第二条规定："国家实行无偿献血制度。提倡 18 周岁至 55 周岁的健康公民自愿献血。"此外，《献血法》第七条规定："国家鼓励国家工作人员、现役军人和高等学校在校学生率先献血，为树立社会新风尚作表率。"这里所指的国家工作人员包括国家的行政机关、权力机关、司法机关的国家干部和按国家工作人员管理的人员。依法鼓励几部分人率先献血，是保证献血法顺利实施，避免医疗临床用血发生短缺，带动全社会树立救死扶伤的社会新风尚的有力措施。

无偿献血者在无偿献血后有受表彰奖励的权利，本单位或血站可以给予献血者适当补贴，各级人民政府和红十字会对积极参加献血和在献血中作出显著成绩的单位和个人给予奖励；当无偿献血者本人及其直系亲属在医疗用血时，可免费使用其无偿献血等量或几倍的血液；献血者参加献血时，可享受免费体验、化验的待遇且应当保护献血者的个人隐私。

二、无偿献血工作的组织管理

（一）世界各国关于无偿献血工作的管理体制

无偿献血最初是由国际红十字会组织倡导的，从倡导之初到现在，国际红十字会组织一直积极地参与推动无偿献血工作。由于国际红十字会是民间团体，在开展献血活动中难免遇到各种困难，因此，国际红十字会组织要求各国红十字会与政府密切合作，全力排除血液事业中的营利组织，将献血作为一种人道主义义务向全民宣传，共同推进无偿献血工作。为了加强血液工作的管理，保障输血安全，有的国家政府也通过立法等方式，确认政府的责任，加强对献血工作的管理，如希腊献血法规定由卫生福利社会安全部门全权负责组织献血活动；加拿大成立血液署、法国卫生部中设血液局对血液工作进行指导和监督等。

（二）我国献血工作的组织管理

我国历来重视政府对献血工作的领导，《献血法》规定，地方各级人民政府领导本行政区域内的献血工作，统一规划并负责组织、协调有关部门共同做好献血工作。县级以上各级人民政府卫生行政部门监督管理献血工作。无偿献血关系到全体公民，涉及面广，做好无偿献血工作不仅是各级卫生行政部门的职责，还需要在各级政府统一规划、组织、协调下，加强教育、宣传工作，要求各级红十字会等部门和组织的参与，国家机关、军队、社会团体、企业事业单位、居民委员会和村民委员会等，也要宣传、动员和组织本单位或者本居住区的适龄公民参加献血。

1. 卫生行政部门的职责 各级卫生行政部门是医疗卫生事业的主管部门，献血工作是医疗卫生事业的一项重要组成部分，对献血工作进行监督管理是各级卫生行政部门的职责。国务院卫生行政部门的主要职责是制定献血者的身体健康检查标准，制定血站技术操作规程、血液质量标准，制定血站的设立条件和管理办法等。县级以上人民政府卫生行政部门主管本行政区域的献血工作，负责本行政区域内的采供血、医疗用血和采供血机构的监督管理。

2. 红十字会的职责 由于献血工作涉及面广，需要社会各方面通力合作，红十字会作为民间团体，经费、编制有限，全靠红十字会组织、动员有一定困难。所以，让各级红十字会依法参与、推动献血工作，配合政府和卫生行政部门进行无偿献血的宣传、动员和组织工作更符合实际需要。

3. 各级政府及社会团体、媒介的公益性宣传推动 《献血法》第五条规定："各级人民政府采取措施广泛宣传献血的意义，普及献血的科学知识，开展预防和控制经血液途径传播的疾病的教育。新闻媒介应当开展献血的社会公益性宣传。"各级人民政府在领导、规划、组织、协调献血工作的同时，还要组织有关职能部门、社会团体、卫生部门、教育机构、新闻部门；组织有关活动和运用电视、广播、报刊、宣传画等多种形式宣传、普及献血常识，使广大公民掌握献血对身体无害的卫生知识，把无偿献血看成是自己应尽的人道主义义务，是救死扶伤献爱心的善举，提高公民无偿献血的自觉性。

第三节 血站管理

一、概述

血站是指不以营利为目的，采集、提供临床用血的公益性卫生机构，这是《血站管理办法》明确规定的血站的业务范围和机构性质。血站分为一般血站和特殊血站。一般血站包括血液中心、中心血站和中心血库，均由地方人民政府设立；特殊血站包括脐带血造血干细胞库和卫生部根据医学发展需要批准、设置的其他类型血库。

卫生部根据全国医疗资源配置、临床用血需求，制定全国采供血机构设置规划指导原则，并负责全国血站建设规划的指导。省、自治区、直辖市人民政府卫生行政部门应当根据全国采供血机构设置规划指导原则的规定，结合本行政区域人口、医疗资源、临床用血需求等实际情况和当地区域卫生发展规划，制定本行政区域血站设置规划，报同级人民政府批准，并报卫生部备案。

二、设置审批

（一）设置

血站是按照行政区域来设置的。血液中心应当设置在直辖市、省会市、自治区首府市；中心血站应当设置在设区的市；中心血库应当设置在中心血站服务覆盖不到的县级综合医院内。直辖市、省会市、自治区首府市已经设置血液中心的，不再设置中心血站；尚未设置血液中心的，可以在已经设置的中心血站基础上加强能力建设，履行血液中心的职责；出于采供血需要，经过省、自治区、直辖市人民政府卫生行政部门批准，血液中心和中心血站也可以在辖区内设立血站分站或采血点（室），隶属于血液中心或中心血站。

（二）审批

血站的设置必须经过严格的审批。省、自治区、直辖市人民政府卫生行政部门依据采供血机构设置规划批准设置血站，并报卫生部备案。一般情况下，设置血站，由筹建负责人申请；设置中心血库，由医疗机构法定代表人申请。设置血站应提交设置可行性研究报告，设置中心血库，除了提交设置可行性研究报告外，还应提交医疗机构执业许可证。血液中心的设置由省、自治区、直辖市人民政府卫生行政部门初审，由国务院卫生行政部门审核批准。设置中心血站（血站）、中心血库或血站分站的由所在地的人民政府卫生行政部门初审，省、自治区、直辖市人民政府卫生部门审核批准。

三、执业许可

血站或中心血库的采供血业务必须经过执业验收和注册登记，并分别领取血站执业许可证或中心血库采供血许可证，未经验收合格的血站一律不得执业。血站基本标准由国务院卫生行政部门制定。

血站注册登记机关为批准其设置的卫生行政部门，注册登记应申请并提交相应文件。审核合格的，予以注册登记，发给血站执业许可证或中心血库采供血许可证；审核不合格的，应将审核结果和不予批准的理由以书面形式通知申请人。注册登记的有效期为三年，期满前三个月可以申请再次办理注册登记。许可证不得伪造、涂改、出卖、转让、出借，若遗失的，应当向注册机构报告，并办理有关手续。

血站的注册登记事项包括：①名称、地址、法定代表人或主要负责人；②采血项目及采血范围；③供血项目及供血范围；④资金、设备和执业（业务）用房证明；⑤许可日期和许可证号。

四、采供血管理

（一）执业规定

《血站管理办法》规定，血站必须按注册登记的项目、内容、范围开展采供血业务，为献血者提供各种安全、卫生、便利的供血条件。血站采供血也必须严格遵守各项技术操作规程，血站工作人员应当符合岗位执业资格的规定，并接受血液安全和业务岗位培训与考核，领取岗位培训合格证书后方可上岗。

（二）采血管理

为了充分保证血液质量，血站采血前，必须按《献血者健康检查标准》对献血者进行健康检查，不合格者，血站应向其说明情况，不得采集其血液。采血前，应对献血者身份核对并进行登记。对献血者每次采集血液量一般为 200 毫升，最高不得超过 400 毫升，两次采集间隔期不少于 6 个月，严禁违反规定超量、频繁采集血液。血站使用的药品、体外诊断试剂、一次性卫生器材应当符合国家有关规定。为了保证每份血液都有据可查，血站采集血液后，对献血者发给《无偿献血证》，并在《无偿献血证》及献血档案中记录献血者的姓名、出生日期、血型、献血时间、地点、献血量、采血者签字，并加盖该血站采血专用章等。

（三）供血管理

血站应当保证发出的血液质量、品种、规格、数量无差错，未经检验或检验不合格的血液不得向医疗机构提供。血站发出血液的包装、储存、运输都必须符合血站基本标准的要求。血液包装袋上必须标明：①血站的名称及其许可证号；②血型；③血液品种；④采血日期及时间或制备日期及时间；⑤有效期及时间；⑥血袋编号（或条形码）；⑦储存条件。

五、监督管理

《血站管理办法》规定县级以上人民政府卫生行政部门负责辖区内血站的监督管理，履行下列监督管理职责：①制定临床用血储存、配送管理办法，并监督实施；②对下级卫生行政部门履行本办法规定的血站管理职责进行监督检查；③对辖区内血站执业活动进行日常监督检查，组织开展对采供血质量的不定期抽检；④对辖区内临床供血活动进行监督检查；⑤对违反本办法的行为依法进行查处。

省级人民政府卫生行政部门应当对本辖区内的血站执行有关规定情况和无偿献血比例、采供血服务质量、业务指导、人员培训、综合质量评价技术能力等情况进行评价及监督检查，按照卫生部的有关规定将结果上报，同时向社会公布。

卫生部定期对血液中心执行有关规定情况和无偿献血比例、采供血服务质量、业务指导、人员培训、综合质量评价技术能力等情况以及脐带血造血干细胞库等特殊血站的质量管理状况进行评价及监督检查，并将结果向社会公布。

第四节　临床用血

一、概述

卫生部 1999 年颁布了《医疗机构临床用血管理办法（试行）》，2000 年 6 月 1 日颁布了《临床输血技术规范》，对临床用血技术进行了规范。根据我国目前血液管理工作的法律规定，无偿献血的血液必须用于临床，不得买卖。血站、医疗机构不得将无偿献血的血液出售给单采血浆站或者血液制品生产单位。临床用血的包装、储存、运输，必须符合国家规定的卫生标准和要求。为保证应急用血，医疗机构可以临时采集血液，但应当依照《献血法》的规定，确保采血用血安全。因此，对于临床用血还应当注意以下方面：

第一，血液资源必须加以保护、合理应用，**避免浪费，杜绝不必要的输血**。这里的血液是指用于临床的全血和成分血。血液资源由于其不可创造性和不可再生性，决定了合理的使用和应用有限的血液资源，避免不必要的资源浪费，是临床用血的首要环节。

第二，临床医师和输血医技人员应严格掌握输血适应证，正确应用成熟的临床输血技术和血液保护技术，包括成分输血和自体输血等。不同的病证对血液的需求量以及输血方式等都有所不同，严格按照要求对患者进行输血，是保证血液合理使用的重要保证。做好临床血液的保护工作，对于保证血液的质量也起积极的作用。

第三，二级以上医院应设置独立的输血科（血库），负责临床用血的技术指导和技术实施，确保贮血、配血和其他科学、合理用血措施的执行。血液的管理需要专门的部门，有利于临床用血的效率和安全。对于二级以上的医院用血量相对较大，血液的管理设立独立的输血部门势在必行，其对于临床用血的整个环节起到了中间枢纽的作用，使临床用血更加规范化。

二、输血申请

在临床实践中，医疗机构的临床医务工作人员，应当严格执行《临床输血技术规范》，在患者病情需要输血治疗时，应按以下规定办理。

（一）填写申请

申请输血应由经治医师逐项填写《临床输血申请单》，由主治医师核准签字，连同受血者血样于预定输血日期前送交输血科（血库）备血。临床输血一次用血、备血量超过2000毫升时要履行报批手续，需经输血科（血库）医师会诊，由科室主任签名后报医务处（科）批准（急诊用血除外）。

（二）告知与同意

决定输血治疗前，经治医师应向患者或其家属说明输同种异体血的不良反应和经血传播疾病的可能性，征得患者或家属的同意，并在《输血治疗同意书》上签字。《输血治疗同意书》入病历。无家属签字的无自主意识患者的紧急输血，应报医院职能部门或主管领导同意、备案，并记入病历。

（三）具体措施

1. 术前自身贮血由输血科（血库）负责采血和贮血，经治医师负责输血过程的医疗监护。手术室内的自身输血由麻醉科医师负责实施。

2. 亲友互助献血由经治医师等对患者家属进行动员，在输血科（血库）填写登记表，到血站或卫生行政部门批准的采血点（室）无偿献血，由血站进行血液的初、复检，并负责调配合格血液。

3. 患者治疗性血液成分去除、血浆置换等，由经治医师申请，输血科（血库）或有关科室参加制订治疗方案并负责实施，由输血科（血库）和经治医师负责患者治疗过程的监护。对于 Rh（D）阴性和其他稀有血型患者，应采用自身输血、同型输血或配合型输血。

4. 新生儿溶血病如需要换血疗法的，由经治医师申请，经主治医师核准，并经患儿家属或监护人签字同意，由血站和医院输血科（血库）提供适合的血液，换血由经治医师和输血科（血库）人员共同实施。

三、受血者血样采集与送检

1. 血样采集　确定输血后，医护人员持输血申请单和贴好标签的试管，当面核对患者姓名、性别、年龄、病案号、病室/门急诊、床号、血型和诊断，采集血样。

2. 送检　由医护人员或专门人员将受血者血样与输血申请单送交输血科（血库）进行送检，双方人员应进行逐项核对。

受血者血样采集和送检是输血前的必经程序，不能随意缺省。

四、交叉配血

所谓交叉配血是指把献血者的红细胞和血清分别与受血者的血清和红细胞相互交叉混合，观察有无凝集或溶血等现象的试验。交叉配血试验的结果是确定能否进行输血的重要依据，因此它是输血前必须进行的试验项目，是保证输血安全的关键措施。

首先，受血者配血试验的血标本必须是输血前 3 天之内的。

其次，为了保证患者的生命安全，交叉配血试验的操作必须准确无误。输血科（血库）要逐项核对输血申请单、受血者和供血者血样，复查受血者和供血者 ABO 血型（正、反定型），并常规检查患者 Rh（D）血型（急诊抢救患者紧急输血时此检查可除外），正确无误时可进行交叉配血。凡输注全血、浓缩红细胞、红细胞悬液、洗涤红细胞、冰冻红细胞、浓缩白细胞、手工分离浓缩血小板等患者，应进行交叉配血试验。

再次，凡遇有下列情况必须按《全国临床检验操作规程》有关规定做抗体筛选试验：交叉配血不合、有输血史、妊娠史或者短期内需要接受多次输血者。

最后，为了保证交叉配血试验的准确性，从试验程序上要求必须进行复核。两人值班时，交叉配血试验由两人互相核对；一人值班时，操作完毕后自己复核，并填写配血试验结果。

五、发血

发血是血液的发出，血液从输血科（血库）一旦发出，将应用于患者，血液潜在的危险性将可能变为现实。因此，发血也应当遵守必要的操作规程。按照《临床输血技术规范》的要求，具体有：

1. 配血合格后，由医护人员到输血科（血库）取血。

2. 取血与发血的双方必须共同查对患者姓名、性别、病案号、门急诊/病室、床号、血型、血液有效期及配血试验结果，以及保存血的外观等，准确无误时，双方共同签字后方可发出。

3. 凡血袋有下列情形之一的，一律不得发出：①标签破损、字迹不清；②血袋有破损、漏血；③血液中有明显凝块；④血浆呈乳糜状或暗灰色；⑤血浆中有明显气泡、絮状物或粗大颗粒；⑥未摇动时血浆层与红细胞的界面不清或交界面上出现溶血；⑦红细胞层呈紫红色；⑧过期或其他须查证的情况。

4. 血液发出后，受血者和供血者的血样保存于2℃~6℃冰箱，至少7天，以便对输血不良反应追查原因。此外，由于血液在血库有严格的保存条件，而血液一旦发出，将会失去此种保存条件，为了其他受血者的安全，血液发出后不得退回。

六、输血

输血是临床输血治疗的最终落实环节。《临床输血技术规范》对输血过程作了一系列的技术规定，其目的都是为了防止输血潜在危险的发生，保障受血者的生命安全。

输血前由两名医护人员核对交叉配血报告单及血袋标签各项内容，检查血袋有无破损渗漏，血液颜色是否正常，准确无误方可输血。取回的血应尽快输用，不得自行贮血。输用前将血袋内的成分轻轻混匀，避免剧烈震荡，血液内不得加入其他药物，如需稀释只能用静脉注射生理盐水。

输血时，由两名医护人员带病历共同到患者床旁核对患者姓名、性别、年龄、病案号、门急诊/病室、床号、血型等，确认与配血报告相符，再次核对血液后，用符合标准的输血器进行输血。输血前后用静脉注射生理盐水冲洗输血管道，连续输用不同供血者的血液时，前一袋血输尽后，用静脉注射生理盐水冲洗输血器，再接下一袋血继续输注。

输血过程中应先慢后快，再根据病情和年龄调节输注速度，并严密观察受血者有无输血不良反应，如出现以下异常情况应及时处理：①减慢或停止输血，用静脉注射生理盐水维护静脉通路；②立即通知值班医师和输血科（血库）值班人员，及时检查、治疗和抢救，并查找原因，做好记录；③疑为溶血性或细菌污染性输血反应，应立即停止输血，用静脉注射生理盐水维护静脉通路，及时报告上级医师。

输血完毕，医护人员对有输血反应的应逐项填写患者输血反应回报单，并返还输血科（血库）保存。输血科（血库）每月统计上报医务处（科）。医护人员将输血记录单（交叉配血报告单）贴在病历中，并将血袋送回输血科（血库）至少保存一天。

第五节 血液制品的使用和管理

一、概述

血液制品是指各种人血浆蛋白制品。人血浆蛋白制品在临床上直接用于人体，具有极为重要的应用价值。但是目前人血浆蛋白制品还只能从健康公民的血浆中提取，所以对这类产品的生产要求与血液采集一样严格。人血浆蛋白制品的生产既涉及供血浆者的安全，又涉及使用血浆蛋白制品者的安危。为了加强血液制品管理，预防和控制经血液途径传播的疾病，保证血液制品的质量，根据《药品管理法》和《传染病防治法》，1996年国务院制定了《血液制品管理条例》。

二、原料血浆的管理

（一）原料血浆的概念

原料血浆是指由单采血浆站采集的专用于血液制品生产原料的血浆。对原料血浆的采集，国家实行单采血浆站统一规划、设置的制度。

（二）单采血浆站

单采血浆站是由血液制品生产单位设置或者由县级人民政府卫生行政部门设置，专门从事单采血浆活动，具有独立法人资格的法人组织，具有单采血浆权。其他任何单位和个人不得从事单采血浆活动。

1. 单采血浆站的设置与审批

设置单采血浆站，必须具备下列条件：

（1）符合单采血浆站布局、数量、规模的规划；

（2）具有与所采集原料血浆相适应的卫生专业技术人员；

（3）具有与所采集原料血浆相适应的场所及卫生环境；

（4）具有识别供血浆者的身份识别系统；

（5）具有与所采集原料血浆相适应的单采血浆机械及其他设施；

（6）具有对采集原料血浆进行质量检验的技术人员以及必要的仪器设备。

申请设置单采血浆站的，由县级人民政府卫生行政部门初审，经设区的市、自治州人民政府卫生行政部门或者省、自治区人民政府设立的派出机关的卫生行政机构审查同意，报省、自治区、直辖市人民政府卫生行政部门审批；经审查符合条件的，由省、自治区、直辖市人民政府卫生行政部门核发单采血浆许可证，并报国务院卫生行政部门备案。

2. 单采血浆许可证

单采血浆许可证是单采血浆站能够合法采集血浆的证明。未取得单采血浆许可证的任何单位和个人都不得从事血浆采集活动。

（三）供血浆者

供血浆者，是指提供血液制品生产用原料血浆的人员。对于健康检查合格的供血浆者，由县级人民政府卫生行政部门核发供血浆证。供血浆证只能由本人使用，不得涂改、伪造和转让。

（四）原料血浆的采集与供应

1. 血浆的采集 在一个采血浆区域内，只能设置一个单采血浆站。严禁单采血浆站采集非划定区域内的供血浆者和其他人员的血浆。单采血浆站在采集血浆前，必须对供血浆者进行身份识别并核实其供血浆证，确认无误后方可按照规定程序进行健康检查和血液化验，合格者可以采集血浆，并建立供血浆者健康检查及供血浆记录档案，对检查、化验不合格的，由单采血浆站收缴供血浆证，并由所在地县级人民政府卫生行政部门监督销毁。

2. 血浆的供应 单采血浆站只能向一个与其签订质量责任书的血液制品生产单位供应

原料血浆，严禁向其他任何单位供应原料血浆，其所采集的原料血浆的包装、储存、运输必须符合卫生标准。我国禁止出口原料血浆。

三、血液制品生产经营单位管理

（一）对血液制品生产单位的管理

根据《血液制品管理条例》的规定，对血液制品生产单位规定如下：

1. 改建或者扩建血液制品生产单位，经国务院卫生行政部门根据总体规划进行立项审查同意后，由省、自治区、直辖市人民政府卫生行政部门依照《药品管理法》的规定审核批准。

2. 血液制品生产单位必须持有药品生产许可证并达到国务院药品监督管理部门制定的《药品生产质量管理规范》规定的标准，经国务院卫生行政部门审查合格，并依法向工商行政管理部门申领营业执照后，方可从事血液制品的生产活动。

3. 血液制品生产单位应当积极开发新品种，提高血浆综合利用率。血液制品生产单位生产国内已经生产的品种，必须依法向国务院卫生行政部门申请产品批准文号；国内尚未生产的品种，必须按照国家有关新药审批的程序和要求申报。严禁血液制品生产单位出让、出租、出借以及与他人共用药品生产许可证和产品批准文号。

4. 血液制品生产单位不得向无单采血浆许可证的单采血浆站或者未与其签订质量责任书的单采血浆站及其他任何单位收集原料血浆。血液制品生产单位不得向其他任何单位供应原料血浆。

5. 血液制品生产单位在原料血浆投料生产前，必须使用有产品批准文号并经国家药品生物制品检定机构逐批检定合格的体外诊断试剂，对每一人份血浆进行全面复检，并作检测记录。

（二）对血液制品经营单位的管理

开办血液制品经营单位，由省、自治区、直辖市人民政府卫生行政部门审核批准。血液制品经营单位应当具备与所经营的产品相适应的冷藏条件和熟悉所经营品种的业务人员。血液制品生产经营单位生产、包装、储存、运输、经营血液制品，应当符合国家规定的卫生标准和要求。

四、监督管理

对全国进出口血液制品的审批及监督管理由国务院卫生行政部门负责。各级卫生行政部门分别负责本行政区域内的单采血浆站、供血浆者、原料血浆的采集及血液制品经营单位的监督管理。另外，省、自治区、直辖市人民政府卫生行政部门每年组织一次对本行政区域内单采血浆站的监督检查并进行年度注册；设区的市、自治州人民政府卫生行政部门或者省、自治区人民政府设立的派出机关的卫生行政机构每半年对本行政区域内的单采血浆站进行一次检查。

第六节　法律责任

一、行政责任

1. 有下列行为之一的，由县级以上地方人民政府卫生行政部门予以取缔，没收违法所得，可以并处 10 万元以下的罚款：①非法采集血液的；②血站、医疗机构出售无偿献血的血液的；③非法组织他人出卖血液的。

2. 血站违反有关操作规程和制度采集血液，或者向医疗机构提供不符合国家规定标准的血液的，由县级以上地方人民政府卫生行政部门责令改正；对直接负责的主管人员和其他直接责任人员，依法给予行政处分。

3. 医疗机构的医务人员违反《献血法》规定，将不符合国家规定标准的血液用于患者的，由县级以上地方人民政府卫生行政部门责令改正，给予警告，可以并处 1 万元以下的罚款。

4. 临床用血的包装、储存、运输，不符合国家规定的卫生标准和要求的，由县级以上地方人民政府卫生行政部门责令改正，对直接负责的主管人员和其他直接责任人员，依法给予行政处分。

5. 单采血浆站有《血液制品管理条例》第三十五条所列十一项行为之一的，由县级以上地方人民政府卫生行政部门责令限期改正，处 5 万元以上 10 万元以下的罚款；有第八项所列行为的，或者有第八项以外行为并且情节严重的，由省、自治区、直辖市人民政府卫生行政部门吊销单采血浆许可证。涂改、伪造、转让供血浆证者，由县级人民政府卫生行政部门收缴供血浆证，没收违法所得，并处违法所得 3 倍以上 5 倍以下的罚款，没有违法所得的，并处 1 万元以下的罚款。

二、民事责任

血站违反有关操作规程和制度采集血液，给献血者造成损害的，应当依法赔偿；医疗机构的医务人员将不符合国家规定标准的血液用于患者，给患者健康造成损害的，应当依法赔偿。

三、刑事责任

《献血法》规定，以下三种行为情节严重，依法追究刑事责任：①非法采集血液的；②血站、医疗机构出售无偿献血的血液的；③非法组织他人出卖血液的。《刑法》第三百三十四条第一款规定：非法采集、供应血液或者制作、供应血液制品，不符合国家规定的标准，足以危害人体健康的，处五年以下有期徒刑或者拘役，并处罚金；对人体健康造成严重危害的，处五年以上十年以下有期徒刑，并处罚金，造成特别严重后果的，处十年以上有期徒刑或者无期徒刑，并处罚金或者没收财产。

《血站管理办法》规定，非法组织他人出卖血液构成犯罪的，应追究刑事责任。《刑法》第三百三十三条规定：非法组织他人出卖血液的，处五年以下有期徒刑，并处罚金；以暴力、威胁方法强迫他人出卖血液的，处五年以上十年以下有期徒刑，并处罚金。有前款行为，对他人造成伤害的，依照《刑法》第二百三十四条故意伤害罪的规定定罪处罚。

《献血法》、《血站管理办法》、《血液制品管理条例》等分别规定，向医疗机构提供不符合国家规定标准的血液，情节严重，造成经血液途径传播的疾病传播、人身伤害等危害，构成犯罪的，要依法追究刑事责任。《刑法》第三百三十四条第二款规定，经国家主管部门批准采集、供应血液或者制作、供应血液制品的部门，不依照规定进行检测或者违背其他操作规定，造成危害他人身体健康后果的，对单位判处罚金，并对其直接负责的主管人员和其他直接责任人员，处五年以下有期徒刑或者拘役。

此外，医务人员违反《献血法》的规定，将不符合国家规定标准的血液用于患者，情节严重构成犯罪的，依法追究刑事责任。《刑法》第三百三十五条规定：医务人员由于严重不负责任，造成就诊人死亡或者严重损害就诊人身体健康的，处三年以下有期徒刑或者拘役。

【思考题】

1. 简述我国《献血法》的立法宗旨。
2. 简述我国存在的三种献血形式。
3. 简述医疗机构用血管理的相关规定。
4. 简述设置单采血浆站应符合的条件。
5. 试述违反相关血液管理法律制度要承担的法律责任。

第十章
母婴保健法律制度

第一节　概　述

一、母婴保健法的概念

母婴保健法是调整因保障母亲和婴儿健康、提高出生人口素质活动中产生的各种社会关系的法律规范的总和。

控制人口数量，提高人口素质，是我国的一项基本国策。人口质量，包括出生人口质量，直接关系到民族的盛衰和国家的兴亡。提高人口素质是涉及经济、科技、教育、文化、卫生、体育诸多领域的庞大的社会系统工程。新中国成立以来，国家在母婴保健方面做了大量的科研、服务和宣传教育工作，并倡导性地推进了一些保健措施，人口质量不断提高。但是我们也看到，由于我国人口基数大，增长速度快，加之经济落后和某些旧的传统观念的影响，劣生的现象仍很严重，特别是在农村和边远贫困地区尤为突出。根据我国出生缺陷资料，我国出生缺陷率为13.07‰，估计每年有30万肉眼可见先天畸形儿出生。但这仅是出生1周内发现的先天畸形。实际上每年出生的先天畸形儿远不止此数。因为有些先天缺陷要到出生后数周、数月甚至几岁时才被发现及诊断。国外资料表明，监测到5岁以内时，发现的先天缺陷比出生时高4倍，以此推算，我国每年出生先天缺陷儿达百万。先天缺陷儿除部分死亡外，大部分为残疾。这将会给国家造成巨大的经济负担、巨大的医疗费用和社会福利开支，造成家庭的精神压力和经济负担，影响儿童终生的发展和人生幸福。因此，以法律手段来保证优生，控制、减少劣生，提高出生人口质量是十分必要的。

二、母婴保健的方针

我国母婴保健工作以保健为中心，以保健生殖健康为目的，实行保健和临床相结合，面向群体、面向基层和预防为主的方针。《母婴保健法》规定，国家发展母婴保健事业，提供必要条件和物质帮助，使母亲和婴儿获得医疗保健服务，国家对边远贫困地区的母婴保健事业给予扶持。

第二节 母婴保健中的主要制度

一、婚前保健制度

（一）婚前保健服务内容

婚前保健服务，是指对准备结婚的男女双方在结婚登记前所进行的婚前卫生指导、婚前卫生咨询和婚前医学检查服务。

根据《母婴保健法》及其实施办法的规定，医疗保健机构应当为公民提供婚前保健服务，对准备结婚的男女双方提供与结婚和生育有关的生殖健康知识，并根据需要提供医学指导意见。

1. 婚前卫生指导 婚前卫生指导，是指对准备结婚男女双方进行的以生殖健康为核心，与结婚和生育有关的保健知识的宣传教育。婚前卫生指导包括：①有关性卫生的保健和教育；②新婚避孕知识及计划生育指导；③受孕前的准备、环境和疾病对后代影响等孕前保健知识；④遗传病的基本知识；⑤影响婚育的有关疾病的基本知识；⑥其他生殖健康知识。

2. 婚前卫生咨询 婚前卫生咨询包括婚配、生育保健等问题的咨询。医师进行婚前卫生咨询时，应当为服务对象提供科学的信息，对可能产生的后果进行指导，并提出适当的建议。

3. 婚前医学检查 医疗保健机构对准备结婚的男女双方可能患影响结婚和生育的疾病进行医学检查，包括询问病史、体格及相关检查。婚前医学检查对下列疾病进行检查：①严重遗传性疾病；②指定传染病；③有关精神病。

婚前医学检查应当遵守《婚前保健工作规范》并按照婚前医学检查项目进行。医疗保健机构应当向接受婚前医学检查的当事人出具婚前医学检查证明，并应当列明是否发现下列疾病：①在传染期内的指定传染病；②在发病期内的有关精神病；③不宜生育的严重遗传性疾病；④医学上认为不宜结婚的其他疾病。

（二）婚前医学检查意见

经婚前医学检查，对患指定传染病在传染期内或者有关精神病在发病期内的，医师应当提出医学意见，准备结婚的男女双方应当暂缓结婚，医疗保健机构应当为其治疗提供医学咨询和医疗服务；对诊断患医学上认为不宜生育的严重遗传疾病的，医师应当向男女双方说明情况，提出医学意见，经男女双方同意，采取长效避孕措施或者进行结扎手术后不生育的，可以结婚，但《婚姻法》规定禁止结婚的除外。

婚前医学检查由县级以上妇幼保健院或经设区的市级以上卫生行政部门指定的医疗机构承担，不宜生育的严重遗传性疾病的诊断由省级卫生行政部门指定的医疗保健机构负责。医疗保健机构不能确诊的，应当转到设区的市级以上人民政府卫生行政部门指定的医疗保健机构确诊。接受婚前医学检查人员对检查结果持有异议的，可以申请医学技术鉴定，取得医学鉴定证明。

《母婴保健法》颁布以来，全国城乡婚前医学检查工作推开顺利。我国婚前报检人数一直呈上升趋势。到 2001 年，全国实际参加婚检人数为 879 万人，检查出对婚姻有影响的传染病患者 14 万人；每年的疾病检出率在 8%～10%，以生殖系统疾病和传染性疾病为多见，特别是性传播疾病的检出率呈上升趋势。但是，2003 年 10 月新的《婚姻登记条例》实施后，婚检由"必须"变为"自愿"，婚检人数急剧减少。许多地方的婚检率由原来的 95%以上下降到 10%。卫生部门公布的的统计数据显示，2004 年全国婚检率已不到 10%，个别地方不足 1%；2005 年全国婚检率更降至 2.93%。病残新生婴儿、夫妻相互传染疾病等情况增多，给我国家庭、社会、出生人口素质造成了一定的影响。为了自己、配偶和下一代的健康和幸福，实行自愿婚检，这是社会进步和法治人性化的体现，不强制婚检不等于不需要婚检，更不意味着婚前检查不重要。

二、孕前、孕产期保健制度

（一）孕前保健

根据卫生部 2007 年颁布的《孕前保健服务工作规范（试行）》，医疗保健机构应当为公民提供下列孕前保健服务。

1. 健康教育与咨询 医疗保健机构应向夫妻双方讲解孕前保健的重要性，介绍孕前保健服务内容及流程。主要内容包括：有关生理和心理保健知识；有关生育的基本知识；生活方式、孕前及孕期运动方式、饮食营养和环境因素等对生育的影响；出生缺陷及遗传性疾病的防治等。

2. 健康状况检查 医疗保健机构通过咨询和孕前医学检查，对准备怀孕夫妇的健康状况作出初步评估。针对存在的可能影响生育的健康问题，提出建议。孕前医学检查包括体格检查、实验室和影像学等辅助检查。检查应征得夫妻双方同意，在知情选择的基础上进行，同时应保护服务对象的隐私。

3. 健康指导 医疗保健机构根据一般情况了解和孕前医学检查结果，对孕前保健对象的健康状况进行综合评估。遵循普遍性指导和个性化指导相结合的原则，对计划怀孕的夫妇进行怀孕前、孕早期及预防出生缺陷的指导等。

孕前保健还包括孕前保健服务实施的内容，卫生行政部门应争取政府领导的重视，与人口和计划生育、民政、妇联、残联、教育、文化和广电等有关部门合作，积极支持医疗保健机构开展孕前保健服务工作。要加强管理，规范开展孕前保健服务，开设孕前保健服务门诊，建立孕前保健资料档案，积极探索孕前保健服务模式。利用广播电视、报刊等多种媒体，广泛宣传孕前保健的必要性和主要内容，引导新婚夫妇以及准备生育的夫妇积极参与其中。

（二）孕产期保健服务内容

《母婴保健法》规定，医疗保健机构应当提供母婴保健指导、孕产妇保健、胎儿保健和新生儿保健，为育龄妇女和孕产妇提供有关避孕、节育、不育和生殖健康的咨询和医疗保健服务。通过系列保健服务，为产妇提供科学育儿、合理营养和母乳喂养的指导，同时为婴儿进行体格检查和预防接种，逐步开展新生儿疾病筛查、婴儿多发病和常见病防治等治疗保健服务。

1. 母婴保健指导　母婴保健指导，是指对孕育健康后代以及严重遗传性疾病和碘缺乏等地方病的发病原因、治疗和预防方法提供医学意见。

2. 孕产妇保健　孕产妇保健主要包括：①为孕产妇提供保健手册（卡），定期进行产前检查；②为孕产妇提供卫生、营养、心理等方面的医学指导与咨询；③对高危孕妇进行重点监护、随访和医疗保健服务；④为孕产妇提供安全分娩技术服务；⑤定期进行产后访视，指导产妇科学喂养婴儿；⑥提供避孕咨询指导和技术服务；⑦对产妇及其家属进行生殖健康教育和科学育儿知识教育；⑧其他孕产期保健服务。

3. 胎儿保健　胎儿保健，是指为胎儿生长发育提供监护，提供咨询和医学指导。

4. 新生儿保健　新生儿保健主要内容包括：①按照国家有关规定开展新生儿先天性、遗传性代谢病筛查、诊断、治疗和检测；②对新生儿进行访视，建立儿童保健手册（卡），定期对其进行健康检查，提供有关预防疾病、合理膳食、促进智力发育等科学知识，做好婴儿多发病、常见病防治等医疗保健服务；③按照规定的程序和项目对婴儿进行预防接种；④推行母乳喂养。医疗保健机构应当为实施母乳喂养提供技术指导，为住院分娩的产妇提供必要的母乳喂养条件。

（三）医学指导和医学意见

医疗保健机构发现孕妇患有下列严重疾病或者接触物理、化学、生物等有毒、有害因素，可能危及孕妇生命安全或者可能严重影响孕妇健康和胎儿正常发育的，应当对孕妇进行医学指导：①严重的妊娠合并症或者并发症；②严重的精神性疾病；③国务院卫生行政部门规定的严重影响生育的其他疾病。医师发现或者怀疑患严重遗传性疾病的育龄夫妻，应当提出医学意见。限于现有医疗技术水平难以确诊的，应当向当事人说明情况。育龄夫妻可以选择避孕、节育、不孕等相应的医学措施。

（四）产前诊断

产前诊断，是指对胎儿进行先天性缺陷和遗传性疾病的诊断。医疗机构发现孕妇有下列情形之一的，应当对其进行产前诊断：①羊水过多或过少的；②胎儿发育异常或者胎儿有可疑畸形的；③孕早期接触过可能导致胎儿先天缺陷的物质的；④有遗传病家族史或者曾经分娩过先天性严重缺陷婴儿的；⑤初产妇年龄超过35周岁的。

生育过严重遗传性疾病或者严重缺陷患儿的，再次妊娠前，夫妻双方应当按照国家有关规定到医疗、保健机构进行医学检查。医疗保健机构应当向当事人介绍有关遗传性疾病的知识，给予咨询、指导。对诊断患有医学上认为不宜生育的严重遗传性疾病的，医师应当向当事人说明情况，并提出医学意见。

（五）终止妊娠

经产前检查和产前诊断，医师发现胎儿异常的，应当对孕妇进行产前诊断。如有下列情形之一的，医师应当向夫妻双方说明情况，并提出终止妊娠的医学意见：①胎儿患严重遗传性疾病的；②胎儿有严重缺陷的；③因患严重疾病，继续妊娠可能危及孕妇生命安全或者严重危害孕妇健康的。需施行终止妊娠或者结扎手术，应当经本人同意，并签署意见；本人无行为能力的，应当经其监护人同意，并签署意见。监护人的确定依据《民法通则》等相关规定。依法施行终止妊娠或者结扎手术的，接受免费服务。

（六）住院分娩

国家提倡住院分娩。医疗保健机构应当按照国务院卫生行政部门制定的技术操作规范，实施消毒接生和新生儿复苏，预防产伤及产后出血等产科并发症，降低孕产妇及围产儿发病率、死亡率。没有条件住院分娩的，应当由经县级地方人民政府卫生行政部门许可并取得家庭接生员技术证书的人员接生。高危孕产妇应当在医疗保健机构住院分娩。

（七）新生儿出生医学证明

医疗保健机构和从事家庭接生的人员按照国务院卫生行政部门的规定，出具统一制发的新生儿出生医学证明；有产妇和婴儿死亡以及新生儿出生缺陷情况的，应当向卫生行政部门报告。《出生医学证明》是新生儿申报户口的证明。

（八）严禁非医学需要的性别鉴定

《母婴保健法》规定，严禁采用技术手段对胎儿进行性别鉴定，但医学上确有需要的除外。对怀疑胎儿可能为伴性遗传病，需要进行性别鉴定的，由省级卫生行政部门指定的医疗保健机构按照国务院卫生行政部门的规定进行鉴定。

采用技术手段进行非医学需要的胎儿性别鉴定，会导致性别比例严重失调。有资料表明，2000 年第 5 次人口普查公布的婴儿出生性别比高达 116，远超国际认同的最高警戒线107。人口的两性结构失调将会引起各种复杂的社会问题，阻碍社会、经济的和谐、持续和健康发展。为此，2002 年 11 月 29 日，卫生部、国家计生委、国家药监局联合发布了《关于禁止非医学需要的胎儿性别鉴定和选择性别的人工终止妊娠的规定》，指出未经卫生行政部门或计划生育行政部门批准，任何机构和个人不得开展胎儿性别鉴定和人工终止妊娠手术；法律法规另有规定的除外。

1. 监督管理机构 县级以上人民政府计划生育、卫生和药品监督管理等行政部门，按照各自职责，对本行政区域内的胎儿性别鉴定和施行终止妊娠手术工作实施监督管理。

2. 医疗保健机构和技术人员的管理 市（地）级人民政府卫生行政部门负责初步审查实施医学需要的胎儿性别鉴定的医疗保健机构，报省、自治区、直辖市人民政府卫生行政部门批准，并通报同级人民政府计划生育行政部门。

县级以上人民政府卫生行政部门应当会同计划生育行政部门制定对妊娠妇女使用超声诊断仪和染色体检测进行胎儿性别鉴定的管理制度，明确规定对妊娠妇女使用超声诊断仪和染色体检测专用设备的技术人员的资格条件及操作要求。医疗保健和计划生育技术服务机构应制定相关管理制度，切实加强对有关人员的法制教育和职业道德教育。

承担施行终止妊娠手术的医务人员，应在手术前查验、登记手术者身份证，以及规定的医学诊断结果或相应的证明。

3. 实施医学需要的胎儿性别鉴定和非医学需要的终止妊娠手术的审批 实施医学需要的胎儿性别鉴定，应当由实施机构 3 人以上的专家组集体审核。经诊断，确需终止妊娠的，由实施机构为其出具医学诊断结果，并通报县级人民政府计划生育行政部门。

符合省、自治区、直辖市人口与计划生育条例规定生育条件，已领取生育服务证，拟实行中期以上（妊娠14周以上）非医学需要的终止妊娠手术的，需经县级人民政府计划生育行政部门或所在乡（镇）人民政府、街道办事处计划生育工作机构批准，并取得相应的证明。

4. 终止妊娠药品的使用 终止妊娠的药品（不包括避孕药品），仅限于在获准施行终止妊娠手术的医疗保健机构和计划生育技术服务机构使用。终止妊娠的药品，必须在医生指导和监护下使用。禁止药品零售企业销售终止妊娠药品。药品生产、批发企业不得将终止妊娠药品销售给未获得施行终止妊娠手术资格的机构和个人。

三、医学技术鉴定制度

（一）医学技术鉴定的概念

母婴保健医学技术鉴定，是指接受母婴保健服务的公民或者提供母婴保健服务的医疗保健机构，对婚前医学检查、遗传病诊断、产前诊断的结果或医学技术鉴定结论持有异议所进行的医学技术鉴定。母婴保健医学技术鉴定工作必须坚持实事求是、尊重科学、公正鉴定、保守秘密的原则。

（二）医学技术鉴定组织

根据《母婴保健医学技术鉴定管理办法》规定，县级以上地方人民政府可以设立母婴保健医学技术鉴定委员会，负责对本行政区域内有异议的婚前医学检查、遗传病诊断、产前诊断结果和有异议的下一级医学技术鉴定结论进行医学技术鉴定。母婴保健医学技术鉴定委员会分为省、市、县三级。

医学技术鉴定委员应当由妇产科、儿科、妇女保健、儿童保健、生殖保健、医学遗传、神经病学、传染病学等医学专家组成。从事医学技术鉴定的人员，必须由具有以下条件的人员担任：①具有认真负责的精神和良好的医德风尚；②具有丰富的医疗保健实践经验和相关学科理论知识；③县级应具有主治医师以上的专业技术职务，市级应具有副主任以上的专业技术职务，省级应具有主任或教授技术职务。医学技术鉴定委员会的组成人员，由卫生行政部门提名，同级人民政府聘任，组成人员任期4年，可以连任。

（三）医学技术鉴定的程序

公民对许可的医疗保健机构出具的婚前医学检查、遗传病诊断、产前诊断结果持有异议的，可在接到诊断结果证明之日起15日内，向当地医学技术鉴定委员会办事机构提出书面申请，同时填写母婴保健医学技术鉴定申请表提供与鉴定有关的材料。医学技术鉴定委员会应当在接到母婴保健医学技术鉴定申请表之日起30日内作出医学技术鉴定结论，如有特殊情况，最长不得超过90日。如鉴定有困难，可向上一级医学技术鉴定委员会提出鉴定申请，上级鉴定委员会在接到鉴定申请后30日内作出鉴定结论。如省级技术鉴定有困难，可转至有条件的医疗保健机构进行检查确诊，出具检测报告，由省级医学技术鉴定委员会作出鉴定结论。

医学技术鉴定委员会进行医学技术鉴定时必须有5个以上相关专业医学技术鉴定委员会

成员参加。参加鉴定人员中与当事人有利害关系的，应当回避。医学技术鉴定委员会成员在发表鉴定意见前，可以要求当事人及有关人员到会陈述理由和事实经过，当事人应当如实回答提出的询问。当事人无正当理由不到会的，鉴定仍可照常进行。医学技术鉴定委员会成员发表医学技术鉴定意见时，当事人应当回避。鉴定委员会成员应当在鉴定结论上署名；不同意见应当如实记录。鉴定委员会根据鉴定结论向当事人出具鉴定意见书。

当事人对鉴定结论有异议的，可在接到母婴保健医学技术鉴定证明之日起 15 日内向上一级医学技术鉴定委员会申请重新鉴定。省级医学技术鉴定委员会的医学技术鉴定结论，为最终鉴定结论。

第三节 母婴保健监督管理

一、母婴保健监督管理机构及职责

（一）国务院卫生行政部门及其职责

《母婴保健法》规定，卫生部主管全国母婴保健工作，其他有关部门在各自职责范围内，配合卫生行政部门做好母婴保健工作。其主要职责是：①执行《母婴保健法》及其实施办法；②制定《母婴保健法》配套规章及技术规范，并负责解释；③按照分级分类指导原则制定全国母婴保健工作发展规划和实施步骤；④组织推广母婴保健适宜技术并进行评价；⑤对母婴保健工作进行监督管理。

（二）县级以上卫生行政部门及其职责

县级以上地方人民政府卫生行政部门负责管理本辖区内母婴保健工作，并实施监督。其主要职责是：①依照《母婴保健法》及其实施办法以及国务院卫生行政部门规定的条件和技术标准，对从事母婴保健工作的机构和人员实施许可，并核发相应的许可证书；②对《母婴保健法》及其实施办法的执行情况进行监督检查；③对违反《母婴保健法》及其实施办法的行为，依法给予行政处罚；④负责母婴保健工作监督管理的其他事项。

二、母婴保健监督管理人员及职责

卫生监督管理人员在执行职务时，应当出示证件。卫生监督人员可以向医疗、保健机构了解情况，索取必要的资料，对母婴保健工作进行监督、检查，医疗、保健机构不得拒绝和隐瞒。卫生监督人员对医疗、保健机构提供的技术资料负有保密的义务。

第四节　法律责任

一、行政责任

　　医疗保健机构或者人员未取得母婴保健技术许可，擅自从事婚前医学检查、遗传病诊断、产前诊断、终止妊娠手术和医学技术鉴定或者出具有关医学证明的，由卫生行政部门给予警告，责令停止违法行为，没收违法所得；违法所得5 000元以上的，并处违法所得3倍以上5倍以下的罚款；没有违法所得或者违法所得不足5 000元的，并处5 000元以上2万元以下的罚款。

　　从事母婴保健技术服务的人员出具虚假医学证明文件的，依法给予行政处分；有下列情形之一的，由原发证部门撤销相应的母婴保健技术执业资格或者医师执业证书：①因延误诊治，造成严重后果的；②给当事人身心健康造成严重后果的；③造成其他严重后果的。

　　违反《母婴保健法》规定进行胎儿性别鉴定的，由卫生行政部门给予警告，责令停止违法行为；对医疗保健机构直接负责的主管人员和其他直接责任人员，依法给予行政处分。进行胎儿性别鉴定2次以上的或者以营利为目的进行胎儿性别鉴定的，由原发证机关撤销相应的母婴保健技术执业资格或者医师执业证书。

二、民事责任

　　母婴保健工作人员在诊疗护理过程中，因诊疗护理过失，造成病员死亡、残疾、组织器官损伤导致功能障碍的，应根据《医疗事故处理条例》的有关规定，承担相应的民事责任。

三、刑事责任

　　根据《母婴保健法》规定，取得相应合格证书从事母婴保健的工作人员由于严重不负责任，造成就诊人死亡或者严重损害就诊人身体健康的，依照《刑法》第335条医疗事故罪追究刑事责任。

　　未取得国家颁发的有关合格证书，施行终止妊娠手术或者采取其他方法终止妊娠，致人死亡、残疾、丧失或者基本丧失劳动能力的，依照《刑法》第336条的有关规定追究刑事责任；未取得医师执业资格的人擅自为其他人进行节育复通手术、假节育手术、终止妊娠手术或者摘取宫内节育器，情节严重的，处3年以下有期徒刑、拘役或者管制，并处或者单处罚金；严重损害就诊人身体健康的，处3年以上10年以下有期徒刑，并处罚金；造成就诊人死亡的，处10年以上有期徒刑，并处罚金。

【思考题】

1. 婚前保健有哪些内容？
2. 孕产期保健包括哪些内容？
3. 严禁采用技术手段对胎儿进行非医学需要的性别鉴定有哪些规定？

第十一章

职业病防治法律制度

随着我国经济建设的快速发展，职业种类、职业规模不断扩大，职业活动中存在的各种有害的化学、物理、生物因素以及在作业过程中产生的其他职业有害因素不断增长和翻新，逐渐成为危害劳动者身心健康和生活质量的主要因素，也严重妨碍了公民依法享有的劳动权利，其治疗和康复费用，给用人单位、劳动者和国家造成严重经济负担。目前我国职业病危害形势仍然十分严峻，突出表现在：职业病危害接触人数、患病人数和新发病人数居世界前列；职业病危害分布广，尤其是一些中小企业职业病危害严重；劳动者流动性大，自我保护意识低；严重职业病危害没有得到有效控制，如尘肺病依然是最严重的职业病，急性职业中毒居高不下，职业病已成为危害我国劳动者健康的主要卫生问题之一。为了预防、控制和消除职业病危害，保护劳动者健康及其相关权益，促进经济发展，党和政府非常重视职业病的防治工作，先后颁布了一系列职业病防治法规和规章，规定职业病的范围、报告办法、诊治及职业病患者的处理等。

第一节 概 述

一、职业病防治法的概念

职业病防治法是调整预防、控制和消除职业危害，防治职业病，保护劳动者健康，促进经济发展活动中所产生的各种社会关系的法律规范的总称。

职业病，是指企业、事业单位和个体经济组织的劳动者在职业活动中，因接触粉尘、放射性物质和其他有毒、有害物质等因素而引起的，并列入国家公布的职业病范围的疾病。据统计，自新中国成立以来至 1992 年，我国颁发的职业卫生法规共计 49 件，如 1984 年国务院下发了《关于加强防尘防毒工作的决定》，1987 年国务院发布了《尘肺病防治条例》，卫生部根据国家法规和有关政策等，也颁布了一系列规范性文件，如《职业病诊断管理办法》、《劳动卫生工作规范》、《职业病报告办法》等，使我国的职业病防治逐步走上法制管理的轨道。为了更有效地控制职业危害，防治职业病，进一步完善职业病相关的立法，2001 年 10 月 27 日第九届全国人民代表大会常务委员会第二十四次会议通过并公布了《中华人民共和国职业病防治法》，自 2002 年 5 月 1 起施行。这是我国第一部全面规范职业病防治活动的法律，它确立了职业病防治法律制度，为职业病防治提供了法律保障，具有重要的现实意义，并且将会产生深远的影响。同时，卫生部相继发布了《国家职业卫生标准管理办法》、《职业病危害项目申报管理办法》、《建设项目职业病危害分类管理办法》、《职业健康监护管理办法》、《职业病诊断与鉴定管理办法》、《职业病危害事故调查处理办法》等相应规章。全国许多省、自治区、直辖市，结合本地区的实际情况，制定发布了地方职业病防治条例。此外，我国也制定了 224 项国家职业卫生标准和行业卫生标准，同时还研制出 120 项工业企业设计卫生标准和 72 项职业病诊断标准。

二、职业病的范围

职业危害因素是发生职业病的直接原因。职业危害因素按其来源可以分为三类：①生产工艺过程中的有害因素（主要包括：化学因素、物理因素、生物因素）。②劳动过程中产生的有害因素（主要包括：劳动组织和劳动制度不合理、劳动强度过大、过度精神或心理紧张、劳动时个别器官或系统过度紧张、长时间不良体位、劳动工具不合理等）。③生产环境中的有害因素（主要包括：自然因素环境、厂房建筑或布局不合理、来自其他生产过程散发的有害因素造成的生产环境污染等）。我国最为常见的职业危害有四种：一是粉尘危害，如尘肺、矽肺等，这是我国发病人数最多、最常见的职业病；二是毒物危害，主要是指急慢性中毒，如苯中毒、铅中毒；三是放射性危害，主要是由于电离辐射（包括 X 射线、γ 射线）导致的放射性疾病，如放射性白内障、放射性骨损伤、放射性甲状腺病；四是职业肿瘤，主要是通过在作业中接触一些致癌物质如石棉、芥子气、煤焦油、沥青、芳香胺类而诱发的职业性呼吸道肿瘤、职业性皮肤癌、职业性膀胱癌。

2002 年 4 月，卫生部、劳动保障部印发了《职业病目录》，将法定职业病调整为"职业中毒"、"尘肺"、"物理因素职业病"、"职业性传染病"、"职业性皮肤病"、"职业性耳鼻喉疾病"、"职业性眼病"、"职业性肿瘤"、"职业性放射病"及"其他职业病"十大类 115 种。

三、职业病防治的方针和原则

在《职业病防治法》的总则部分，明确规定我国职业病防治工作坚持预防为主、防治结合的方针，实行分类管理、综合治理的原则。

（一）职业病防治的方针

我国职业病防治工作坚持预防为主、防治结合的方针。

1. 坚持预防为主　预防为主，就是在整个职业病防治过程中，要把预防措施作为根本措施和首要环节放在先导地位，控制职业病危害源头，并在一切职业活动中尽可能控制和消除职业病危害因素的产生，使工作场所职业卫生防护符合国家职业卫生标准和卫生要求。预防的重点是放在控制和消除各类职业危害源头，将职业病危害从源头截断，最大限度地避免职业危害的产生，减少职业病的产生，减轻职业病的危害程度。这是一个对劳动者健康负责的、积极的、主动的方针，是职业卫生工作长期经验所证实应当采取的正确方针。实践证明，预防职业病危害不仅完全是可能的，而且，预防可以做到投入少、产出多、效益高。因此，必须增强前瞻意识，树立长远观点，克服短期行为，坚持预防为主的方针，积极主动地做好职业卫生预防工作。为了坚持预防为主、防治结合的方针，国家鼓励研制、开发、推广有利于职业病防治，保护和增进劳动者健康的新技术、新工艺、新材料。限制使用、淘汰职业病危害严重的生产工艺、技术和原材料。

坚持预防为主的措施主要有：

（1）职业病危害的源头控制：可能产生职业病危害的建设项目论证阶段的职业病危害预评价报告及其审核，职业病危害严重的建设项目职业卫生防护设施的设计审查和竣工验收前的职业病危害控制效果评价及竣工验收。

（2）职业病危害的特殊管理：对从事放射、高毒等作业实行特殊管理。

（3）职业病危害项目申报制度。

（4）依靠科技进步，研制、开发、推广、应用有利于职业病防治和保护劳动者健康的新技术、新工艺、新材料，提高职业病防治科学技术水平。

（5）用人单位职业卫生管理：制定职业病防治计划和实施方案；强化工作场所防护设施和个人防护用品的管理，完善职业卫生操作规范；严格遵守职业病危害因素检测及评价制度、职业卫生管理制度；建立健全职业病危害事故应急救援预案。

（6）劳动者职业卫生权利保障：落实劳动者的知情权，职业健康检查，职业健康监护，职业健康教育，职业卫生培训，未成年人、孕妇、哺乳期的女职工和职业禁忌者的职业健康特殊保护等。

（7）国家实行职业卫生监督制度。

（8）社会监督与民主管理。

2. 坚持防治结合 所谓防治结合是指既要预防职业病危害的产生，又要在职业病危害产生后，尽可能降低职业病危害的后果和损失。职业病防治工作坚持预防为主、防治结合的方针，必须正确处理防与治的关系，既不能轻防重治，不防只治，也不能只防不治，轻视对职业病危害的治理或者劳动者职业病的检查诊断与治疗康复；不能把防与治对立起来或者相互分离，要把两者有机地结合起来。

（二）职业病防治的原则

由于职业病危害因素种类繁多，危害的性质、途径和程度千差万别，造成的职业病危害很复杂，需要采取的职业病危害防治措施也相应不同。为了加强职业病危害防治的针对性和实效性，切实保障劳动者的健康，减少职业病危害造成的经济损失和社会影响，提高防治效果，必须对职业病危害实行分类管理、综合治理。

1. 分类管理 分类管理，是指按职业病危害因素的种类、性质、毒性、危害程度及对人体健康造成的损害后果确定类别，采取不同的管理方法。分类管理的主要内容有：

（1）建设项目分类管理；

（2）职业病危害项目申报制度；

（3）对从事放射、高毒等作业实行特殊管理；

（4）职业病的分类和目录。

2. 综合治理 综合治理，是指在职业病防治活动中采取一切有效的管理和技术措施，包括立法、行政、经济、科技、民主管理和社会监督等，并将其纳入法制化统一监督管理的轨道，对职业病危害所进行的治理。包括政府的规划管理与组织领导、卫生行政部门的统一监督管理、有关部门在各自的职责范围内分工监督管理、用人单位自律管理、职业卫生技术服务、工会组织的督促与协助、劳动者的民主监督等。

四、劳动者职业卫生保护权利

《职业病防治法》明确规定了劳动者享有职业卫生保护的权利。劳动者依法享有职业卫生保护的权利包括：①获得职业卫生教育、培训。②获得职业健康检查，职业病诊疗、康复等职业病防治服务。③了解工作场所产生或者可能产生的职业病危害因素、危害后果和应当采取的职业病防护措施。④要求用人单位提供符合防治职业病要求的职业病防护设施和个人使用的职业病防护用品，改善工作条件。⑤对违反职业病防治法律、法规以及危及生命健康的行为提出批评、检举和控告。⑥拒绝违章指挥和强令进行没有职业病防护措施的作业。⑦参与用人单位职业卫生工作的民主管理，对职业病防治工作提出意见和建议。为确保劳动者能真正行使这些权利，《职业病防治法》规定，因劳动者依法行使正当权利而降低其工资、福利等待遇或者解除、终止与其订立的劳动合同的，其行为无效。

第二节 职业病防治中的主要制度

一、前期预防制度

前期预防可以起到事半功倍的作用，是职业病防治工作最有效最经济的措施，是职业病防治法的核心内容。所谓前期预防是指用人单位在设立单位时，应当预先配备卫生防护设施，以使工作场所的职业病危害因素浓度（或强度）达到国家职业卫生标准和要求，同时还要求其生产布局应将有害与无害作业分开，应配有更衣间、洗浴间、孕妇休息间等卫生设施，使用的设备、工具、用具等也应符合劳动者的生理、心理健康要求等。

（一）职业病危害预评价报告

从源头上控制产生职业病危害是职业病防治工作的重点，因此，《职业病防治法》规定，按照职业病防治法的要求，新建、扩建、改建建设项目和技术改造、技术引进项目可能产生职业病危害的，建设单位在可行性论证阶段应当向卫生行政部门提交职业病危害预评价报告。卫生行政部门应当自收到职业病危害预评价报告之日起三十日内，作出审核决定并书面通知建设单位。未提交预评价报告或者预评价报告未经卫生行政部门审核同意的，有关部门不得批准建设项目。

职业病危害预评价报告应当对建设项目可能产生的职业病危害因素及其对工作场所和劳动者健康的影响作出评价，确定危害类别和职业病防护措施。职业病危害预评价报告应由依法取得省级以上人民政府卫生行政部门资质认证的职业卫生技术服务机构进行。

（二）职业病危害项目的申报制度

为了加强职业病危害项目的监督管理，《职业病防治法》规定，用人单位设有依法公布的职业病目录所列职业病危害项目的，应当及时、如实向卫生行政部门申报，接受监督。职业病危害项目申报的主要内容是：①用人单位的基本情况；②工作场所职业病危害因素种类、浓度或强度；③产生职业病危害因素的生产技术、工艺和材料；④职业病危害防护设施、应急救援设施。

（三）工作场所的基本要求

《职业病防治法》规定，对可能产生职业病危害的工作场所的设置，用人单位除应符合法律、行政法规规定的设立条件外，还要符合下列职业卫生要求：

1. 职业病危害因素的强度或者浓度符合国家职业卫生标准；
2. 有与职业病危害防护相适应的设施；
3. 生产布局合理，符合有害与无害作业分开的原则；
4. 有配套的更衣间、洗浴间、孕妇休息间等卫生设施；
5. 设备、工具、用具等设施符合保护劳动者生理、心理健康的要求；
6. 法律、行政法规和国务院卫生行政部门关于保护劳动者健康的其他要求。

（四）建设项目职业病危害的管理

建设项目的职业病危害防护措施，应当与主体工程同时设计。《职业病防治法》规定：任何建设项目的职业病防护设施所需费用应当纳入建设项目工程预算，并与主体工程同时设计，同时施工，同时投入生产和使用；职业病危害严重的建设项目的防护设施设计，应当经卫生行政部门进行卫生审查，符合国家职业卫生标准和卫生要求的，方可施工；建设项目在竣工验收前，建设单位应当对建设项目进行职业病危害控制效果评价。建设项目竣工验收时，其职业病防护设施经卫生行政部门验收合格后，方可投入正式生产和使用。建设项目未经卫生验收或验收不合格的，不得投入生产或使用。职业病危害控制效果评价应由依法取得省级以上人民政府卫生行政部门资质认证的职业卫生技术服务机构进行。国家对从事放射、高毒等作业实行特殊管理。

二、劳动过程的职业病防护与管理制度

劳动过程的职业病防护与管理是《职业病防治法》中前期预防的延伸，是对用人单位应履行的义务和责任的具体规定。我国实行用人单位职业病防治责任制。《职业病防治法》要求用人单位应当设置或者指定职业卫生管理机构或者组织，配备专职或者兼职的职业卫生专业人员，负责本单位的职业病防治工作；制定职业病防治计划和实施方案；建立、健全职业卫生管理制度和操作规程；建立、健全职业卫生档案和劳动者健康监护档案；建立、健全工作场所职业病危害因素监测及评价制度；建立、健全职业病危害事故应急救援预案。用人单位应当为劳动者创造符合国家职业卫生标准和卫生要求的工作环境和条件，并采取措施保障劳动者获得职业卫生保护。

（一）职业病防治管理措施

用人单位应当采取下列职业病防治管理措施：

1. 设置或者指定职业卫生管理机构或者组织，配备专职或者兼职的职业卫生专业人员，负责本单位的职业病防治工作；

2. 制定职业病防治计划和实施方案；

3. 建立、健全职业卫生管理制度和操作规程；

4. 建立、健全职业卫生档案和劳动者健康监护档案；

5. 建立、健全工作场所职业病危害因素监测及评价制度；

6. 建立、健全职业病危害事故应急救援预案。

（二）职业危害告知制度

1. 设置警示标志　产生职业病危害的用人单位，应当在醒目位置设置公告栏，公布有关职业病防治的规章制度、操作规程、职业病危害事故应急救援措施和工作场所职业病危害因素检测结果；对产生严重职业病危害的作业岗位，应当在醒目位置设置警示标识和中文警示说明。警示说明应当载明产生职业病危害的种类、后果、预防以及应急救治措施等内容。

2. 劳动合同内容要求　用人单位与劳动者订立劳动合同或者聘用合同时，应当将工作过程中可能产生的职业病危害及其后果、职业病防护措施和待遇等如实告知劳动者，并在劳动合同中写明，不得隐瞒或者欺骗。劳动者在已订立劳动合同期间因工作岗位或者工作内容变更，从事与所订立劳动合同中未告知的存在职业病危害的作业时，用人单位应当依照前款规定，向劳动者履行如实告知的义务，并协商变更原劳动合同相关条款。此外，用人单位不得安排未成年工从事接触职业病危害的作业；不得安排孕期、哺乳期的女职工从事对本人和胎儿、婴儿有危害的作业。

3. 设备中文说明书　向用人单位提供可能产生职业病危害设备的，应当提供中文说明书，并在设备的醒目位置设置警示标识和中文警示说明。警示说明应当载明设备性能、可能产生的职业病危害、安全操作和维护注意事项、职业病防护以及应急救治措施等内容。向用人单位提供可能产生职业病危害的化学品、放射性同位素和含有放射性物质的材料的，应当提供中文说明书。说明书应当载明产品特性、主要成分、存在的有害因素、可能产生的危害后果、安全使用注意事项、职业病防护以及应急救治措施等内容。产品包装应当有醒目的警示标识和中文警示说明。贮存上述材料的场所应当在规定的部位设置危险物品标识或者放射性警示标识。

国内首次使用或者首次进口与职业病危害有关的化学材料，使用单位或者进口单位按照国家规定经国务院有关部门批准后，应当向国务院卫生行政部门报送该化学材料的毒性鉴定以及经有关部门登记注册或者批准进口的文件等资料。

（三）职业病危害因素监测、检测与评价

用人单位对职业病防护设备、应急救援设施和个人使用的职业病防护用品，应当进行经常性的维护、检修，定期检测其性能和效果，确保其处于正常状态，不得擅自拆除或者停止使用；应当实施由专人负责的职业病危害因素日常监测，并确保监测系统处于正常运行状态。用人单位依据国务院卫生行政部门的规定，由专人负责定期对工作场所进行职业病危害因素监测、评价。监测、评价结果存入用人单位职业卫生档案，定期向所在地卫生行政部门报告并向劳动者公布。职业病危害因素检测、评价由依法设立的取得省级以上人民政府行政部门资质认证的职业卫生技术服务机构进行。该机构所作检测、评价应当客观、真实。用人单位发现工作场所职业病危害因素不符合国家职业卫生标准和职业卫生要求时，应立即采取相应治理措施，仍不符合要求的，必须停止存在职业病危害因素的作业；职业病危害因素经治理后，符合国家职业卫生标准和职业卫生要求的，方可重新作业。

（四）职业卫生培训

用人单位的负责人应当接受职业卫生培训，遵守职业病防治法律、法规，依法组织本单位的职业病防治工作。用人单位应当对劳动者进行上岗前的职业卫生培训和在岗期间的定期职业卫生培训，普及职业卫生知识，督促劳动者遵守职业病防治法律、法规、规章和操作规程，指导劳动者正确使用职业病防护设备和个人使用的职业病防护用品。

（五）职业健康监护

用人单位应当为劳动者建立职业健康监护档案，并按照规定的期限妥善保存。职业健康监护档案应当包括劳动者的职业史、职业病危害接触史、职业健康检查结果和职业病诊疗等有关个人健康资料。劳动者离开用人单位时，有权索取本人职业健康监护档案复印件，用人单位应当如实、无偿提供，并在所提供的复印件上签章。

对于从事职业病危害作业的劳动者，用人单位应依据国务院卫生行政部门的规定组织上岗前、在岗期间和离岗时的职业健康检查，并将检查结果如实告知劳动者，职业健康检查费用由用人单位承担。未经岗前职业健康检查的劳动者不得从事接触职业病危害的作业；未进行离岗前职业健康检查的劳动者不得解除或终止劳动合同。不得安排有职业禁忌的劳动者从事其所禁忌的作业；发现与所从事的职业相关的健康损害的劳动者，应调离原工作岗位，并妥善安置。职业健康检查应由省级以上人民政府卫生行政部门批准的医疗卫生机构承担。

（六）职业病危害事故报告

发生或者可能发生急性职业病危害事故时，用人单位应当立即采取应急救援和控制措施，并及时报告所在地卫生行政部门和有关部门。卫生行政部门接到报告后，应当及时会同有关部门组织调查处理；必要时，可以采取临时控制措施。对遭受或者可能遭受急性职业病危害的劳动者，用人单位应当及时组织救治、进行健康检查和医学观察，所需费用由用人单位承担。

三、职业病诊断与职业病病人保障制度

（一）职业病诊断机构

职业病诊断是一项技术性很强的工作，应当由省级以上人民政府卫生行政部门批准的医疗卫生机构承担。由于劳动者的流动性很大，为了保护劳动者权益，方便劳动者进行职业病诊断，《职业病防治法》规定，劳动者可以在用人单位所在地或者本人居住所在地依法承担职业病诊断的医疗卫生机构进行职业病诊断。

（二）职业病诊断

职业病诊断比较复杂，其结果往往关系到职业病病人的待遇和保障，需要严格管理规范，要严格按照国务院卫生行政部门制定的职业病诊断标准和职业病诊断、鉴定办法进行职业病诊断。

1. 职业病诊断标准　职业病诊断标准和职业病诊断、鉴定办法由国务院卫生行政部门制定。职业病伤残等级的鉴定办法由国务院劳动保障行政部门会同国务院卫生行政部门制定。职业病的诊断应综合考虑以下因素：①病人的职业史；②职业病危害接触史和现场危害调查与评价；③临床表现以及辅助检查结果等。没有证据否定职业病诊断实行归因推定诊断，即没有证据否定职业病危害因素与病人临床表现之间的必然联系的，在排除其他致病因素后，应当诊断为职业病。

2. 职业病诊断程序　职业病诊断是一项技术性很强的工作，承担职业病诊断的机构应当组织三名以上取得职业病诊断资格的执业医师集体诊断；职业病诊断证明书应当由参与诊断的医师共同签署，并要求承担职业病诊断的医疗卫生机构审核盖章。

（1）申请　申请职业病诊断时应当提供材料：职业史、既往史；职业健康监护档案复印件；职业健康检查结果；工作场所历年职业病危害因素检测、评价资料；诊断机构要求提供的其他必需的有关材料。用人单位和有关机构应当按照诊断机构的要求，如实提供必要的资料。

（2）受理　对当事人所提供资料审核符合要求的，予以受理；不符合要求的应当通知当事人予以补正。没有职业病危害接触史或者健康检查没有发现异常的，诊断机构可以不予受理。

（3）诊断　职业病诊断应当依据职业病诊断标准，结合职业病危害接触史、工作场所职业病危害因素检测与评价、临床表现和医学检查结果等资料，进行综合分析。

（三）职业病诊断争议的鉴定

当事人对职业病诊断有异议的，可以向作出诊断的医疗卫生机构所在地地方人民政府卫生行政部门申请鉴定。职业病诊断争议由设区的市级以上地方人民政府卫生行政部门根据当事人的申请，组织职业病诊断鉴定委员会进行鉴定。如果当事人对设区的市级职业病诊断鉴定委员会的鉴定结论不服，可以向省、自治区、直辖市人民政府卫生行政部门申请再鉴定。职业病诊断鉴定委员会由相关的专家组成。省、自治区、直辖市人民政府卫生行政部门应当设立相关的专家库，由发生职业病诊断争议的当事人或者当事人委托有关卫生行政部门从专家库中以随机抽取的方式确定参加诊断鉴定委员会的专家。委员会专家应依据国务院卫生行政部门颁布的职业病诊断标准和职业病诊断、鉴定办法进行诊断鉴定，并出具职业病诊断鉴定书。职业病诊断鉴定费用由用人单位承担。

职业病诊断鉴定委员会的专家应遵守职业道德，客观公正地进行诊断鉴定，并承担相应的责任。不得私下接触当事人，与当事人有利害关系的，应当回避。

（四）职业病病人的报告制度

用人单位和医疗卫生机构发现职业病病人或者疑似职业病病人时，应及时向所在地卫生行政部门报告。确诊为职业病的，用人单位还应向所在地劳动保障行政部门报告。县级以上地方人民政府卫生行政部门负责本行政区域的职业病统计报告的管理工作，并按照规定上报。卫生行政部门和劳动保障行政部门接到报告后，应当依法作出处理。

（五）职业病病人的保障

为做好职业病防治工作，保护劳动者的合法权益，妥善处理和安置好职业病患者，《职业病防治法》规定，职业病病人依法享受国家规定的职业病待遇。

1. 疑似职业病病人的保障　医疗卫生机构发现疑似职业病病人时，应告知劳动者本人和用人单位。用人单位应及时安排对疑似职业病病人进行诊断；在疑似职业病病人诊断或者医学观察期间，不得解除或者终止劳动合同。疑似职业病病人在诊断、医学观察期间的费用，由用人单位承担。

2. 职业病病人的保障　被确诊为职业病的劳动者依法享有国家规定的职业病待遇，具体包括以下内容：用人单位应当按照国家有关规定，安排职业病病人进行治疗、康复和定期检查；用人单位对不适宜继续从事原工作的职业病病人，应当调离原岗位，并妥善安置；职业病病人的诊疗、康复费用，伤残以及丧失劳动能力的职业病病人的社会保障，按照国家有关工伤社会保险的规定执行；劳动者被诊断患有职业病，但用人单位没有依法参加工伤社会保险的，其医疗和生活保障由最后的用人单位承担。最后的用人单位有证据证明该职业病是先前用人单位的职业病危害造成的，由先前的用人单位承担。此外，用人单位发生分立、合并、解散、破产等情形的，应按国家有关规定妥善安置职业病病人。职业病病人变动工作单位，其依法享有的待遇不变。

第三节　职业病防治监督检查

一、职业卫生监督执法机构及职责

国家实行职业卫生监督制度。国务院卫生行政部门统一负责全国职业病防治的监督管理工作，国务院有关部门在各自的职责范围内负责职业病防治的有关监督管理工作。县级以上地方人民政府卫生行政部门负责本行政区域内职业病防治的监督管理工作。县级以上地方人民政府有关部门在各自的职责范围内负责职业病防治的有关监督管理工作。县级以上人民政府卫生行政部门依照职业病防治法律、法规、国家职业卫生标准和职业卫生要求，依据职责划分，对职业病防治工作及职业病危害检测、评价活动进行监督检查。

卫生行政部门履行监督检查职责时，有权采取下列措施：①进入被检查单位和职业病危害现场，了解情况，调查取证；②查阅或者复制与违反职业病防治法律、法规的行为有关的资料和采集样品；③责令违反职业病防治法律、法规的单位和个人停止违法行为。

发生职业病危害事故或者有证据证明危害状态可能导致职业病危害事故发生时，卫生行政部门可以采取下列临时控制措施：①责令暂停导致职业病危害事故的作业；②封存造成职业病危害事故或者可能导致职业病危害事故发生的材料和设备；③组织控制职业病危害事故现场。

对于从事职业病防治法规定的技术服务和医疗卫生机构，省级以上卫生行政部门对下列情况进行监督检查：①是否按照规定经过资质认证或者批准；②是否在认证或者批准的范围内开展服务；③是否建立服务档案，保存相关数据资料。

二、职业卫生监督执法人员及职责

职业病防治技术规范多，专业性强，职业卫生监督执法人员应当依法经过资格认定，只有符合相关的规范条件和要求的才能上岗执法。在执行公务时应出示监督执法证件，严格遵守执法规范，涉及用人单位的秘密时应当保密。其具体职责就是履行卫生行政部门交付的任务，作为卫生行政部门职责的执行者，职业卫生监督执法人员不得有以下行为：对不符合法定条件的，发给建设项目有关证明文件、资质证明文件或者予以批准；对已经取得有关证明文件的，不履行监督检查职责；发现用人单位存在职业病危害的，可能造成职业病危害事故，不及时依法采取控制措施；其他违反职业病防治法的行为。

第四节　法律责任

一、行政责任

对违反《职业病防治法》的建设单位和用人单位，县级以上卫生行政部门可以视其情节轻重，给予警告，责令限期改正；逾期不改正的，处以罚款；情节严重的，责令停止产生职业病危害的作业，或者提请有关人民政府按照国务院规定的权限责令停建、关闭。

未取得职业卫生技术服务资质认证擅自从事职业卫生技术服务的，或者医疗卫生机构未经批准擅自从事职业健康检查、职业病诊断的，由卫生行政部门责令立即停止违法行为，没收违法所得，并处罚款；情节严重的，对直接负责的主管人员和其他直接责任人员，依法给予降级、撤职或者开除的处分。

从事职业卫生技术服务的机构和承担职业健康检查、职业病诊断的医疗卫生机构，超出资质认证或者批准范围从事职业卫生技术服务或者职业健康检查、职业病诊断的，不按照规定履行法定职责的，出具虚假证明文件的，由卫生行政部门责令立即停止违法行为，给予警告，没收违法所得，并处罚款；情节严重的，由原认证或者批准机关取消其相应的资格；对直接负责的主管人员和其他直接责任人员，依法给予降级、撤职或者开除的处分。

职业病诊断鉴定委员会组成人员收受职业病诊断争议当事人的财物或者其他好处的，给予警告，没收收受的财物，可以并处罚款，取消其担任职业病诊断鉴定委员会组成人员的资格，并从省、自治区、直辖市人民政府卫生行政部门设立的专家库中予以除名。

用人单位和医疗卫生机构未按照规定报告职业病、疑似职业病的，由卫生行政部门责令限期改正，给予警告，可以并处罚款；对直接负责的主管人员和其他直接责任人员，可以依法给予降级或者撤职的处分。卫生行政部门不按照规定报告职业病和职业病危害事故的，由上一级卫生行政部门责令改正，通报批评，给予警告；虚报、瞒报的，对单位负责人、直接负责的主管人员和其他直接责任人员依法给予降级、撤职或者开除的行政处分。

二、民事责任

经法定程序确认造成劳动者患职业病或者其他职业性健康损害的建设单位和用人单位，应依法承担民事赔偿责任。职业病病人除依法享有工伤社会保险外，依照有关民事法律，尚有获得赔偿的权利，有权依法向相关单位提出赔偿要求。

三、刑事责任

用人单位违反《职业病防治法》规定，造成重大职业病危害事故或者其他严重后果，构成犯罪的，依法追究直接负责的主管人员和其他直接责任人员的刑事责任。

从事职业卫生技术服务的机构和承担职业健康检查、职业病诊断的医疗卫生机构超出资质认证或者批准范围从事职业卫生技术服务或者职业健康检查、职业病诊断，不按照规定履行法定职责，出具虚假证明文件，构成犯罪的，依法追究刑事责任。

卫生行政部门及其职业卫生监督执法人员有下列行为之一，导致职业病危害事故发生，构成犯罪的，依法追究刑事责任：①对不符合法定条件的，发给建设项目有关证明文件、资质证明文件或者予以批准；②对已经取得有关证明文件的，不履行监督检查职责；③发现用人单位存在职业病危害的，可能造成职业病危害事故，不及时依法采取控制措施；④其他违反《职业病防治法》的行为。

【思考题】

1. 什么是职业病、职业病防治法？
2. 职业病的范围和种类有哪些？
3. 职业病的前期防护措施有哪些？
4. 劳动过程中的防护和管理是怎么规定的？
5. 对劳动者的健康管理都包括哪些内容？
6. 职业病的诊断机构和标准是什么？
7. 如何处理职业病诊断争议？
8. 职业病病人的保障措施有哪些？

第十二章
医学发展与法律

第一节　器官移植与立法

一、概述

　　器官移植是指通过手术等方法，替换体内已损伤的、病态的或者衰竭的器官，以达到治疗目的的一种医疗措施。依据器官来源的不同，可以分为活体器官移植和人工器官移植。其中，活体器官移植可分为同种器官移植与异种器官移植，而同种器官移植又可以分为自体器官移植和异体器官移植。在临床上，器官移植包括脏器移植、组织移植和细胞移植三种类型。基于医疗技术临床应用要求的不同和在社会伦理、法律问题上的差异，通常所称器官移植实际仅指同种异体脏器移植，即采取手术方法，切取人体器官捐献人具有特定功能的器官的全部或部分，将其植入接受人身体，替换其已损伤的、病态的或衰竭的器官，以救治其疾病。

　　器官移植是 20 世纪以来医学领域的一项具有划时代意义的新技术，它为人类医学救死扶伤带来了革命性变化。自 1954 年美国医生约瑟夫·默里第一次成功实施第一例同卵双生子之间的肾移植以来，伴随新的免疫抑制药物研制与应用、组织配型能力以及外科手术的改进与提高，器官移植蓬勃发展，它已成为现代医学延长患者生命的重要手段。据全球移植中心名录的统计，迄今已有 60 余万名身患不治之症者通过器官移植获得了第二次生命。目前，人体内除了神经系统以外的所有器官和组织都可以移植，尤其以肾移植应用最为广泛。统计表明，肾移植人数已经超过 10 万，5 年以上存活率已接近 90%。器官移植使人类崇高的医学人道主义精神得到更加充分的体现，使有限的医疗卫生资源发挥出更大的效益，作为 20 世纪人类医学三大进步之一，器官移植技术迅速发展，器官移植取得了很大成就。在我国，器官移植工作于 20 世纪 60 年代起步，进入本世纪后获得快速发展。目前，国际上所有类型的器官移植我国都能施行，每年有超过 1 万例不同类型的器官移植，开展器官移植的数量仅次于美国，是世界第二大器官移植大国。无论在手术方面还是抗排斥反应措施方面，我国器官移植技术紧跟时代前沿，器官移植的成功率和存活率已经接近或达到国际先进水平。

二、器官移植的法律问题

　　器官移植改变了传统的药物救治方法，为许多患不治之症的患者带来了生的希望和可能，为医治某些疾病开辟了广阔前景。但同时，器官移植过程也带来诸多复杂的法律问题，特别集中在人体器官的来源上，表现为器官采集的合法性等问题，诸如：公民是否承担提供器官的义务？未成年人是否可以捐献器官？胎儿是否可以提供器官？可否采取强制措施摘取尸体器官？何种情况下采集器官才具有合法性？器官提供者与器官接受人之间的权利与义务如何界定？病人对其废弃器官是否拥有所有权？人体器官可否买卖？开展器官移植的医疗机构与医务人员是否实施资格准入？如何确保移植器官分配的公正、公开与公平？参与器官移植过程的各方主体权益如何保障、责任如何承担？都需要通过相应的法律法规予以明确规范，以确保器官移植技术的应用与发展符合人权保障要求，符合医学人道主义发展的本意。

在器官移植临床实践中，最突出的问题是供体器官的获得，用于临床移植的器官来源严重不足已成为世界性难题。在美国，由于缺乏可供移植的器官，每年约有31.1%的患者在等待心脏移植的过程中死亡，23.2%的患者在等待肝移植的过程中死亡。尤其严重的是等待器官移植的患者每年以20%的速度增加，但器官来源不增反降。在我国，每年约有150万人因末期器官功能衰竭需要器官移植，但每年能使用的器官数量仅1万左右；有400万白血病患者等待骨髓移植，但全国骨髓库的资料仅3万份，大量患者因等不到器官而死亡。总体而言，器官来源只有活体捐献和尸体获取两种途径，而对于人体独一无二的器官只能取自尸体。不同的风俗习惯、宗教信仰以及文化传统影响下，人们对器官捐献的观念差异明显，远未形成良好的社会共识，多方面原因造成移植器官的严重短缺。由于移植器官供求的巨大矛盾，在阻碍器官移植发展的同时，也引发了一系列严重的社会问题。例如，由于移植器官供不应求，出现了器官商业化现象，巨大的市场利益诱惑引发了严重的违法犯罪行为，出现了盗窃人体器官、买卖人体器官，甚至人口买卖等严重侵犯人权的现象。这些现象引起了各国的高度关注，为引导和确保器官移植技术的健康发展，开展器官移植的世界各国纷纷加大了立法的进程，强化了对器官移植的法律规范与监督管理。

三、国外器官移植的法律规定

开展器官移植的大多数国家都先后针对器官移植过程中产生的各种突出问题予以立法，在规范器官移植工作的同时，也促进了器官移植的有序发展。英国于1952年制定《角膜移植法》，1961年制定《人体组织法》，1989年通过《人体器官移植法》；美国在1968年通过《统一人体组织捐献法》，1984年制定《全美器官移植法》；新加坡于1987年颁行《器官移植法》；日本也在1997年修订实施新的《器官移植法》。各国立法具体内容虽有差异，但大都涉及器官捐献的条件、原则、程序，器官移植的原则、程序、审核以及脑死亡标准等主要内容。

（一）器官来源

1. 自愿捐献 即由死者生前自愿或者其家属自愿将死者器官捐献给他人。各国倡导加大自愿捐献器官的广泛宣传，并在立法中强调自愿和知情同意两大基本原则。死者生前同意捐献的则可摘取其遗体器官；死者生前明确表示不愿捐献器官的，必须尊重其意愿，任何人不得摘取其器官；死者生前未作同意或不同意表示的，其家属可以自愿作出捐献与否的决定。美国《统一人体组织捐献法》对此的规定具有典型性和示范性。对于活体器官的采集，许多国家的法律规定了严格的条件，特别注重对供体权益的保护：必须优先考虑供体利益，并预料对供体的健康不会发生损害；该器官的移植足以挽救受体的生命或足以恢复受体的健康；必须经过知情同意的法定程序，确保供体是在真实自愿基础上作出捐献器官决定的；供体必须是达到法定年龄的成年人。

2. 推定同意 法律规定公民在生前未作出不愿意捐献器官表示的，可以被推定为同意捐献器官。推定同意适用于尸体器官捐献，有两种形式。其一是医师推定同意：法律授权给医师，只要死者生前未表示反对，医师就可以推定其同意而不必考虑死者亲属的意愿。其二是亲属推定同意：医师确认死者亲属无反对意见，推定其同意器官捐献。

（二）尸体器官分配

鉴于器官供不应求的现状，在尸体器官分配时应体现充分的公正与公平。为此，国际移植学会曾于1986年制定了分配尸体器官的指导准则。要求尽可能确保捐献器官的最佳利用，将器官分配给医学上最适合移植的患者；应组建区域性或全国性的器官分配网，并由该网做公平合理的分配；在分配的优先顺序上，遵循公正公平原则，排除任何政治、经济、观念等不正当的影响；从事器官移植的医师及有关人员不可以涉及器官买卖，在器官分配中，不可以有使自己或自己所属医院获利的行为。

（三）禁止器官买卖

人体器官不同于法律上的物，作为人格利益的体现，它是人格权的客体，不具有财产性，不能作为物进行商业买卖；否则，有违器官移植治病救人的崇高目的。任何买卖或变相买卖人体器官的行为都会受到公众指责，无论在什么情况下，买卖人体器官都应为法律所禁止。为此，世界卫生组织强烈呼吁制定禁止人体器官交易的全球性禁令，并敦促其成员国制定禁止器官买卖的法律。美国、法国、加拿大、中国等越来越多的国家先后通过法律明确禁止人体器官买卖。

四、我国器官移植立法概述

我国器官移植工作尽管起步较晚，但发展迅速。为保障器官移植工作规范、有序、健康发展，学术界进行了广泛的立法探讨。台湾地区在1987年公布了《人体器官移植条例》，1993年进行了修订；香港特别行政区于1997年颁行了《人体器官移植条例》。大陆地区在中央立法之前，各地方立法机关就器官移植立法进行了积极尝试。2000年12月，上海市人大常委会通过并颁布了大陆地区关于遗体捐献的第一部地方性法规《上海市遗体捐献条例》；2003年8月，深圳市人大常委会颁布了大陆地区第一部关于器官移植捐献的地方性法规。在吸收借鉴国内外器官移植立法经验基础上，经过广泛的意见征集，卫生部于2006年3月16日颁布《人体器官移植技术临床应用管理暂行规定》，并于2006年7月1日开始实施；2007年3月21日，国务院第171次常务会议审议并通过《人体器官移植条例》，2007年5月1日正式施行。此处重点介绍我国《人体器官移植条例》的法律规定。

（一）人体器官移植的界定

根据《人体器官移植条例》的规定，人体器官移植是指摘取人体器官捐献人具有特定功能的心脏、肺脏、肝脏、肾脏或者胰腺等器官的全部或者部分，将其植入接受人身体以代替其病损器官的过程。在我国境内从事人体器官移植，均适用《人体器官移植条例》，但从事人体细胞和角膜、骨髓等人体组织移植除外，不适用该条例。

《人体器官移植条例》明确规定，任何组织或者个人不得以任何形式买卖人体器官，不得从事与买卖人体器官有关的活动。政府各级卫生主管部门负责器官移植的监督管理工作，国家通过建立人体器官移植工作体系，开展人体器官捐献的宣传、推动工作，确定人体器官移植预约者名单，组织协调人体器官的使用。

（二）人体器官的捐献

1. 人体器官捐献的基本原则　人体器官捐献应当遵循自愿、无偿原则。公民享有捐献或者不捐献其人体器官的权利；任何组织或者个人不得强迫、欺骗或者利诱他人捐献人体器官。

2. 人体器官捐献主体的要求　捐献人体器官的公民应当具有完全民事行为能力；任何组织或者个人不得摘取未满18周岁公民的活体器官用于移植。公民捐献人体器官的意愿应获得充分的尊重：公民捐献其人体器官应当有书面形式的捐献意愿，对已经表示捐献其人体器官的意愿，有权予以撤销。公民生前表示不同意捐献其人体器官的，任何组织或者个人不得捐献、摘取该公民的人体器官；公民生前未表示不同意捐献其人体器官的，该公民死亡后，其配偶、成年子女、父母可以以书面形式共同表示同意捐献该公民人体器官的意愿。

3. 活体器官接受人的限制　活体器官的接受人仅限于活体器官捐献人的配偶、直系血亲或者三代以内旁系血亲，或者有证据证明与活体器官捐献人存在因帮扶等形成亲情关系的人员。

（三）人体器官的移植

1. 医疗机构从事人体器官移植的资质要求　从事人体器官移植的医疗机构原则上应为三级甲等医院，应依照《医疗机构管理条例》的规定，向所在地省级卫生主管部门申请办理人体器官移植诊疗科目登记。在符合所在地省级卫生行政部门报卫生部备案的人体器官移植技术临床应用规划，满足当地人体器官移植的医疗需求和合法的人体器官来源情况同时，还应当具备下列条件：有与从事人体器官移植相适应的执业医师和其他医务人员；有满足人体器官移植所需要的设备、设施；有由医学、法学等方面的专家组成的人体器官移植技术临床应用与伦理委员会，该委员会中从事人体器官移植的医学专家不超过委员人数的1/4；有完善的人体器官移植质量监控等管理制度。

对符合条件的医疗机构予以人体器官移植诊疗科目登记，并及时公布名单；已经办理登记的医疗机构不再具备登记条件时，应当停止从事人体器官移植，并向原登记部门报告。原登记部门自收到报告之日起2日内注销该医疗机构的人体器官移植诊疗科目登记，并予以公布。

2. 人体器官移植的定期报告与评估　从事人体器官移植的医疗机构应当定期将实施人体器官移植的情况向所在地省级卫生主管部门报告。省级卫生主管部门应当定期组织专家根据人体器官移植手术成功率、植入的人体器官和术后患者的长期存活率，对医疗机构的人体器官移植临床应用能力进行评估，并及时公布评估结果；对评估不合格的，由原登记部门撤销人体器官移植科目登记。

3. 人体器官移植的规则　医疗机构及其医务人员从事人体器官移植，应当遵守伦理原则和人体器官移植技术管理规范。

（1）术前的医学检查、风险评估与告知　实施人体器官移植手术的医疗机构及其医务人员应当对器官捐献人进行医学检查，对接受人因人体器官移植感染疾病的风险进行评估，并采取措施，降低风险；在摘取活体器官前，应当向活体器官捐献人说明器官摘取手术的风险、术后注意事项、可能发生的并发症及其预防措施等，并与捐献人签署知情同意书；查验活体器官捐献人同意捐献器官的书面意愿，活体器官捐献人与接受人存在法定关系的证明材料；确认除摘取器官产生的直接后果外不会损害活体器官捐献人其他正常的生理功能。

（2）摘取人体器官的申请与审查　在摘取活体器官前或者尸体器官捐献人死亡前，负责人体器官移植的执业医师应向所在医疗机构的人体器官移植技术临床应用与伦理委员会提出摘取人体器官审查申请。收到审查申请后，该委员会具体审核：人体器官捐献人的捐献意愿是否真实；有无买卖或者变相买卖人体器官的情形；人体器官的配型和接受人的适应证是否符合伦理原则和人体器官移植技术管理规范；经2/3以上委员同意，委员会方可出具同意摘取人体器官的书面意见。人体器官移植技术临床应用与伦理委员会不同意摘取人体器官的，医疗机构不得作出摘取人体器官的决定，医务人员不得摘取人体器官。

（3）摘取尸体器官的规定　摘取尸体器官，应当在依法判定尸体器官捐献人死亡后进行。从事人体器官移植的医务人员不得参与捐献人的死亡判定。从事人体器官移植的医疗机构及其医务人员应当尊重死者的尊严；对摘取器官完毕的尸体，应当进行符合伦理原则的医学处理，除用于移植的器官外，应当恢复尸体原貌。

（4）人体器官移植的费用问题　从事人体器官移植的医疗机构实施人体器官移植手术，除向接受人收取依法规定并公布的各项费用外，不得收取或者变相收取所移植人体器官的费用。

（5）当事人隐私权保护问题　从事人体器官移植的医务人员应当对人体器官捐献人、接受人和申请人体器官移植手术的患者的个人资料保密。

（6）器官移植的公平问题　申请人体器官移植手术患者的排序，应当符合医疗需要，遵循公平、公正和公开的原则。

（四）法律责任

1. 违法摘取人体器官的法律责任　违反规定，有下列情形之一，构成犯罪的，依法追究刑事责任：未经公民本人同意摘取其活体器官的；公民生前表示不同意捐献其人体器官而摘取其尸体器官的；摘取未满18周岁公民的活体器官的。

2. 买卖人体器官或者从事与买卖人体器官有关活动的法律责任　买卖人体器官或者从事与买卖人体器官有关活动的，由设区的市级以上地方卫生主管部门依照职责分工没收违法所得，并处交易额8倍以上10倍以下的罚款；医疗机构参与上述活动的，对负有责任的主管人员和其他直接责任人依法给予处分，并由原登记部门撤销该医疗机构人体器官移植诊疗科目登记，且在 3 年内不得再申请人体器官移植诊疗科目登记；医务人员参与上述活动的，由原发证部门吊销其执业证书。国家工作人员参与上述活动的，由有关国家机关依法给予撤职、开除的处分。

3. 医疗机构违反规定的法律责任　医疗机构未办理人体器官移植诊疗科目登记，擅自从事人体器官移植的，依照《医疗机构管理条例》的规定予以处罚。实施人体器官移植手术的医疗机构及其医务人员违反规定，未对人体器官捐献人进行医学检查或者未采取措施，导致接受人因移植手术感染疾病的，依照《医疗事故处理条例》规定予以处罚。对医疗机构违反人体器官移植诊疗科目登记管理、违反摘取人体器官的申请与审查规定、违反摘取尸体器官规定、违反定期报告制度、违反收费管理等情形，分别规定了不同程度的责任承担。

4. 医务人员违反规定的法律责任　对医务人员违反术前医学检查、告知说明义务，违反人体器官摘取及尸体器官摘取与处理要求，违反保密义务，违反从事器官移植人员与死亡判定人员分离规定等情形，分别规定了由县级以上地方卫生主管部门根据具体情节给予暂停执业直至吊销执业证书的处罚。

5. 国家机关工作人员违反规定的法律责任　国家机关工作人员在人体器官移植监督管理工作中滥用职权、玩忽职守、徇私舞弊，构成犯罪的，依法追究刑事责任；尚不构成犯罪的，依法给予处分。

第二节　脑死亡与立法

一、概述

脑死亡是指整个中枢神经系统的全部死亡，包括脑干在内的全脑机能不可逆转、永久性的丧失。按照死因分类，脑死亡可以分为原发性脑死亡和继发性脑死亡：前者是由原发性脑疾病或损伤引起；后者是由心、肺等脑外器官的原发性疾病或损伤使脑缺氧或代谢障碍导致。

千百年来，人们对死亡的理解就是以心肺死亡为标准，即心跳和呼吸停止作为死亡的主要标准。医学临床上也一直以心跳停止、呼吸和血压消失以及体温下降作为宣告死亡的依据。但现代医学技术的发展对传统的死亡观念和标准提出了挑战。在死亡这个分层次、分阶段的复杂过程中，心跳和呼吸的停止并不预示人作为一个整体死亡的必然发生，在心脏起搏器、人工呼吸机等先进医疗设备的帮助下，心跳和呼吸停止的病人还可以"起死回生"。尤其是心脏移植技术的临床应用，表明心脏并不与生命直接同一，这在根本上动摇了心肺死亡标准。正是在这样的背景下，死亡判定的新规则——脑死亡概念和标准应运而生。

对脑死亡的最早研究出现在 20 世纪 50 年代，1959 年法国学者在第 23 届国际神经学会上首次提出"昏迷过度"的概念并在报告中开始使用"脑死亡"一词。1966 年，国际医学界正式提出"脑死亡"概念。随着对脑死亡研究的深入，世界各国先后制定了 30 多种脑死亡诊断标准，其中，1968 年哈佛大学医学院死亡定义审查特别委员会首次提出的脑死亡诊断标准与世界卫生组织脑死亡标准得到多数认可。"哈佛标准"主要内容是：不可逆的深度昏迷，病人对外在刺激与内在需求无感受性，无反应；自发呼吸停止；脑干反射消失；脑电波图平坦。在"哈佛标准"颁布同年，世界卫生组织在日内瓦会议上通过一项脑死亡的指导原则，其判断标准是：对环境失去一切反应；完全没有反射和肌张力；自主呼吸停止；动脉压陡降和脑电图平直。在脑死亡定义及诊断标准上，各国尽管有差异，但对生命维系不可缺少的脑机能状态不可逆转这一点上是取得共识的。人脑作为生命中枢，脑死亡后，其他器官功能亦将不可逆转地相继丧失，生命不可恢复。人类选择脑死亡作为死亡判定标准，在医学发展史上将是一个全新的里程碑，在生命的终极存在方式理解上将带来全新的思维与观念。

二、确立脑死亡的意义

对于超越传统心肺死亡标准的脑死亡，不同文化传统、民族习惯、宗教信仰等多种因素影响下，人们会有种种不同的认识和理解，但在生命价值的终极关怀和社会发展的视野下，确立脑死亡在客观上具有多方面的现实意义。

（一）有利于医疗资源的合理使用

对脑死亡病人而言，生命已不可逆转，任何的抢救治疗措施都没有了客观的意义，只是通过大量医疗资源的耗费实施安慰性治疗而满足病人家属的某种自慰心理而已。如果确定脑死亡，就可以适时地终止对脑死亡病人的医疗措施，减少不必要的医疗支出，将有限的医疗资源用于那些需要救治且能够救治的病人，发挥出更大的效益。同时，对脑死亡病人家属而言，也可以一定程度上减轻其精神痛苦和经济负担。

（二）有利于法律的正确适用

死亡既是医学概念，更是应用广泛的法学范畴。科学、准确地判定死亡、确认死亡时间等在司法实践中具有极其重要的意义。它可以直接影响故意杀人罪犯罪形态的认定，涉及刑事责任的承担与免除；作为特定的法律事件或者法律行为，死亡将涉及多种民事法律关系的产生、变更与消灭，直接关系到民事权利能力的状态，引起系列社会关系的重大变动和调整。在法律上确认脑死亡，将会改变传统心肺死亡的模糊状态，将有利于法律关系的稳定与法律的有效施行。

（三）有利于人道主义的充分实现

在医学临床上，脑死亡的确立可以更准确地鉴别死亡的真与假，使许多假死病人的及时救治成为可能，可以更好地尊重并维护人的生命尊严和价值。确立脑死亡标准，有利于器官移植技术的发展，为器官移植开辟了广阔前景，可以在更高、更广泛的意义上实践更温和的人道主义。它使困扰世界各国器官移植技术应用的供体器官严重短缺的"瓶颈"问题得以突破，在很大程度上解决了移植器官的质量和数量问题，提高了器官移植的临床质量，使成千上万等待器官移植的病人获得新生。

三、脑死亡立法的思考

随着现代医学科学的发展，对脑死亡的研究不断深化，以脑死亡作为临床死亡诊断标准日益为人们所接受。自1968年4月法国率先以部长令形式赋予脑死亡标准以法律效力以来，世界上先后有80多个国家和地区通过立法确认了脑死亡及其诊断标准。其中，芬兰于1971年制定了《尸体组织摘除公告》，它是世界上最早以法律形式确认脑死亡即人体死亡的国家；美国1983年通过的《统一死亡判定法》，堪称现代脑死亡立法的典范，具有重要的借鉴意义。

在传统文化、经济社会发展等多种因素的影响下，我国对脑死亡持有相当审慎的态度。随着学术界对脑死亡问题研究的深入，脑死亡日渐进入到立法的视野。台湾地区于1987年公布了《脑死亡判定步骤》；香港于1996年确立了脑死亡法，接受了脑死亡的死亡判定标准。大陆地区对于脑死亡问题展开了系列讨论，脑死亡的立法已经引起广大学者和政府有关部门的高度关注。1999年5月，中华医学会、中华医学杂志编委会组织专家在武汉召开脑死亡标准专题研讨会，就脑死亡诊断标准的制定展开广泛讨论；2002年，卫生部初步拟定《脑死亡判定标准》，进行广泛的意见征集和整理，目前正进行反复修改以期更加完善。临床实践中，2003年4月10日，武汉同济医院专家按照国际通行的脑死亡标准和卫生部脑死亡标准起草小组的最新标准评估，在家属同意情况下，宣布一脑干出血的毛姓患者死亡。这是我国内地正式认定的首例脑死亡，它将有力促进脑死亡的立法进程。

对于当前进行的脑死亡立法，从总体上看，应关注以下几个问题：

（一）明确死亡定义，允许两种死亡标准并存

对死亡进行立法的目的旨在对医学临床提供法律指南。任何详尽的标准都无法替代医生面对临床复杂情形的综合判断与理性分析，因此，在定义死亡时既要寻求精确性，又要保留必要的灵活性。鉴于我国特定的文化理念与传统习俗，同时借鉴其他国家立法经验，在现阶段，死亡的确定应采取选择性的标准，允许心肺死亡与脑死亡同时并存。关注到公众的人文和感性体验，传统的死亡标准仍有其存在的合理性，尤其在边远及贫困地区，心肺死亡标准有其更为广泛的群众基础和情感认同，而且它也是一种简便易行、行之有效的判断规则。

（二）区分植物人状态，严格脑死亡诊断标准

脑死亡不同于植物人，依照临床诊断标准，植物人的脑干功能是正常的，病人可以有自主呼吸、心跳和脑干反应，少数病人还有从昏迷中苏醒的可能。脑死亡立法应该明确区分植物状态，对植物状态中的脑功能已不可逆、永久性丧失的病人才可以宣告死亡。考虑到脑死亡判定客观上存在的道德风险，为防范其负面作用，结合我国医疗实践的具体情况，应尽可能制定详尽的、可操作的临床诊断标准。2003年卫生部脑死亡判定标准起草小组起草制订的《脑死亡判定标准（成人）（征求意见稿）》和《脑死亡判定技术规范（征求意见稿）》，对脑死亡的判定标准和技术规范作了详细的规定，成人脑死亡判定的标准为：

1. 脑死亡判定的先决要件 病人昏迷原因明确；排除各种原因的可逆性昏迷。

2. 临床判断的主要依据 深度昏迷；脑干反射全部消失；无自主呼吸（靠呼吸机维持，

自主呼吸诱发实验证实无自主呼吸）。以上三方面必须全部具备。

3. 脑死亡确认验证 脑电图呈电静息；经颅多普勒超声无脑血流灌注现象；体感诱发电位 P14 以上波形消失。此三项中至少有一项阳性。

4. 脑死亡观察 脑死亡首次判定后，观察 12 小时复查无变化，即可最后确定脑死亡。

（三）实施资格准入，规范脑死亡管理制度

立法应着重对实施脑死亡诊断的医疗机构、医务人员等主体的资格及实施脑死亡诊断的程序作出科学、合理的规定，避免临床诊断的误差，防止草率诊断、虚假诊断等情形的发生。

1. 脑死亡诊断医疗机构应具备条件 三级医院；具有经考核合格并取得脑死亡判定医师执业资格证书的医务人员；具有相应的医疗仪器、设备和相关卫生技术人员；具有完善的脑死亡判定管理的规章制度；组建有合格的医学伦理委员会。

2. 脑死亡诊断医师资格要求 应当具有国家执业医师资格；从事神经内科、神经外科、麻醉科、急救科或危重病监护临床工作达到规定年限并具有高级专业技术职称；经过脑死亡诊断专项培训并考核合格，取得脑死亡判定医师执业资格证书。

3. 参与脑死亡判定的人员要求 病人的原诊断医师和具有脑死亡判定资格的 2 名医师组成诊断小组，每个医师独立诊断，小组取得一致意见情况下才能作出死亡判定。与器官移植有关的医生应当回避，不得参与脑死亡诊断。

4. 脑死亡诊断证明书签发要求 在病人近亲属书面申请前提下，经过所在医院的医学伦理委员会审查同意后，由病人近亲属签署知情同意书；经过临床脑死亡诊断小组确认并经全体诊断医师签名后，方可由所在医院签发脑死亡诊断证明书。

（四）强化脑死亡判定监督，明确相应法律责任

脑死亡判定具有极强的专业技术特征，对医务人员有着更高的职业情操和自律要求，任何的诊断失误与不当判定，都可能带来严重的危害后果。因此，在立法时，应当严格脑死亡诊断各个环节的程序要求，明确脑死亡判定的适用范围、程序和条件，明确主管部门及其职责；确定脑死亡判定后对死者器官移植的法律性质、程序及死者近亲属的权利与义务；结合已有法律、法规的规定，对违反脑死亡规定的行为主体分别规定严格的法律责任。

第三节　安乐死与立法

一、概述

安乐死一词源出希腊文 euthanasia，本意为"无痛苦死亡"。现代意义上的安乐死主要指为解除病人无法忍受的痛苦，由医务人员采用医学的手段对病人死亡过程进行选择与调节，使其死亡状态安乐化，以维护人死亡的尊严和权益。在本质上，安乐死不是授人以死，而是授人以死之安乐；不是生与死的选择，而是对每个人必然面对的死亡状态的干预，通过人为

的调节与控制，优化死亡状态，使死亡由痛苦向安乐转化，以求避免身心的痛苦，保障死亡的质量，维护死亡的尊严。就实施安乐死行为人的意愿和行为方式的不同，通常对安乐死作两种分类。一是按照当事人对安乐死接受与否的不同意愿，分为自愿安乐死和非自愿安乐死：前者指病人要求或者同意安乐死；后者指病人未要求安乐死或者没有表示过同意安乐死。二是依照作为与不作为的不同行为方式，分为主动安乐死和被动安乐死：前者也称积极安乐死，基于当事人的作为，行为人采取措施主动结束病人生命或者加速病人死亡；后者指不作为，如终止对病人的医疗救治措施等任由病人死亡。由于这两种分类存在交叉和混同，实践中还难以作出各自严格而明确的内涵界定。

现代意义上的安乐死，一般认为开始于 19 世纪，在 20 世纪 30 年代引起人们的高度关注。1936 年，英国首先成立了"自愿安乐死协会"。1976 年在东京举行了第一次自愿安乐死国际会议，英、美、日、荷兰等国签署了《东京宣言》，要求尊重"生的意志"和"死的尊严"的权利；2001 年 4 月，荷兰议会上院正式通过安乐死法案，成为世界上第一个安乐死合法化的国家。作为现代医学发展面临的不可回避的事实，安乐死不仅涉及医学、法学、伦理学等问题，还涉及人们的价值观念、宗教信仰、文化习俗等多方面因素，在实践中，对安乐死，尤其是主动安乐死，各种不同的态度和理解激烈交锋，争论长期持续。2005 年 3 月，美国女植物人特丽·夏沃案引起轩然大波，安乐死再次成为社会各界争议的焦点，引发人们对安乐死法律与道德等诸多问题的热烈讨论。2008 年 12 月，英国天空电视台首次播出大学教授克雷格·埃沃特配合医生实施安乐死的实况纪录片，引起巨大争议；2009 年 2 月，意大利总统和总理对 38 岁病人埃鲁娜·恩格拉罗安乐死的不同裁定甚至引发该国政治风波。

在我国，对安乐死的高度关注始于 20 世纪 80 年代，以"汉中安乐死事件"为突破，在社会各界掀起了安乐死问题的广泛讨论。1986 年 6 月，汉中市人王明成为其身患绝症的母亲请求安乐死。经过反复要求，医生在其签字后为病人注射药物，加速了病人的死亡。事后，检察机关以王明成和医生涉嫌故意杀人罪提起公诉，1992 年法院终审，王明成和医生被宣告无罪释放。这是中国首例安乐死事件，它引起了强烈的社会反响，迅速在全国引发激烈争议。此后，关于安乐死问题的讨论和理论研究进一步展开，1988 年开始，先后多次在上海召开全国性的安乐死学术研讨会；关于安乐死事件的新闻报道也一直是社会公众关注的热点。2007 年"两会"期间，身患肌无力症的银川市贺兰县女孩李燕向媒体求助，希望安乐死，再次引发社会对安乐死的大讨论，国内外新闻媒体进行了采访报道；2008 年 10 月，湖北大冶男子程鹏才帮助妻子柯珍实施安乐死，法院认定其故意杀人罪成立，判处有期徒刑3 年，缓刑 4 年。类似案件近年来一再发生，也不断强化了对安乐死问题的争议。同国外一样，我国社会对安乐死持支持和反对意见的观点各执一端，分歧明显。各方争议的焦点问题追溯到技术层面之上，已上升为哲学问题，涉及对待生命的基本态度和人生价值的基本取向，关系到自由、人权及人性的不同理解。如安乐死是否合情理、安乐死是否符合人道主义、是否应该立法予以确认等等，对于安乐死诸多问题的讨论仍将继续。

二、安乐死立法中的几个问题

安乐死是一个极其复杂的医学、法学问题，也是一个特别敏感的社会问题。世界各国对安乐死的理解与认识莫衷一是，很难达成共识。反映在安乐死立法上，大多数国家持谨慎态度，只有极少国家通过立法确认安乐死。2001年4月10日，荷兰议会通过安乐死法案《根据请求终止生命和帮助自杀（审查程序）法》，成为世界上第一个将安乐死合法化的国家。该法案规定，安乐死病人必须是12周岁以上患不治之症且难以忍受痛苦时，在意识清醒状态下，经过反复考虑自愿向医生提出相关要求；病人的主治医生必须和另一名医生进行磋商以获得独立判断；医生与病人充分讨论，确认没有其他合理的解决办法，当经过一切努力均不可能挽救病人的生命时，方可采取医学方法，主治医生发放药物病人服用，或者由主治医生使用药物，帮助病人结束生命。2008年12月18日，卢森堡议会通过了允许安乐死的法案。继荷兰立法之后，比利时、瑞士、丹麦等不到10个西方发达国家先后认可特殊情况下的被动安乐死，并对安乐死实施的条件和程序作了严格规定。

对于安乐死立法问题，我国坚持了严谨和审慎的态度。尽管专家、学者、社会各界进行了热烈争议，人大代表、政协委员等多次提出安乐死立法议案，但至目前，安乐死立法仍在讨论准备之中。正如2008年7月卫生部对政协委员安乐死立法提案的回复中指出的：安乐死涉及伦理、法律和医学等诸多方面的复杂问题，社会各界尚未达成共识，在我国将安乐死合法化还需要一个过程。鉴于安乐死事件频发的事实，直面司法实践的困境，安乐死立法问题将引起更大的社会关注。

在我国，待安乐死立法条件成熟时，借鉴国外安乐死立法的经验，在立法时应重点关注以下内容：

（一）安乐死的界定

安乐死，是指对患不治之症且极端痛苦的病人，基于对其死亡权利与生命尊严的尊重，在不违背其真实意愿的前提下，为解除病人痛苦而由医务人员实施的终止维持生命的救治措施，使其自行死亡或采取积极的医学方法加速其死亡的一种医疗行为。

（二）安乐死的原则

实施安乐死应当符合无痛苦、无危害、不违背本人意愿的原则。对安乐死的适用应当遵循其本意，对病人在濒临死亡时采取人道主义的措施使其免受不能承受的痛苦，改善死亡状态，尊重并维护病人死亡权益。

（三）安乐死的对象

结合安乐死可能引发的负面作用，对安乐死适用的对象必须严格限定，通常局限于三种人：身心极端痛苦的绝症病人；依靠人工维持生命，长期昏迷、丧失自我意识的病人；具有特别严重缺陷的新生儿。

（四）安乐死的程序

为确保安乐死的合法施行，就实施安乐死行为的各方当事人分别设定严格的程序。

其一，申请程序：安乐死的启动只能由病人或其近亲属提出请求。在病人意识清醒的状态下，只能由其本人亲自申请，申请必须是本人真实意愿的体现。应当坚持病人意愿至上原则，充分保障病人自身的选择权利。在病人与其近亲属意见相左时，应以病人的意见为准，其近亲属无权替代本人作出生命权利的选择或者放弃。对于陷入永久性昏迷状态，病人自身不能表达意愿情形下，可由病人的近亲属提出申请，但需要得到有关部门和医疗单位同意后才是有效的申请。

其二，审查程序：设立由医学专家、法学专家、医学伦理学专家等共同组成的安乐死审查委员会，对安乐死申请进行全面审查，防止误诊。

其三，实施程序：在批准安乐死申请后，按照批准的时间、地点、方式等要求，由病人所在医院两名以上医务人员采取医学措施，具体实施安乐死。在实行前，如果申请人反悔，不同意安乐死，则应当尊重申请人意愿，不得违背申请人意志实施安乐死。

（五）法律责任

针对安乐死实施各环节的规定和要求，对违反安乐死规定的行为人，应视具体情节，分别规定严格的行政法律责任、民事法律责任和刑事法律责任。在安乐死立法中，应当明确安乐死的主管机关，明确安乐死审批主体及其职责，规定实施安乐死的医疗机构及其医务人员职责。

第四节　基因工程与立法

一、概述

基因是基础的遗传单位，是染色体上的特定片段，决定着个体的生物学性状。基因工程，又称基因拼接技术或 DNA 重组技术，通常指的是采取类似工程设计的方法，按照人们的需要，将具有遗传信息的基因进行剪接、组合、拼接后转入宿主大量复制并高速表达从而获得基因产物的技术。1973 年金黄色葡萄球菌的质粒 DNA 与大肠杆菌质粒 DNA 的成功重组获得具有双亲特点的新菌种，是基因工程的第一次成功实践。此后，基因工程技术获得迅速发展，广泛应用于农业、工业、医药、环保等各个领域。在卫生领域，基因工程技术主要应用于基因诊断、基因治疗及无性繁殖等方面。

基因诊断又称为 DNA 诊断、DNA 探针技术或基因探针技术，是通过直接探查基因的存在和缺陷来对人体状态和疾病作出判断。1976 年，凯恩等人借助 DNA 分子杂交方法首次成功地对地中海贫血作出产前诊断，是基因诊断的最早应用。经过多年发展，基因诊断已经可以应用于上百种疾病的诊断，尤其在遗传病诊断方面取得了巨大的成就。

基因治疗，是基因工程技术应用的重要体现，它是指改变人体活细胞遗传物质的一种医学治疗方法，即通过基因诊断出异常的基因后，用正常的基因替代异常基因，以达到治疗疾病的目的。基因治疗一般可分为体细胞基因治疗、生殖细胞基因治疗、基因增强工程和优生基因工程。1980 年基因治疗首次应用于人体。1989 年 5 月 22 日，世界上首项获准的临床基因标记实验开始进行。基因治疗的成果获得了广泛认同，引起了医学界、产业界和各国政府的高度重视。目前在美国、法国、荷兰、意大利、中国，已有多个通过批准的临床基因标记和治疗项目。

"克隆"是英语 clone 或 cloning 的音译，我国也曾将其翻译为"无性生殖"或"无性繁殖"，是指生物体不是通过性细胞的受精，而是从一个共同的细胞、组织或器官繁殖得到一群遗传结构完全相同的细胞或生物。由于上一代和下一代的遗传信息相同，简单说，克隆就是生命的全息复制。1997 年 2 月 24 日，克隆羊"多利"的诞生，标志着生命科学技术的重大突破，震撼了世界。作为生物工程的关键性手段，克隆技术在科技和社会发展中具有重大的理论价值和广阔的应用前景。

为了揭示人类遗传的奥秘，美国科学家在 1985 年率先提出并于 1990 年 10 月正式启动了人类基因组计划。它旨在通过国际合作，阐明人类基因组 30 亿个碱基对的序列，发现所有人类基因并搞清其在染色体上的位置，破译人类全部遗传信息。这项伟大的生命科学工程，经过美、英、法、德、日和中国的共同努力，1999 年 11 月完成了 10 亿个碱基对的测定工作，2000 年 6 月，科学家公布了已测定的基因组的草图。

基因工程技术的发展给人类带来了美好的前景，但同时也给人类带来了许多不可预知的风险。自 20 世纪 70 年代基因工程诞生以来，基因工程技术引发的对人与自然的生态关系、人与人的社会关系的反思与争议日益激烈，尤其在医学、伦理和法律诸多方面引起了广泛的讨论。在基因诊断中如何规范医生的保密义务？个体的基因图谱是否受隐私权保护？在基因治疗中，人是否有权利改变人？如何避免基因歧视？基因能否专利？是否可以克隆人自身？这些问题都引发了对基因工程技术的不同评价和剧烈的价值冲突。

二、我国人类基因工程立法

针对基因工程技术研究与应用，世界各国先后制定了系列法律、法规进行相应的约束和引导。1976 年 6 月，美国国立卫生研究院被授权制定并公布了世界上第一个实验室基因工程应用法规《重组 DNA 分子实验准则》，随后有 20 多个国家陆续制定了类似法规。1986 年通过了《国际生物技术产业化准则》；1997 年联合国教科文组织通过了指导基因研究的道德准则性文件《世界人类基因组与人权宣言》，要求禁止克隆人等有损人类权利与尊严的科研行为；1998 年 1 月，法国、丹麦、芬兰等 19 个欧洲国家签署了人类第一份禁止克隆人的法律文件《禁止克隆人协议》；2005 年 2 月，第 59 届联合国大会法律委员会通过《联合国关于人的克隆宣言》，要求各国禁止有违人类尊严的任何形式的克隆人。但在禁止生殖性克隆的同时是否也禁止治疗性克隆问题上，各国分歧明显。

我国生物技术发展迅速，但相应的生物技术立法工作却很滞后，仅在环境保护法、专利法等法律部门中涉及一些生物技术的法律问题。为促进我国生物技术的研究和开发，加强基因工程的安全管理，保障公众和基因工程工作人员健康，防止环境污染，维护生态平衡，1993 年 12 月，国家科委发布了《基因工程安全管理办法》，就适用范围、安全性评价、申报、审批和安全控制措施等方面作出了规定。

《基因工程安全管理办法》规定的基因工程，包括利用载体系统的重组体 DNA 技术，以及利用物理或化学方法把异源 DNA 直接导入有机体的技术。但不包括下列遗传操作：细胞融合技术、原生质体融合技术；传统杂交繁殖技术；诱变技术、体外受精技术、细胞培养或胚胎培养技术。规定在我国境内进行的一切基因工作，包括从国外进口遗传工程体，在我国境内进行基因工程工作的，都应当遵守该办法的规定。为确保基因工程工作安全，对从事基因工程工作的单位该办法规定了严格的管理要求：应当进行安全性评价，确定安全等级，制定安全控制方法和措施；应当依据遗传工程产品适用性质和安全等级，分类分级进行申报，经审批同意后才能进行；应当根据安全等级，确定安全控制方法，制定安全操作规则，制定相应的废弃物治理安全措施；应当制定预防事故的应急措施，并列入安全操作规则。

在基因治疗方面，我国目前仅同意体细胞基因治疗。1993 年，卫生部制定了《人的体细胞治疗和基因治疗临床研究质控要点》，强调基因治疗的临床试验在运作之前应当进行安全性论证、有效性评价和免疫学评价，同时特别注意其对社会伦理的影响。

在克隆技术问题上，我国采取了严谨、审慎的态度。卫生部为此召开专门的会议指出，克隆技术是人类科技的一大进步，具有突破意义，应当支持和保护科学家采用克隆技术研究医学领域中的重大课题。但在中国，禁止开展克隆人的研究。在克隆人的问题上，我国的政策是：坚决反对克隆人，不赞成、不支持、不允许、也不接受任何克隆人试验。

三、人类遗传资源的管理

人类遗传资源，指的是含有人体基因组、基因及其产物的器官、组织、细胞、血液、制备物、重组脱氧核糖核酸构建体等遗传材料及相关的信息资料。我国有 56 个民族和诸多遗传隔离人群，遗传资源丰富，具有研究人类基因组多样性和疾病易感性不可多得的材料。但管理工作滞后，在采集、研究和开发中客观上存在盲目、无序、流失等现象。为保护和开发好我国的人类遗传资源，科学技术部与卫生部在 1998 年 9 月共同制定了《人类遗传资源管理暂行办法》，对相关问题进行了管理规范。

（一）人类遗传资源管理的原则

我国对人类遗传资源管理贯彻保护与利用统一、加强管理与加强研究并重的原则。要求加强对研究工作的支持，以分离、研究、开发重要疾病相关基因为重点；积极推动在平等互利基础上的国际科技合作，提高我国研究水平和效率；加强管理，建立重要遗传资源的登记报告制度、国际合作项目批准制度、知识产权分享制度。

（二）国际合作项目的申报

凡是涉及我国人类遗传资源的国际合作项目，应当批准后签约。由中方合作单位填报申请书并附有关资料，按照单位隶属关系报经主管部门初审同意后，向中国人类遗传资源办公室提出申请。

（三）研究开发项目的知识产权

我国研究开发机构对于我国境内的人类遗传资源信息，包括遗传家系和特定地区遗传资源及其数据、资源样本等，享有专属持有权。获得上述信息的外方合作单位与个人未经许可不得公开、发表、申请专利或以其他形式向他人披露。国际合作项目应当遵循平等互利、诚实信用、共同参与、共享成果的原则来处理知识产权的归属与分享。合作研究开发成果属于专利保护范围的，应由双方共同申请专利，专利权归双方共有；合作研究开发的其他科技成果，其权益由双方通过合作协议确定。

（四）法律责任

我国的单位和个人违反本办法规定，未经批准私自携带、邮寄、运输人类遗传资源出口、出境的，由海关予以没收并视情节给予行政处罚直至移送司法机关处理；未经批准擅自向外方机构或个人提供遗传资源材料的，没收其所提供的遗传资源材料并处以罚款；情节严重的，依法追究相应法律责任。国（境）外单位和个人违反本办法，未经批准，私自采集、收集、买卖我国人类遗传资源材料的，没收其所持有的遗传资源材料并处以罚款；情节严重的，依我国有关法律追究其法律责任；私自携带、邮寄、运输我国人类遗传资源出口、出境的，由海关予以没收并视情节进行处罚或移交司法机关处理。对其他违反本办法规定的行为人也规定了相应的法律责任。

【思考题】

1. 什么是器官移植？器官移植应当遵守哪些伦理和法律规定？
2. 什么是脑死亡？脑死亡立法的意义何在？
3. 安乐死立法争议何在？如何评价安乐死实施的现实意义？
4. 基因工程在医学领域引发的法律问题是什么？
5. 如何评价克隆人问题？
6. 如何依法开展人类遗传资源研究开发的国际合作？

附 录

常用卫生法律法规

中华人民共和国母婴保健法

(1994 年 10 月 27 日第八届全国人民代表大会常务委员会第十次会议通过,
1994 年 10 月 27 日中华人民共和国主席令第 33 号公布,自 1995 年 6 月 1 日起施行)

第一章 总 则

第一条 为了保障母亲和婴儿健康,提高出生人口素质,根据宪法,制定本法。

第二条 国家发展母婴保健事业,提供必要条件和物质帮助,使母亲和婴儿获得医疗保健服务。

国家对边远贫困地区的母婴保健事业给予扶持。

第三条 各级人民政府领导母婴保健工作。

母婴保健事业应当纳入国民经济和社会发展计划。

第四条 国务院卫生行政部门主管全国母婴保健工作,根据不同地区情况提出分级分类指导原则,并对全国母婴保健工作实施监督管理。

国务院其他有关部门在各自职责范围内,配合卫生行政部门做好母婴保健工作。

第五条 国家鼓励、支持母婴保健领域的教育和科学研究,推广先进、实用的母婴保健技术,普及母婴保健科学知识。

第六条 对在母婴保健工作中做出显著成绩和在母婴保健科学研究中取得显著成果的组织和个人,应当给予奖励。

第二章 婚前保健

第七条 医疗保健机构应当为公民提供婚前保健服务。

婚前保健服务包括下列内容:

(一)婚前卫生指导:关于性卫生知识、生育知识和遗传病知识的教育;

(二)婚前卫生咨询:对有关婚配、生育保健等问题提供医学意见;

（三）婚前医学检查：对准备结婚的男女双方可能患影响结婚和生育的疾病进行医学检查。

第八条 婚前医学检查包括对下列疾病的检查：

（一）严重遗传性疾病；

（二）指定传染病；

（三）有关精神病。

经婚前医学检查，医疗保健机构应当出具婚前医学检查证明。

第九条 经婚前医学检查，对患指定传染病在传染期内或者有关精神病在发病期内的，医师应当提出医学意见；准备结婚的男女双方应当暂缓结婚。

第十条 经婚前医学检查，对诊断患医学上认为不宜生育的严重遗传性疾病的，医师应当向男女双方说明情况，提出医学意见；经男女双方同意，采取长效避孕措施或者施行结扎手术后不生育的，可以结婚。但《中华人民共和国婚姻法》规定禁止结婚的除外。

第十一条 接受婚前医学检查的人员对检查结果持有异议的，可以申请医学技术鉴定，取得医学鉴定证明。

第十二条 男女双方在结婚登记时，应当持有婚前医学检查证明或者医学鉴定证明。

第十三条 省、自治区、直辖市人民政府根据本地区的实际情况，制定婚前医学检查制度实施办法。

省、自治区、直辖市人民政府对婚前医学检查应当规定合理的收费标准，对边远贫困地区或者交费确有困难的人员应当给予减免。

第三章 孕产期保健

第十四条 医疗保健机构应当为育龄妇女和孕产妇提供孕产期保健服务。

孕产期保健服务包括下列内容：

（一）母婴保健指导：对孕育健康后代以及严重遗传性疾病和碘缺乏病等地方病的发病原因、治疗和预防方法提供医学意见；

（二）孕妇、产妇保健：为孕妇、产妇提供卫生、营养、心理等方面的咨询和指导以及产前定期检查等医疗保健服务；

（三）胎儿保健：为胎儿生长发育进行监护，提供咨询和医学指导；

（四）新生儿保健：为新生儿生长发育、哺乳和护理提供医疗保健服务。

第十五条 对患严重疾病或者接触致畸物质，妊娠可能危及孕妇生命安全或者可能严重影响孕妇健康和胎儿正常发育的，医疗保健机构应当予以医学指导。

第十六条 医师发现或者怀疑患严重遗传性疾病的育龄夫妻，应当提出医学意见。育龄夫妻应当根据医师的医学意见采取相应的措施。

第十七条 经产前检查，医师发现或者怀疑胎儿异常的，应当对孕妇进行产前诊断。

第十八条 经产前诊断，有下列情形之一的，医师应当向夫妻双方说明情况，并提出终止妊娠的医学意见：

（一）胎儿患严重遗传性疾病的；

（二）胎儿有严重缺陷的；

（三）因患严重疾病，继续妊娠可能危及孕妇生命安全或者严重危害孕妇健康的。

第十九条 依照本法规定施行终止妊娠或者结扎手术，应当经本人同意，并签署意见。本人无行为能力的，应当经其监护人同意，并签署意见。

依照本法规定施行终止妊娠或者结扎手术的，接受免费服务。

第二十条 生育过严重缺陷患儿的妇女再次妊娠前，夫妻双方应当到县级以上医疗保健机构接受医学检查。

第二十一条 医师和助产人员应当严格遵守有关操作规程，提高助产技术和服务质量，预防和减少产伤。

第二十二条 不能住院分娩的孕妇应当由经过培训合格的接生人员实行消毒接生。

第二十三条 医疗保健机构和从事家庭接生的人员按照国务院卫生行政部门的规定，出具统一制发的新生儿出生医学证明；有产妇和婴儿死亡以及新生儿出生缺陷情况的，应当向卫生行政部门报告。

第二十四条 医疗保健机构为产妇提供科学育儿、合理营养和母乳喂养的指导。

医疗保健机构对婴儿进行体格检查和预防接种，逐步开展新生儿疾病筛查、婴儿多发病和常见病防治等医疗保健服务。

第四章　技术鉴定

第二十五条 县级以上地方人民政府可以设立医学技术鉴定组织，负责对婚前医学检查、遗传病诊断和产前诊断结果有异议的进行医学技术鉴定。

第二十六条 从事医学技术鉴定的人员，必须具有临床经验和医学遗传学知识，并具有主治医师以上的专业技术职务。

医学技术鉴定组织的组成人员，由卫生行政部门提名，同级人民政府聘任。

第二十七条 医学技术鉴定实行回避制度。凡与当事人有利害关系，可能影响公正鉴定的人员，应当回避。

第五章　行政管理

第二十八条 各级人民政府应当采取措施，加强母婴保健工作，提高医疗保健服务水平，积极防治由环境因素所致严重危害母亲和婴儿健康的地方性高发性疾病，促进母婴保健事业的发展。

第二十九条 县级以上地方人民政府卫生行政部门管理本行政区域内的母婴保健工作。

第三十条 省、自治区、直辖市人民政府卫生行政部门指定的医疗保健机构负责本行政区域内的母婴保健监测和技术指导。

第三十一条 医疗保健机构按照国务院卫生行政部门的规定，负责其职责范围内的母婴保健工作，建立医疗保健工作规范，提高医学技术水平，采取各种措施方便人民群众，做好母婴保健服务工作。

第三十二条 医疗保健机构依照本法规定开展婚前医学检查、遗传病诊断、产前诊断以及施行结扎手术和终止妊娠手术的，必须符合国务院卫生行政部门规定的条件和技术标准，并经县级以上地方人民政府卫生行政部门许可。

严禁采用技术手段对胎儿进行性别鉴定，但医学上确有需要的除外。

第三十三条 从事本法规定的遗传病诊断、产前诊断的人员，必须经过省、自治区、直辖市人民政府卫生行政部门的考核，并取得相应的合格证书。

从事本法规定的婚前医学检查、施行结扎手术和终止妊娠手术的人员以及从事家庭接生的人员，必须经过县级以上地方人民政府卫生行政部门的考核，并取得相应的合格证书。

第三十四条 从事母婴保健工作的人员应当严格遵守职业道德，为当事人保守秘密。

第六章　法律责任

第三十五条 未取得国家颁发的有关合格证书的，有下列行为之一，县级以上地方人民政府卫生行政部门应当予以制止，并可以根据情节给予警告或者处以罚款：

（一）从事婚前医学检查、遗传病诊断、产前诊断或者医学技术鉴定的；

（二）施行终止妊娠手术的；

（三）出具本法规定的有关医学证明的。

上款第（三）项出具的有关医学证明无效。

第三十六条 未取得国家颁发的有关合格证书，施行终止妊娠手术或者采取其他方法终止妊娠，致人死亡、残疾、丧失或者基本丧失劳动能力的，依照刑法第一百三十四条、第一百三十五条的规定追究刑事责任。

第三十七条 从事母婴保健工作的人员违反本法规定，出具有关虚假医学证明或者进行胎儿性别鉴定的，由医疗保健机构或者卫生行政部门根据情节给予行政处分；情节严重的，依法取消执业资格。

第七章　附　则

第三十八条 本法下列用语的含义：

指定传染病，是指《中华人民共和国传染病防治法》中规定的艾滋病、淋病、梅毒、麻风病以及医学上认为影响结婚和生育的其他传染病。

严重遗传性疾病，是指由于遗传因素先天形成，患者全部或者部分丧失自主生活能力，后代再现风险高，医学上认为不宜生育的遗传性疾病。

有关精神病，是指精神分裂症、躁狂抑郁型精神病以及其他重型精神病。

产前诊断，是指对胎儿进行先天性缺陷和遗传性疾病的诊断。

第三十九条 本法自 1995 年 6 月 1 日起施行。

附：刑法有关条款

第一百三十四条　故意伤害他人身体的，处三年以下有期徒刑或者拘役。

犯前款罪，致人重伤的，处三年以上七年以下有期徒刑；致人死亡的，处七年以上有期徒刑或者无期徒刑。本法另有规定的，依照规定。

第一百三十五条　过失伤害他人致人重伤的，处二年以下有期徒刑或者拘役；情节特别恶劣的，处二年以上七年以下有期徒刑。本法另有规定的，依照规定。

中华人民共和国献血法

(1997 年 12 月 29 日第八届全国人民代表大会常务委员会第二十九次会议
通过并公布，自 1998 年 10 月 1 日起施行)

第一条 为保证医疗临床用血需要和安全，保障献血者和用血者身体健康，发扬人道主义精神，促进社会主义物质文明和精神文明建设，制定本法。

第二条 国家实行无偿献血制度。

国家提倡十八周岁至五十五周岁的健康公民自愿献血。

第三条 地方各级人民政府领导本行政区域内的献血工作，统一规划并负责组织、协调有关部门共同做好献血工作。

第四条 县级以上各级人民政府卫生行政部门监督管理献血工作。

各级红十字会依法参与、推动献血工作。

第五条 各级人民政府采取措施广泛宣传献血的意义，普及献血的科学知识，开展预防和控制经血液途径传播的疾病的教育。

新闻媒介应当开展献血的社会公益性宣传。

第六条 国家机关、军队、社会团体、企业事业组织、居民委员会、村民委员会，应当动员和组织本单位或者本居住区的适龄公民参加献血。

现役军人献血的动员和组织办法，由中国人民解放军卫生主管部门制定。

对献血者，发给国务院卫生行政部门制作的无偿献血证书，有关单位可以给予适当补贴。

第七条 国家鼓励国家工作人员、现役军人和高等学校在校学生率先献血，为树立社会新风尚作表率。

第八条 血站是采集、提供临床用血的机构，是不以营利为目的的公益性组织。设立血站向公民采集血液，必须经国务院卫生行政部门或者省、自治区、直辖市人民政府卫生行政部门批准。血站应当为献血者提供各种安全、卫生、便利的条件。血站的设立条件和管理办法由国务院卫生行政部门制定。

第九条 血站对献血者必须免费进行必要的健康检查；身体状况不符合献血条件的，血站应当向其说明情况，不得采集血液。献血者的身体健康条件由国务院卫生行政部门规定。

血站对献血者每次采集血液量一般为二百毫升，最多不得超过四百毫升，两次采集间隔期不少于六个月。

严格禁止血站违反前款规定对献血者超量、频繁采集血液。

第十条 血站采集血液必须严格遵守有关操作规程和制度，采血必须由具有采血资格的医务人员进行，一次性采血器材用后必须销毁，确保献血者的身体健康。

血站应当根据国务院卫生行政部门制定的标准，保证血液质量。

血站对采集的血液必须进行检测；未经检测或者检测不合格的血液，不得向医疗机构提供。

第十一条 无偿献血的血液必须用于临床，不得买卖。血站、医疗机构不得将无偿献血的血液出售给单采血浆站或者血液制品生产单位。

第十二条 临床用血的包装、储存、运输，必须符合国家规定的卫生标准和要求。

第十三条 医疗机构对临床用血必须进行核查，不得将不符合国家规定标准的血液用于临床。

第十四条 公民临床用血时只交付用于血液的采集、储存、分离、检验等费用；具体收费标准由国务院卫生行政部门会同国务院价格主管部门制定。

无偿献血者临床需要用血时，免交前款规定的费用；无偿献血者的配偶和直系亲属临床需要用血时，可以按照省、自治区、直辖市人民政府的规定免交或者减交前款规定的费用。

第十五条 为保障公民临床急救用血的需要，国家提倡并指导择期手术的患者自身储血，动员家庭、亲友、所在单位以及社会互助献血。

为保证应急用血，医疗机构可以临时采集血液，但应当依照本法规定，确保采血用血安全。

第十六条 医疗机构临床用血应当制定用血计划，遵循合理、科学的原则，不得浪费和滥用血液。

医疗机构应当积极推行按血液成分针对医疗实际需要输血，具体管理办法由国务院卫生行政部门制定。

国家鼓励临床用血新技术的研究和推广。

第十七条 各级人民政府和红十字会对积极参加献血和在献血工作中做出显著成绩的单位和个人，给予奖励。

第十八条 有下列行为之一的，由县级以上地方人民政府卫生行政部门予以取缔，没收违法所得，可以并处十万元以下的罚款；构成犯罪的，依法追究刑事责任：

（一）非法采集血液的；

（二）血站、医疗机构出售无偿献血的血液的；

（三）非法组织他人出卖血液的。

第十九条 血站违反有关操作规程和制度采集血液，由县级以上地方人民政府卫生行政部门责令改正；给献血者健康造成损害的，应当依法赔偿，对直接负责的主管人员和其他直接责任人员，依法给予行政处分；构成犯罪的，依法追究刑事责任。

第二十条 临床用血的包装、储存、运输，不符合国家规定的卫生标准和要求的，由县级以上地方人民政府卫生行政部门责令改正，给予警告，可以并处一万元以下的罚款。

第二十一条 血站违反本法的规定，向医疗机构提供不符合国家规定标准的血液的，由县级以上人民政府卫生行政部门责令改正；情节严重，造成经血液途径传播的疾病传播或者有传播严重危险的，限期整顿，对直接负责的主管人员和其他直接责任人员，依法给予行政处分；构成犯罪的，依法追究刑事责任。

第二十二条 医疗机构的医务人员违反本法规定，将不符合国家规定标准的血液用于患者的，由县级以上地方人民政府卫生行政部门责令改正；给患者健康造成损害的，应当依法赔偿，对直接负责的主管人员和其他直接责任人员，依法给予行政处分；构成犯罪的，依法追究刑事责任。

第二十三条 卫生行政部门及其工作人员在献血、用血的监督管理工作中，玩忽职守，造成严重后果，构成犯罪的，依法追究刑事责任；尚不构成犯罪的，依法给予行政处分。

第二十四条 本法自 1998 年 10 月 1 日起施行。

中华人民共和国执业医师法

(1998 年 6 月 26 日中华人民共和国第九届全国人民代表大会常务委员会
第三次会议通过并公布，自 1999 年 5 月 1 日起施行)

第一章 总 则

第一条 为了加强医师队伍的建设，提高医师的职业道德和业务素质，保障医师的合法权益，保护人民健康，制定本法。

第二条 依法取得执业医师资格或者执业助理医师资格，经注册在医疗、预防、保健机构中执业的专业医务人员，适用本法。

本法所称医师，包括执业医师和执业助理医师。

第三条 医师应当具备良好的职业道德和医疗执业水平，发扬人道主义精神，履行防病治病、救死扶伤、保护人民健康的神圣职责。全社会应当尊重医师。医师依法履行职责，受法律保护。

第四条 国务院卫生行政部门主管全国的医师工作。县级以上地方人民政府卫生行政部门负责管理本行政区域内的医师工作。

第五条 国家对在医疗、预防、保健工作中作出贡献的医师，给予奖励。

第六条 医师的医学专业技术职称和医学专业技术职务的评定、聘任，按照国家有关规定办理。

第七条 医师可以依法组织和参加医师协会。

第二章 考试和注册

第八条 国家实行医师资格考试制度。医师资格考试分为执业医师资格考试和执业助理医师资格考试。

医师资格统一考试的办法，由国务院卫生行政部门制定。医师资格考试由省级以上人民政府卫生行政部门组织实施。

第九条 具有下列条件之一的，可以参加执业医师资格考试：

(一) 具有高等学校医学专业本科以上学历，在执业医师指导下，在医疗、预防、保健机构中试用期满一年的；

(二) 取得执业助理医师执业证书后，具有高等学校医学专科学历，在医疗、预防、保健机构中工作满二年的；具有中等专业学校医学专业学历，在医疗、预防、保健机构中工作满五年的。

第十条 具有高等学校医学专科学历或者中等专业学校医学专业学历，在执业医师指导下，在医疗、预防、保健机构中试用期满一年的，可以参加执业助理医师资格考试。

第十一条 以师承方式学习传统医学满三年或者经多年实践医术确有专长的，经县级以上人民政府卫生行政部门确定的传统医学专业组织或者医疗、预防、保健机构考核合格并推荐，可以参加执业医师资格或者执业助理医师资格考试。考试的内容和办法由国务院卫生行政部门另行制定。

第十二条 医师资格考试成绩合格，取得执业医师资格或者执业助理医师资格。

第十三条 国家实行医师执业注册制度。取得医师资格的，可以向所在地县级以上人民政府卫生行政部门申请注册。

除有本法第十五条规定的情形外，受理申请的卫生行政部门应当自收到申请之日起三十日内准予注册，并发给由国务院卫生行政部门统一印制的医师执业证书。

医疗、预防、保健机构可以为本机构中的医师集体办理注册手续。

第十四条 医师经注册后，可以在医疗、预防、保健机构中按照注册的执业地点、执业类别、执业范围执业，从事相应的医疗、预防、保健业务。

未经医师注册取得执业证书，不得从事医师执业活动。

第十五条 有下列情形之一的，不予注册：

（一）不具有完全民事行为能力的；

（二）因受刑事处罚，自刑罚执行完毕之日起至申请注册之日止不满二年的；

（三）受吊销医师执业证书行政处罚，自处罚决定之日起至申请注册之日止不满二年的；

（四）有国务院卫生行政部门规定不宜从事医疗、预防、保健业务的其他情形的。

受理申请的卫生行政部门对不符合条件不予注册的，应当自收到申请之日起三十日内书面通知申请人，并说明理由。申请人有异议的，可以自收到通知之日起十五日内，依法申请复议或者向人民法院提起诉讼。

第十六条 医师注册后有下列情形之一的，其所在的医疗、预防、保健机构应当在三十日内报告准予注册的卫生行政部门，卫生行政部门应当注销注册，收回医师执业证书：

（一）死亡或者被宣告失踪的；

（二）受刑事处罚的；

（三）受吊销医师执业证书行政处罚的；

（四）依照本法第三十一条规定暂停执业活动期满，再次考核仍不合格的；

（五）中止医师执业活动满二年的；

（六）有国务院卫生行政部门规定不宜从事医疗、预防、保健业务的其他情形的。

被注销注册的当事人有异议的，可以自收到注销注册通知之日起十五日内，依法申请复议或者向人民法院提起诉讼。

第十七条 医师变更执业地点、执业类别、执业范围等注册事项的，应当到准予注册的卫生行政部门依照本法第十三条的规定办理变更注册手续。

第十八条　中止医师执业活动二年以上以及有本法第十五条规定情形消失的，申请重新执业，应当由本法第三十一条规定的机构考核合格，并依照本法第十三条的规定重新注册。

第十九条　申请个体行医的执业医师，须经注册后在医疗、预防、保健机构中执业满五年，并按照国家有关规定办理审批手续；未经批准，不得行医。

县级以上地方人民政府卫生行政部门对个体行医的医师，应当按照国务院卫生行政部门的规定，经常监督检查，凡发现有本法第十六条规定的情形的，应当及时注销注册，收回医师执业证书。

第二十条　县级以上地方人民政府卫生行政部门应当将准予注册和注销注册的人员名单予以公告，并由省级人民政府卫生行政部门汇总，报国务院卫生行政部门备案。

第三章　执业规则

第二十一条　医师在执业活动中享有下列权利：

（一）在注册的执业范围内，进行医学诊查、疾病调查、医学处置，出具相应的医学证明文件，选择合理的医疗、预防、保健方案；

（二）按照国务院卫生行政部门规定的标准，获得与本人执业活动相当的医疗设备基本条件；

（三）从事医学研究、学术交流，参加专业学术团体；

（四）参加专业培训，接受继续医学教育；

（五）在执业活动中，人格尊严、人身安全不受侵犯；

（六）获取工资报酬和津贴，享受国家规定的福利待遇；

（七）对所在机构的医疗、预防、保健工作和卫生行政部门的工作提出意见和建议，依法参与所在机构的民主管理。

第二十二条　医师在执业活动中履行下列义务：

（一）遵守法律、法规，遵守技术操作规范；

（二）树立敬业精神，遵守职业道德，履行医师职责，尽职尽责为患者服务；

（三）关心、爱护、尊重患者，保护患者的隐私；

（四）努力钻研业务，更新知识，提高专业技术水平；

（五）宣传卫生保健知识，对患者进行健康教育。

第二十三条　医师实施医疗、预防、保健措施，签署有关医学证明文件，必须亲自诊查、调查，并按照规定及时填写医学文书，不得隐匿、伪造或者销毁医学文书及有关资料。

医师不得出具与自己执业范围无关或者与执业类别不相符的医学证明文件。

第二十四条　对急危患者，医师应当采取紧急措施进行诊治；不得拒绝急救处置。

第二十五条　医师应当使用经国家有关部门批准使用的药品、消毒药剂和医疗器械。

除正当诊断治疗外，不得使用麻醉药品、医疗用毒性药品、精神药品和放射性药品。

第二十六条　医师应当如实向患者或者其家属介绍病情，但应注意避免对患者产生不利后果。

医师进行实验性临床医疗，应当经医院批准并征得患者本人或者其家属同意。

第二十七条 医师不得利用职务之便，索取、非法收受患者财物或者牟取其他不正当利益。

第二十八条 遇有自然灾害、传染病流行、突发重大伤亡事故及其他严重威胁人民生命健康的紧急情况时，医师应当服从县级以上人民政府卫生行政部门的调遣。

第二十九条 医师发生医疗事故或者发现传染病疫情时，应当按照有关规定及时向所在机构或者卫生行政部门报告。

医师发现患者涉嫌伤害事件或者非正常死亡时，应当按照有关规定向有关部门报告。

第三十条 执业助理医师应当在执业医师的指导下，在医疗、预防、保健机构中按照其执业类别执业。

在乡、民族乡、镇的医疗、预防、保健机构中工作的执业助理医师，可以根据医疗诊治的情况和需要，独立从事一般的执业活动。

第四章 考核和培训

第三十一条 受县级以上人民政府卫生行政部门委托的机构或者组织应当按照医师执业标准，对医师的业务水平、工作成绩和职业道德状况进行定期考核。

对医师的考核结果，考核机构应当报告准予注册的卫生行政部门备案。

对考核不合格的医师，县级以上人民政府卫生行政部门可以责令其暂停执业活动三个月至六个月，并接受培训和继续医学教育。暂停执业活动期满，再次进行考核，对考核合格的，允许其继续执业；对考核不合格的，由县级以上人民政府卫生行政部门注销注册，收回医师执业证书。

第三十二条 县级以上人民政府卫生行政部门负责指导、检查和监督医师考核工作。

第三十三条 医师有下列情形之一的，县级以上人民政府卫生行政部门应当给予表彰或者奖励：

（一）在执业活动中，医德高尚，事迹突出的；

（二）对医学专业技术有重大突破，作出显著贡献的；

（三）遇有自然灾害、传染病流行、突发重大伤亡事故及其他严重威胁人民生命健康的紧急情况时，救死扶伤、抢救诊疗表现突出的；

（四）长期在边远贫困地区、少数民族地区条件艰苦的基层单位努力工作的；

（五）国务院卫生行政部门规定应当予以表彰或者奖励的其他情形的。

第三十四条 县级以上人民政府卫生行政部门应当制定医师培训计划，对医师进行多种形式的培训，为医师接受继续医学教育提供条件。

县级以上人民政府卫生行政部门应当采取有力措施，对在农村和少数民族地区从事医疗、预防、保健业务的医务人员实施培训。

第三十五条 医疗、预防、保健机构应当按照规定和计划保证本机构医师的培训和继续医学教育。

县级以上人民政府卫生行政部门委托的承担医师考核任务的医疗卫生机构，应当为医师的培训和接受继续医学教育提供和创造条件。

第五章　法律责任

第三十六条　以不正当手段取得医师执业证书的，由发给证书的卫生行政部门予以吊销；对负有直接责任的主管人员和其他直接责任人员，依法给予行政处分。

第三十七条　医师在执业活动中，违反本法规定，有下列行为之一的，由县级以上人民政府卫生行政部门给予警告或者责令暂停六个月以上一年以下执业活动；情节严重的，吊销其执业证书；构成犯罪的，依法追究刑事责任：

（一）违反卫生行政规章制度或者技术操作规范，造成严重后果的；

（二）由于不负责任延误急危患者的抢救和诊治，造成严重后果的；

（三）造成医疗责任事故的；

（四）未经亲自诊查、调查，签署诊断、治疗、流行病学等证明文件或者有关出生、死亡等证明文件的；

（五）隐匿、伪造或者擅自销毁医学文书及有关资料的；

（六）使用未经批准使用的药品、消毒药剂和医疗器械的；

（七）不按照规定使用麻醉药品、医疗用毒性药品、精神药品和放射性药品的；

（八）未经患者或者其家属同意，对患者进行实验性临床医疗的；

（九）泄露患者隐私，造成严重后果的；

（十）利用职务之便，索取、非法收受患者财物或者牟取其他不正当利益的；

（十一）发生自然灾害、传染病流行、突发重大伤亡事故以及其他严重威胁人民生命健康的紧急情况时，不服从卫生行政部门调遣的；

（十二）发生医疗事故或者发现传染病疫情，患者涉嫌伤害事件或者非正常死亡，不按照规定报告的。

第三十八条　医师在医疗、预防、保健工作中造成事故的，依照法律或者国家有关规定处理。

第三十九条　未经批准擅自开办医疗机构行医或者非医师行医的，由县级以上人民政府卫生行政部门予以取缔，没收其违法所得及其药品、器械，并处十万元以下的罚款；对医师吊销其执业证书；给患者造成损害的，依法承担赔偿责任；构成犯罪的，依法追究刑事责任。

第四十条　阻碍医师依法执业，侮辱、诽谤、威胁、殴打医师或者侵犯医师人身自由、干扰医师正常工作、生活的，依照治安管理处罚条例的规定处罚；构成犯罪的，依法追究刑事责任。

第四十一条　医疗、预防、保健机构未依照本法第十六条的规定履行报告职责，导致严重后果的，由县级以上人民政府卫生行政部门给予警告；并对该机构的行政负责人依法给予行政处分。

第四十二条 卫生行政部门工作人员或者医疗、预防、保健机构工作人员违反本法有关规定，弄虚作假、玩忽职守、滥用职权、徇私舞弊，尚不构成犯罪的，依法给予行政处分；构成犯罪的，依法追究刑事责任。

第六章 附 则

第四十三条 本法颁布之日前按照国家有关规定取得医学专业技术职称和医学专业技术职务的人员，由所在机构报请县级以上人民政府卫生行政部门认定，取得相应的医师资格。其中在医疗、预防、保健机构中从事医疗、预防、保健业务的医务人员，依照本法规定的条件，由所在机构集体核报县级以上人民政府卫生行政部门，予以注册并发给医师执业证书。具体办法由国务院卫生行政部门会同国务院人事行政部门制定。

第四十四条 计划生育技术服务机构中的医师，适用本法。

第四十五条 在乡村医疗卫生机构中向村民提供预防、保健和一般医疗服务的乡村医生，符合本法有关规定的，可以依法取得执业医师资格或者执业助理医师资格；不具备本法规定的执业医师资格或者执业助理医师资格的乡村医生，由国务院另行制定管理办法。

第四十六条 军队医师执行本法的实施办法，由国务院、中央军事委员会依据本法的原则制定。

第四十七条 境外人员在中国境内申请医师考试、注册、执业或者从事临床示教、临床研究等活动的，按照国家有关规定办理。

第四十八条 本法自 1999 年 5 月 1 日起施行。

中华人民共和国药品管理法

（1984 年 9 月 20 日第六届全国人民代表大会常务委员会第七次会议通过，
2001 年 2 月 28 日第九届全国人民代表大会常务委员会第二十次会议修订，
2001 年 2 月 28 日发布，自 2001 年 12 月 1 日起施行）

第一章　总　则

第一条　为加强药品监督管理，保证药品质量，保障人体用药安全，维护人民身体健康和用药的合法权益，特制定本法。

第二条　在中华人民共和国境内从事药品的研制、生产、经营、使用和监督管理的单位或者个人，必须遵守本法。

第三条　国家发展现代药和传统药，充分发挥其在预防、医疗和保健中的作用。

国家保护野生药材资源，鼓励培育中药材。

第四条　国家鼓励研究和创制新药，保护公民、法人和其他组织研究、开发新药的合法权益。

第五条　国务院药品监督管理部门主管全国药品监督管理工作。国务院有关部门在各自的职责范围内负责与药品有关的监督管理工作。

省、自治区、直辖市人民政府药品监督管理部门负责本行政区域内的药品监督管理工作。省、自治区、直辖市人民政府有关部门在各自的职责范围内负责与药品有关的监督管理工作。

国务院药品监督管理部门应当配合国务院经济综合主管部门，执行国家制定的药品行业发展规划和产业政策。

第六条　药品监督管理部门设置或者确定的药品检验机构，承担依法实施药品审批和药品质量监督检查所需的药品检验工作。

第二章　药品生产企业管理

第七条　开办药品生产企业，须经企业所在地省、自治区、直辖市人民政府药品监督管理部门批准并发给《药品生产许可证》，凭《药品生产许可证》到工商行政管理部门办理登记注册。无《药品生产许可证》的，不得生产药品。

《药品生产许可证》应当标明有效期和生产范围，到期重新审查发证。

药品监督管理部门批准开办药品生产企业，除依据本法第八条规定的条件外，还应当符合国家制定的药品行业发展规划和产业政策，防止重复建设。

第八条 开办药品生产企业，必须具备以下条件：

（一）具有依法经过资格认定的药学技术人员、工程技术人员及相应的技术工人；

（二）具有与其药品生产相适应的厂房、设施和卫生环境；

（三）具有能对所生产药品进行质量管理和质量检验的机构、人员以及必要的仪器设备；

（四）具有保证药品质量的规章制度。

第九条 药品生产企业必须按照国务院药品监督管理部门依据本法制定的《药品生产质量管理规范》组织生产。药品监督管理部门按照规定对药品生产企业是否符合《药品生产质量管理规范》的要求进行认证；对认证合格的，发给认证证书。

《药品生产质量管理规范》的具体实施办法、实施步骤由国务院药品监督管理部门规定。

第十条 除中药饮片的炮制外，药品必须按照国家药品标准和国务院药品监督管理部门批准的生产工艺进行生产，生产记录必须完整准确。药品生产企业改变影响药品质量的生产工艺的，必须报原批准部门审核批准。

中药饮片必须按照国家药品标准炮制；国家药品标准没有规定的，必须按照省、自治区、直辖市人民政府药品监督管理部门制定的炮制规范炮制。省、自治区、直辖市人民政府药品监督管理部门制定的炮制规范应当报国务院药品监督管理部门备案。

第十一条 生产药品所需的原料、辅料，必须符合药用要求。

第十二条 药品生产企业必须对其生产的药品进行质量检验；不符合国家药品标准或者不按照省、自治区、直辖市人民政府药品监督管理部门制定的中药饮片炮制规范炮制的，不得出厂。

第十三条 经国务院药品监督管理部门或者国务院药品监督管理部门授权的省、自治区、直辖市人民政府药品监督管理部门批准，药品生产企业可以接受委托生产药品。

第三章 药品经营企业管理

第十四条 开办药品批发企业，须经企业所在地省、自治区、直辖市人民政府药品监督管理部门批准并发给《药品经营许可证》；开办药品零售企业，须经企业所在地县级以上地方药品监督管理部门批准并发给《药品经营许可证》，凭《药品经营许可证》到工商行政管理部门办理登记注册。无《药品经营许可证》的，不得经营药品。

《药品经营许可证》应当标明有效期和经营范围，到期重新审查发证。

药品监督管理部门批准开办药品经营企业，除依据本法第十五条规定的条件外，还应当遵循合理布局和方便群众购药的原则。

第十五条 开办药品经营企业必须具备以下条件：

（一）具有依法经过资格认定的药学技术人员；

（二）具有与所经营药品相适应的营业场所、设备、仓储设施、卫生环境；

（三）具有与所经营药品相适应的质量管理机构或者人员；

（四）具有保证所经营药品质量的规章制度。

第十六条 药品经营企业必须按照国务院药品监督管理部门依据本法制定的《药品经营质量管理规范》经营药品。药品监督管理部门按照规定对药品经营企业是否符合《药品经营质量管理规范》的要求进行认证；对认证合格的，发给认证证书。

《药品经营质量管理规范》的具体实施办法、实施步骤由国务院药品监督管理部门规定。

第十七条 药品经营企业购进药品，必须建立并执行进货检查验收制度，验明药品合格证明和其他标识；不符合规定要求的，不得购进。

第十八条 药品经营企业购销药品，必须有真实完整的购销记录。购销记录必须注明药品的通用名称、剂型、规格、批号、有效期、生产厂商、购（销）货单位、购（销）货数量、购销价格、购（销）货日期及国务院药品监督管理部门规定的其他内容。

第十九条 药品经营企业销售药品必须准确无误，并正确说明用法、用量和注意事项；调配处方必须经过核对，对处方所列药品不得擅自更改或者代用。对有配伍禁忌或者超剂量的处方，应当拒绝调配；必要时，经处方医师更正或者重新签字，方可调配。

药品经营企业销售中药材，必须标明产地。

第二十条 药品经营企业必须制定和执行药品保管制度，采取必要的冷藏、防冻、防潮、防虫、防鼠等措施，保证药品质量。

药品入库和出库必须执行检查制度。

第二十一条 城乡集市贸易市场可以出售中药材，国务院另有规定的除外。

城乡集市贸易市场不得出售中药材以外的药品，但持有《药品经营许可证》的药品零售企业在规定的范围内可以在城乡集市贸易市场设点出售中药材以外的药品。具体办法由国务院规定。

第四章　医疗机构的药剂管理

第二十二条 医疗机构必须配备依法经过资格认定的药学技术人员。非药学技术人员不得直接从事药剂技术工作。

第二十三条 医疗机构配制制剂，须经所在地省、自治区、直辖市人民政府卫生行政部门审核同意，由省、自治区、直辖市人民政府药品监督管理部门批准，发给《医疗机构制剂许可证》。无《医疗机构制剂许可证》的，不得配制制剂。

《医疗机构制剂许可证》应当标明有效期，到期重新审查发证。

第二十四条 医疗机构配制制剂，必须具有能够保证制剂质量的设施、管理制度、检验仪器和卫生条件。

第二十五条 医疗机构配制的制剂，应当是本单位临床需要而市场上没有供应的品种，并须经所在地省、自治区、直辖市人民政府药品监督管理部门批准后方可配制。配制的制剂必须按照规定进行质量检验；合格的，凭医师处方在本医疗机构使用。特殊情况下，经国务院或者省、自治区、直辖市人民政府的药品监督管理部门批准，医疗机构配制的制剂可以在指定的医疗机构之间调剂使用。

医疗机构配制的制剂，不得在市场销售。

第二十六条 医疗机构购进药品，必须建立并执行进货检查验收制度，验明药品合格证明和其他标识；不符合规定要求的，不得购进和使用。

第二十七条 医疗机构的药剂人员调配处方，必须经过核对，对处方所列药品不得擅自更改或者代用。对有配伍禁忌或者超剂量的处方，应当拒绝调配；必要时，经处方医师更正或者重新签字，方可调配。

第二十八条 医疗机构必须制定和执行药品保管制度，采取必要的冷藏、防冻、防潮、防虫、防鼠等措施，保证药品质量。

第五章　药品管理

第二十九条 研制新药，必须按照国务院药品监督管理部门的规定如实报送研制方法、质量指标、药理及毒理试验结果等有关资料和样品，经国务院药品监督管理部门批准后，方可进行临床试验。药物临床试验机构资格的认定办法，由国务院药品监督管理部门、国务院卫生行政部门共同制定。

完成临床试验并通过审批的新药，由国务院药品监督管理部门批准，发给新药证书。

第三十条 药物的非临床安全性评价研究机构和临床试验机构必须分别执行药物非临床研究质量管理规范、药物临床试验质量管理规范。

药物非临床研究质量管理规范、药物临床试验质量管理规范由国务院确定的部门制定。

第三十一条 生产新药或者已有国家标准的药品的，须经国务院药品监督管理部门批准，并发给药品批准文号；但是，生产没有实施批准文号管理的中药材和中药饮片除外。实施批准文号管理的中药材、中药饮片品种目录由国务院药品监督管理部门会同国务院中医药管理部门制定。

药品生产企业在取得药品批准文号后，方可生产该药品。

第三十二条 药品必须符合国家药品标准。中药饮片依照本法第十条第二款的规定执行。

国务院药品监督管理部门颁布的《中华人民共和国药典》和药品标准为国家药品标准。

国务院药品监督管理部门组织药典委员会，负责国家药品标准的制定和修订。

国务院药品监督管理部门的药品检验机构负责标定国家药品标准品、对照品。

第三十三条 国务院药品监督管理部门组织药学、医学和其他技术人员，对新药进行审评，对已经批准生产的药品进行再评价。

第三十四条 药品生产企业、药品经营企业、医疗机构必须从具有药品生产、经营资格的企业购进药品；但是，购进没有实施批准文号管理的中药材除外。

第三十五条 国家对麻醉药品、精神药品、医疗用毒性药品、放射性药品，实行特殊管理。管理办法由国务院制定。

第三十六条 国家实行中药品种保护制度。具体办法由国务院制定。

第三十七条 国家对药品实行处方药与非处方药分类管理制度。具体办法由国务院制定。

第三十八条 禁止进口疗效不确、不良反应大或者其他原因危害人体健康的药品。

第三十九条 药品进口，须经国务院药品监督管理部门组织审查，经审查确认符合质量标准、安全有效的，方可批准进口，并发给进口药品注册证书。

医疗单位临床急需或者个人自用进口的少量药品，按照国家有关规定办理进口手续。

第四十条 药品必须从允许药品进口的口岸进口，并由进口药品的企业向口岸所在地药品监督管理部门登记备案。海关凭药品监督管理部门出具的《进口药品通关单》放行。无《进口药品通关单》的，海关不得放行。

口岸所在地药品监督管理部门应当通知药品检验机构按照国务院药品监督管理部门的规定对进口药品进行抽查检验，并依照本法第四十一条第二款的规定收取检验费。

允许药品进口的口岸由国务院药品监督管理部门会同海关总署提出，报国务院批准。

第四十一条 国务院药品监督管理部门对下列药品在销售前或者进口时，指定药品检验机构进行检验；检验不合格的，不得销售或者进口：

（一）国务院药品监督管理部门规定的生物制品；

（二）首次在中国销售的药品；

（三）国务院规定的其他药品。

前款所列药品的检验费项目和收费标准由国务院财政部门会同国务院价格主管部门核定并公告。检验费收缴办法由国务院财政部门会同国务院药品监督管理部门制定。

第四十二条 国务院药品监督管理部门对已经批准生产或者进口的药品，应当组织调查；对疗效不确、不良反应大或者其他原因危害人体健康的药品，应当撤销批准文号或者进口药品注册证书。

已被撤销批准文号或者进口药品注册证书的药品，不得生产或者进口、销售和使用；已经生产或者进口的，由当地药品监督管理部门监督销毁或者处理。

第四十三条 国家实行药品储备制度。

国内发生重大灾情、疫情及其他突发事件时，国务院规定的部门可以紧急调用企业药品。

第四十四条 对国内供应不足的药品，国务院有权限制或者禁止出口。

第四十五条 进口、出口麻醉药品和国家规定范围内的精神药品，必须持有国务院药品监督管理部门发给的《进口准许证》、《出口准许证》。

第四十六条 新发现和从国外引种的药材，经国务院药品监督管理部门审核批准后，方可销售。

第四十七条 地区性民间习用药材的管理办法，由国务院药品监督管理部门会同国务院中医药管理部门制定。

第四十八条 禁止生产（包括配制，下同）、销售假药。

有下列情形之一的，为假药：

（一）药品所含成份与国家药品标准规定的成份不符的；

（二）以非药品冒充药品或者以他种药品冒充此种药品的。

有下列情形之一的药品，按假药论处：

（一）国务院药品监督管理部门规定禁止使用的；

（二）依照本法必须批准而未经批准生产、进口，或者依照本法必须检验而未经检验即销售的；

（三）变质的；

（四）被污染的；

（五）使用依照本法必须取得批准文号而未取得批准文号的原料药生产的；

（六）所标明的适应症或者功能主治超出规定范围的。

第四十九条 禁止生产、销售劣药。

药品成份的含量不符合国家药品标准的，为劣药。

有下列情形之一的药品，按劣药论处：

（一）未标明有效期或者更改有效期的；

（二）不注明或者更改生产批号的；

（三）超过有效期的；

（四）直接接触药品的包装材料和容器未经批准的；

（五）擅自添加着色剂、防腐剂、香料、矫味剂及辅料的；

（六）其他不符合药品标准规定的。

第五十条 列入国家药品标准的药品名称为药品通用名称。已经作为药品通用名称的，该名称不得作为药品商标使用。

第五十一条 药品生产企业、药品经营企业和医疗机构直接接触药品的工作人员，必须每年进行健康检查。患有传染病或者其他可能污染药品的疾病的，不得从事直接接触药品的工作。

第六章　药品包装的管理

第五十二条 直接接触药品的包装材料和容器，必须符合药用要求，符合保障人体健康、安全的标准，并由药品监督管理部门在审批药品时一并审批。

药品生产企业不得使用未经批准的直接接触药品的包装材料和容器。

对不合格的直接接触药品的包装材料和容器，由药品监督管理部门责令停止使用。

第五十三条 药品包装必须适合药品质量的要求，方便储存、运输和医疗使用。

发运中药材必须有包装。在每件包装上，必须注明品名、产地、日期、调出单位，并附有质量合格的标志。

第五十四条 药品包装必须按照规定印有或者贴有标签并附有说明书。

标签或者说明书上必须注明药品的通用名称、成份、规格、生产企业、批准文号、产品批号、生产日期、有效期、适应证或者功能主治、用法、用量、禁忌、不良反应和注意事项。

麻醉药品、精神药品、医疗用毒性药品、放射性药品、外用药品和非处方药的标签，必须印有规定的标志。

第七章　药品价格和广告的管理

　　第五十五条　依法实行政府定价、政府指导价的药品，政府价格主管部门应当依照《中华人民共和国价格法》规定的定价原则，依据社会平均成本、市场供求状况和社会承受能力合理制定和调整价格，做到质价相符，消除虚高价格，保护用药者的正当利益。

　　药品的生产企业、经营企业和医疗机构必须执行政府定价、政府指导价，不得以任何形式擅自提高价格。

　　药品生产企业应当依法向政府价格主管部门如实提供药品的生产经营成本，不得拒报、虚报、瞒报。

　　第五十六条　依法实行市场调节价的药品，药品的生产企业、经营企业和医疗机构应当按照公平、合理和诚实信用、质价相符的原则制定价格，为用药者提供价格合理的药品。

　　药品的生产企业、经营企业和医疗机构应当遵守国务院价格主管部门关于药价管理的规定，制定和标明药品零售价格，禁止暴利和损害用药者利益的价格欺诈行为。

　　第五十七条　药品的生产企业、经营企业、医疗机构应当依法向政府价格主管部门提供其药品的实际购销价格和购销数量等资料。

　　第五十八条　医疗机构应当向患者提供所用药品的价格清单；医疗保险定点医疗机构还应当按照规定的办法如实公布其常用药品的价格，加强合理用药的管理。具体办法由国务院卫生行政部门规定。

　　第五十九条　禁止药品的生产企业、经营企业和医疗机构在药品购销中账外暗中给予、收受回扣或者其他利益。

　　禁止药品的生产企业、经营企业或者其代理人以任何名义给予使用其药品的医疗机构的负责人、药品采购人员、医师等有关人员以财物或者其他利益。禁止医疗机构的负责人、药品采购人员、医师等有关人员以任何名义收受药品的生产企业、经营企业或者其代理人给予的财物或者其他利益。

　　第六十条　药品广告须经企业所在地省、自治区、直辖市人民政府药品监督管理部门批准，并发给药品广告批准文号；未取得药品广告批准文号的，不得发布。

　　处方药可以在国务院卫生行政部门和国务院药品监督管理部门共同指定的医学、药学专业刊物上介绍，但不得在大众传播媒介发布广告或者以其他方式进行以公众为对象的广告宣传。

　　第六十一条　药品广告的内容必须真实、合法，以国务院药品监督管理部门批准的说明书为准，不得含有虚假的内容。

　　药品广告不得含有不科学的表示功效的断言或者保证；不得利用国家机关、医药科研单位、学术机构或者专家、学者、医师、患者的名义和形象作证明。

　　非药品广告不得有涉及药品的宣传。

　　第六十二条　省、自治区、直辖市人民政府药品监督管理部门应当对其批准的药品广告进行检查，对于违反本法和《中华人民共和国广告法》的广告，应当向广告监督管理机关通报并提出处理建议，广告监督管理机关应当依法作出处理。

第六十三条　药品价格和广告，本法未规定的，适用《中华人民共和国价格法》、《中华人民共和国广告法》的规定。

第八章　药品监督

第六十四条　药品监督管理部门有权按照法律、行政法规的规定对报经其审批的药品研制和药品的生产、经营以及医疗机构使用药品的事项进行监督检查，有关单位和个人不得拒绝和隐瞒。

药品监督管理部门进行监督检查时，必须出示证明文件，对监督检查中知悉的被检查人的技术秘密和业务秘密应当保密。

第六十五条　药品监督管理部门根据监督检查的需要，可以对药品质量进行抽查检验。抽查检验应当按照规定抽样，并不得收取任何费用。所需费用按照国务院规定列支。

药品监督管理部门对有证据证明可能危害人体健康的药品及其有关材料可以采取查封、扣押的行政强制措施，并在七日内作出行政处理决定；药品需要检验的，必须自检验报告书发出之日起十五日内作出行政处理决定。

第六十六条　国务院和省、自治区、直辖市人民政府的药品监督管理部门应当定期公告药品质量抽查检验的结果；公告不当的，必须在原公告范围内予以更正。

第六十七条　当事人对药品检验机构的检验结果有异议的，可以自收到药品检验结果之日起七日内向原药品检验机构或者上一级药品监督管理部门设置或者确定的药品检验机构申请复验，也可以直接向国务院药品监督管理部门设置或者确定的药品检验机构申请复验。受理复验的药品检验机构必须在国务院药品监督管理部门规定的时间内作出复验结论。

第六十八条　药品监督管理部门应当按照规定，依据《药品生产质量管理规范》、《药品经营质量管理规范》，对经其认证合格的药品生产企业、药品经营企业进行认证后的跟踪检查。

第六十九条　地方人民政府和药品监督管理部门不得以要求实施药品检验、审批等手段限制或者排斥非本地区药品生产企业依照本法规定生产的药品进入本地区。

第七十条　药品监督管理部门及其设置的药品检验机构和确定的专业从事药品检验的机构不得参与药品生产经营活动，不得以其名义推荐或者监制、监销药品。

药品监督管理部门及其设置的药品检验机构和确定的专业从事药品检验的机构的工作人员不得参与药品生产经营活动。

第七十一条　国家实行药品不良反应报告制度。药品生产企业、药品经营企业和医疗机构必须经常考察本单位所生产、经营、使用的药品质量、疗效和反应。发现可能与用药有关的严重不良反应，必须及时向当地省、自治区、直辖市人民政府药品监督管理部门和卫生行政部门报告。具体办法由国务院药品监督管理部门会同国务院卫生行政部门制定。

对已确认发生严重不良反应的药品，国务院或者省、自治区、直辖市人民政府的药品监督管理部门可以采取停止生产、销售、使用的紧急控制措施，并应当在五日内组织鉴定，自鉴定结论作出之日起十五日内依法作出行政处理决定。

第七十二条　药品生产企业、药品经营企业和医疗机构的药品检验机构或者人员，应当接受当地药品监督管理部门设置的药品检验机构的业务指导。

第九章　法律责任

第七十三条　未取得《药品生产许可证》、《药品经营许可证》或者《医疗机构制剂许可证》生产药品、经营药品的，依法予以取缔，没收违法生产、销售的药品和违法所得，并处违法生产、销售的药品（包括已售出的和未售出的药品，下同）货值金额二倍以上五倍以下的罚款；构成犯罪的，依法追究刑事责任。

第七十四条　生产、销售假药的，没收违法生产、销售的药品和违法所得，并处违法生产、销售药品货值金额二倍以上五倍以下的罚款；有药品批准证明文件的予以撤销，并责令停产、停业整顿；情节严重的，吊销《药品生产许可证》、《药品经营许可证》或者《医疗机构制剂许可证》；构成犯罪的，依法追究刑事责任。

第七十五条　生产、销售劣药的，没收违法生产、销售的药品和违法所得，并处违法生产、销售药品货值金额一倍以上三倍以下的罚款；情节严重的，责令停产、停业整顿或者撤销药品批准证明文件，吊销《药品生产许可证》、《药品经营许可证》或者《医疗机构制剂许可证》；构成犯罪的，依法追究刑事责任。

第七十六条　从事生产、销售假药及生产、销售劣药情节严重的企业或者其他单位，其直接负责的主管人员和其他直接责任人员十年内不得从事药品生产、经营活动。

对生产者专门用于生产假药、劣药的原辅材料、包装材料、生产设备，予以没收。

第七十七条　知道或者应当知道属于假劣药品而为其提供运输、保管、仓储等便利条件的，没收全部运输、保管、仓储的收入，并处违法收入百分之五十以上三倍以下的罚款；构成犯罪的，依法追究刑事责任。

第七十八条　对假药、劣药的处罚通知，必须载明药品检验机构的质量检验结果；但是，本法第四十八条第三款第（一）、（二）、（五）、（六）项和第四十九条第三款规定的情形除外。

第七十九条　药品的生产企业、经营企业、药物非临床安全性评价研究机构、药物临床试验机构未按照规定实施《药品生产质量管理规范》、《药品经营质量管理规范》、药物非临床研究质量管理规范、药物临床试验质量管理规范的，给予警告，责令限期改正；逾期不改正的，责令停产、停业整顿，并处五千元以上二万元以下的罚款；情节严重的，吊销《药品生产许可证》、《药品经营许可证》和药物临床试验机构的资格。

第八十条　药品的生产企业、经营企业或者医疗机构违反本法第三十四条的规定，从无《药品生产许可证》、《药品经营许可证》的企业购进药品的，责令改正，没收违法购进的药品，并处违法购进药品货值金额二倍以上五倍以下的罚款；有违法所得的，没收违法所得；情节严重的，吊销《药品生产许可证》、《药品经营许可证》或者医疗机构执业许可证书。

第八十一条　进口已获得药品进口注册证书的药品，未按照本法规定向允许药品进口的口岸所在地的药品监督管理部门登记备案的，给予警告，责令限期改正；逾期不改正的，撤销进口药品注册证书。

第八十二条　伪造、变造、买卖、出租、出借许可证或者药品批准证明文件的，没收违法所得，并处违法所得一倍以上三倍以下的罚款；没有违法所得的，处二万元以上十万元以下的罚款；情节严重的，并吊销卖方、出租方、出借方的《药品生产许可证》、《药品经营许可证》、《医疗机构制剂许可证》或者撤销药品批准证明文件；构成犯罪的，依法追究刑事责任。

第八十三条　违反本法规定，提供虚假的证明、文件资料样品或者采取其他欺骗手段取得《药品生产许可证》、《药品经营许可证》、《医疗机构制剂许可证》或者药品批准证明文件的，吊销《药品生产许可证》、《药品经营许可证》、《医疗机构制剂许可证》或者撤销药品批准证明文件，五年内不受理其申请，并处一万元以上三万元以下的罚款。

第八十四条　医疗机构将其配制的制剂在市场销售的，责令改正，没收违法销售的制剂，并处违法销售制剂货值金额一倍以上三倍以下的罚款；有违法所得的，没收违法所得。

第八十五条　药品经营企业违反本法第十八条、第十九条规定的，责令改正，给予警告；情节严重的，吊销《药品经营许可证》。

第八十六条　药品标识不符合本法第五十四条规定的，除依法应当按照假药、劣药论处的外，责令改正，给予警告；情节严重的，撤销该药品的批准证明文件。

第八十七条　药品检验机构出具虚假检验报告，构成犯罪的，依法追究刑事责任；不构成犯罪的，责令改正，给予警告，对单位并处三万元以上五万元以下的罚款；对直接负责的主管人员和其他直接责任人员依法给予降级、撤职、开除的处分，并处三万元以下的罚款；有违法所得的，没收违法所得；情节严重的，撤销其检验资格。药品检验机构出具的检验结果不实，造成损失的，应当承担相应的赔偿责任。

第八十八条　本法第七十三条至第八十七条规定的行政处罚，由县级以上药品监督管理部门按照国务院药品监督管理部门规定的职责分工决定；吊销《药品生产许可证》、《药品经营许可证》、《医疗机构制剂许可证》、医疗机构执业许可证书或者撤销药品批准证明文件的，由原发证、批准的部门决定。

第八十九条　违反本法第五十五条、第五十六条、第五十七条关于药品价格管理的规定的，依照《中华人民共和国价格法》的规定处罚。

第九十条　药品的生产企业、经营企业、医疗机构在药品购销中暗中给予、收受回扣或者其他利益的，药品的生产企业、经营企业或者其代理人给予使用其药品的医疗机构的负责人、药品采购人员、医师等有关人员以财物或者其他利益的，由工商行政管理部门处一万元以上二十万元以下的罚款，有违法所得的，予以没收；情节严重的，由工商行政管理部门吊销药品生产企业、药品经营企业的营业执照，并通知药品监督管理部门，由药品监督管理部门吊销其《药品生产许可证》、《药品经营许可证》；构成犯罪的，依法追究刑事责任。

第九十一条　药品的生产企业、经营企业的负责人、采购人员等有关人员在药品购销中收受其他生产企业、经营企业或者其代理人给予的财物或者其他利益的，依法给予处分，没收违法所得；构成犯罪的，依法追究刑事责任。

医疗机构的负责人、药品采购人员、医师等有关人员收受药品生产企业、药品经营企业或者其代理人给予的财物或者其他利益的，由卫生行政部门或者本单位给予处分，没收违法所得；对违法行为情节严重的执业医师，由卫生行政部门吊销其执业证书；构成犯罪的，依法追究刑事责任。

第九十二条 违反本法有关药品广告的管理规定的，依照《中华人民共和国广告法》的规定处罚，并由发给广告批准文号的药品监督管理部门撤销广告批准文号，一年内不受理该品种的广告审批申请；构成犯罪的，依法追究刑事责任。

药品监督管理部门对药品广告不依法履行审查职责，批准发布的广告有虚假或者其他违反法律、行政法规的内容的，对直接负责的主管人员和其他直接责任人员依法给予行政处分；构成犯罪的，依法追究刑事责任。

第九十三条 药品的生产企业、经营企业、医疗机构违反本法规定，给药品使用者造成损害的，依法承担赔偿责任。

第九十四条 药品监督管理部门违反本法规定，有下列行为之一的，由其上级主管机关或者监察机关责令收回违法发给的证书、撤销药品批准证明文件，对直接负责的主管人员和其他直接责任人员依法给予行政处分；构成犯罪的，依法追究刑事责任：

（一）对不符合《药品生产质量管理规范》、《药品经营质量管理规范》的企业发给符合有关规范的认证证书的，或者对取得认证证书的企业未按照规定履行跟踪检查的职责，对不符合认证条件的企业未依法责令其改正或者撤销其认证证书的；

（二）对不符合法定条件的单位发给《药品生产许可证》、《药品经营许可证》或者《医疗机构制剂许可证》的；

（三）对不符合进口条件的药品发给进口药品注册证书的；

（四）对不具备临床试验条件或者生产条件而批准进行临床试验、发给新药证书、发给药品批准文号的。

第九十五条 药品监督管理部门或者其设置的药品检验机构或者其确定的专业从事药品检验的机构参与药品生产经营活动的，由其上级机关或者监察机关责令改正，有违法收入的予以没收；情节严重的，对直接负责的主管人员和其他直接责任人员依法给予行政处分。

药品监督管理部门或者其设置的药品检验机构或者其确定的专业从事药品检验的机构的工作人员参与药品生产经营活动的，依法给予行政处分。

第九十六条 药品监督管理部门或者其设置、确定的药品检验机构在药品监督检验中违法收取检验费用的，由政府有关部门责令退还，对直接负责的主管人员和其他直接责任人员依法给予行政处分。对违法收取检验费用情节严重的药品检验机构，撤销其检验资格。

第九十七条 药品监督管理部门应当依法履行监督检查职责，监督已取得《药品生产许可证》、《药品经营许可证》的企业依照本法规定从事药品生产、经营活动。

已取得《药品生产许可证》、《药品经营许可证》的企业生产、销售假药、劣药的，除依法追究该企业的法律责任外，对有失职、渎职行为的药品监督管理部门直接负责的主管人员和其他直接责任人员依法给予行政处分；构成犯罪的，依法追究刑事责任。

第九十八条 药品监督管理部门对下级药品监督管理部门违反本法的行政行为，责令限期改正；逾期不改正的，有权予以改变或者撤销。

  第九十九条 药品监督管理人员滥用职权、徇私舞弊、玩忽职守，构成犯罪的，依法追究刑事责任；尚不构成犯罪的，依法给予行政处分。

  第一百条 依照本法被吊销《药品生产许可证》、《药品经营许可证》的，由药品监督管理部门通知工商行政管理部门办理变更或者注销登记。

  第一百零一条 本章规定的货值金额以违法生产、销售药品的标价计算；没有标价的，按照同类药品的市场价格计算。

第十章 附 则

  第一百零二条 本法下列用语的含义是：

  药品，是指用于预防、治疗、诊断人的疾病，有目的地调节人的生理机能并规定有适应症或者功能主治、用法和用量的物质，包括中药材、中药饮片、中成药、化学原料药及其制剂、抗生素、生化药品、放射性药品、血清、疫苗、血液制品和诊断药品等。

  辅料，是指生产药品和调配处方时所用的赋形剂和附加剂。

  药品生产企业，是指生产药品的专营企业或者兼营企业。

  药品经营企业，是指经营药品的专营企业或者兼营企业。

  第一百零三条 中药材的种植、采集和饲养的管理办法，由国务院另行制定。

  第一百零四条 国家对预防性生物制品的流通实行特殊管理。具体办法由国务院制定。

  第一百零五条 中国人民解放军执行本法的具体办法，由国务院、中央军事委员会依据本法制定。

  第一百零六条 本法自 2001 年 12 月 1 日起施行。

中华人民共和国职业病防治法

(2001 年 10 月 27 日第九届全国人民代表大会常务委员会第二十四次会议通过，
2001 年 10 月 27 日中华人民共和国主席令第六十号公布，自 2002 年 5 月 1 日起施行)

第一章 总 则

第一条 为了预防、控制和消除职业病危害，防治职业病，保护劳动者健康及其相关权益，促进经济发展，根据宪法，制定本法。

第二条 本法适用于中华人民共和国领域内的职业病防治活动。

本法所称职业病，是指企业、事业单位和个体经济组织（以下统称用人单位）的劳动者在职业活动中，因接触粉尘、放射性物质和其他有毒、有害物质等因素而引起的疾病。

职业病的分类和目录由国务院卫生行政部门会同国务院劳动保障行政部门规定、调整并公布。

第三条 职业病防治工作坚持预防为主、防治结合的方针，实行分类管理、综合治理。

第四条 劳动者依法享有职业卫生保护的权利。用人单位应当为劳动者创造符合国家职业卫生标准和卫生要求的工作环境和条件，并采取措施保障劳动者获得职业卫生保护。

第五条 用人单位应当建立、健全职业病防治责任制，加强对职业病防治的管理，提高职业病防治水平，对本单位产生的职业病危害承担责任。

第六条 用人单位必须依法参加工伤社会保险。国务院和县级以上地方人民政府劳动保障行政部门应当加强对工伤社会保险的监督管理，确保劳动者依法享受工伤社会保险待遇。

第七条 国家鼓励研制、开发、推广、应用有利于职业病防治和保护劳动者健康的新技术、新工艺、新材料，加强对职业病的机理和发生规律的基础研究，提高职业病防治科学技术水平；积极采用有效的职业病防治技术、工艺、材料；限制使用或者淘汰职业病危害严重的技术、工艺、材料。

第八条 国家实行职业卫生监督制度。

国务院卫生行政部门统一负责全国职业病防治的监督管理工作。国务院有关部门在各自的职责范围内负责职业病防治的有关监督管理工作。

县级以上地方人民政府卫生行政部门负责本行政区域内职业病防治的监督管理工作。县级以上地方人民政府有关部门在各自的职责范围内负责职业病防治的有关监督管理工作。

第九条 国务院和县级以上地方人民政府应当制定职业病防治规划，将其纳入国民经济和社会发展计划，并组织实施。

乡、民族乡、镇的人民政府应当认真执行本法，支持卫生行政部门依法履行职责。

第十条　县级以上人民政府卫生行政部门和其他有关部门应当加强对职业病防治的宣传教育，普及职业病防治的知识，增强用人单位的职业病防治观念，提高劳动者的自我健康保护意识。

第十一条　有关防治职业病的国家职业卫生标准，由国务院卫生行政部门制定并公布。

第十二条　任何单位和个人有权对违反本法的行为进行检举和控告。对防治职业病成绩显著的单位和个人，给予奖励。

第二章　前期预防

第十三条　产生职业病危害的用人单位的设立除应当符合法律、行政法规规定的设立条件外，其工作场所还应当符合下列职业卫生要求：

（一）职业病危害因素的强度或者浓度符合国家职业卫生标准；

（二）有与职业病危害防护相适应的设施；

（三）生产布局合理，符合有害与无害作业分开的原则；

（四）有配套的更衣间、洗浴间、孕妇休息间等卫生设施；

（五）设备、工具、用具等设施符合保护劳动者生理、心理健康的要求；

（六）法律、行政法规和国务院卫生行政部门关于保护劳动者健康的其他要求。

第十四条　在卫生行政部门中建立职业病危害项目的申报制度。

用人单位设有依法公布的职业病目录所列职业病的危害项目的，应当及时、如实向卫生行政部门申报，接受监督。

职业病危害项目申报的具体办法由国务院卫生行政部门制定。

第十五条　新建、扩建、改建建设项目和技术改造、技术引进项目（以下统称建设项目）可能产生职业病危害的，建设单位在可行性论证阶段应当向卫生行政部门提交职业病危害预评价报告。卫生行政部门应当自收到职业病危害预评价报告之日起三十日内，作出审核决定并书面通知建设单位。未提交预评价报告或者预评价报告未经卫生行政部门审核同意的，有关部门不得批准该建设项目。职业病危害预评价报告应当对建设项目可能产生的职业病危害因素及其对工作场所和劳动者健康的影响作出评价，确定危害类别和职业病防护措施。建设项目职业病危害分类目录和分类管理办法由国务院卫生行政部门制定。

第十六条　建设项目的职业病防护设施所需费用应当纳入建设项目工程预算，并与主体工程同时设计，同时施工，同时投入生产和使用。

职业病危害严重的建设项目的防护设施设计，应当经卫生行政部门进行卫生审查，符合国家职业卫生标准和卫生要求的，方可施工。

建设项目在竣工验收前，建设单位应当进行职业病危害控制效果评价。建设项目竣工验收时，其职业病防护设施经卫生行政部门验收合格后，方可投入正式生产和使用。

第十七条　职业病危害预评价、职业病危害控制效果评价由依法设立的取得省级以上人民政府卫生行政部门资质认证的职业卫生技术服务机构进行。职业卫生技术服务机构所作评价应当客观、真实。

第十八条　国家对从事放射、高毒等作业实行特殊管理。具体管理办法由国务院制定。

第三章　劳动过程中的防护与管理

第十九条　用人单位应当采取下列职业病防治管理措施：

（一）设置或者指定职业卫生管理机构或者组织，配备专职或者兼职的职业卫生专业人员，负责本单位的职业病防治工作；

（二）制定职业病防治计划和实施方案；

（三）建立、健全职业卫生管理制度和操作规程；

（四）建立、健全职业卫生档案和劳动者健康监护档案；

（五）建立、健全工作场所职业病危害因素监测及评价制度；

（六）建立、健全职业病危害事故应急救援预案。

第二十条　用人单位必须采用有效的职业病防护设施，并为劳动者提供个人使用的职业病防护用品。

用人单位为劳动者个人提供的职业病防护用品必须符合防治职业病的要求；不符合要求的，不得使用。

第二十一条　用人单位应当优先采用有利于防治职业病和保护劳动者健康的新技术、新工艺、新材料，逐步替代职业病危害严重的技术、工艺、材料。

第二十二条　产生职业病危害的用人单位，应当在醒目位置设置公告栏，公布有关职业病防治的规章制度、操作规程、职业病危害事故应急救援措施和工作场所职业病危害因素检测结果。

对产生严重职业病危害的作业岗位，应当在其醒目位置，设置警示标识和中文警示说明。警示说明应当载明产生职业病危害的种类、后果、预防以及应急救治措施等内容。

第二十三条　对可能发生急性职业损伤的有毒、有害工作场所，用人单位应当设置报警装置，配置现场急救用品、冲洗设备、应急撤离通道和必要的泄险区。

对放射工作场所和放射性同位素的运输、贮存，用人单位必须配置防护设备和报警装置，保证接触放射线的工作人员佩戴个人剂量计。

对职业病防护设备、应急救援设施和个人使用的职业病防护用品，用人单位应当进行经常性的维护、检修，定期检测其性能和效果，确保其处于正常状态，不得擅自拆除或者停止使用。

第二十四条　用人单位应当实施由专人负责的职业病危害因素日常监测，并确保监测系统处于正常运行状态。

用人单位应当按照国务院卫生行政部门的规定，定期对工作场所进行职业病危害因素检测、评价。检测、评价结果存入用人单位职业卫生档案，定期向所在地卫生行政部门报告并向劳动者公布。

职业病危害因素检测、评价由依法设立的取得省级以上人民政府卫生行政部门资质认证的职业卫生技术服务机构进行。职业卫生技术服务机构所作检测、评价应当客观、真实。

发现工作场所职业病危害因素不符合国家职业卫生标准和卫生要求时，用人单位应当立即采取相应治理措施，仍然达不到国家职业卫生标准和卫生要求的，必须停止存在职业病危害因素的作业；职业病危害因素经治理后，符合国家职业卫生标准和卫生要求的，方可重新作业。

第二十五条　向用人单位提供可能产生职业病危害的设备的，应当提供中文说明书，并在设备的醒目位置设置警示标识和中文警示说明。警示说明应当载明设备性能、可能产生的职业病危害、安全操作和维护注意事项、职业病防护以及应急救治措施等内容。

第二十六条　向用人单位提供可能产生职业病危害的化学品、放射性同位素和含有放射性物质的材料的，应当提供中文说明书。说明书应当载明产品特性、主要成份、存在的有害因素、可能产生的危害后果、安全使用注意事项、职业病防护以及应急救治措施等内容。产品包装应当有醒目的警示标识和中文警示说明。贮存上述材料的场所应当在规定的部位设置危险物品标识或者放射性警示标识。

国内首次使用或者首次进口与职业病危害有关的化学材料，使用单位或者进口单位按照国家规定经国务院有关部门批准后，应当向国务院卫生行政部门报送该化学材料的毒性鉴定以及经有关部门登记注册或者批准进口的文件等资料。

进口放射性同位素、射线装置和含有放射性物质的物品的，按照国家有关规定办理。

第二十七条　任何单位和个人不得生产、经营、进口和使用国家明令禁止使用的可能产生职业病危害的设备或者材料。

第二十八条　任何单位和个人不得将产生职业病危害的作业转移给不具备职业病防护条件的单位和个人。不具备职业病防护条件的单位和个人不得接受产生职业病危害的作业。

第二十九条　用人单位对采用的技术、工艺、材料，应当知悉其产生的职业病危害，对有职业病危害的技术、工艺、材料隐瞒其危害而采用的，对所造成的职业病危害后果承担责任。

第三十条　用人单位与劳动者订立劳动合同（含聘用合同，下同）时，应当将工作过程中可能产生的职业病危害及其后果、职业病防护措施和待遇等如实告知劳动者，并在劳动合同中写明，不得隐瞒或者欺骗。

劳动者在已订立劳动合同期间因工作岗位或者工作内容变更，从事与所订立劳动合同中未告知的存在职业病危害的作业时，用人单位应当依照前款规定，向劳动者履行如实告知的义务，并协商变更原劳动合同相关条款。用人单位违反前两款规定的，劳动者有权拒绝从事存在职业病危害的作业，用人单位不得因此解除或者终止与劳动者所订立的劳动合同。

第三十一条　用人单位的负责人应当接受职业卫生培训，遵守职业病防治法律、法规，依法组织本单位的职业病防治工作。

用人单位应当对劳动者进行上岗前的职业卫生培训和在岗期间的定期职业卫生培训，普及职业卫生知识，督促劳动者遵守职业病防治法律、法规、规章和操作规程，指导劳动者正确使用职业病防护设备和个人使用的职业病防护用品。

劳动者应当学习和掌握相关的职业卫生知识，遵守职业病防治法律、法规、规章和操作规程，正确使用、维护职业病防护设备和个人使用的职业病防护用品，发现职业病危害事故隐患应当及时报告。

劳动者不履行前款规定义务的，用人单位应当对其进行教育。

第三十二条　对从事接触职业病危害的作业的劳动者，用人单位应当按照国务院卫生行政部门的规定组织上岗前、在岗期间和离岗时的职业健康检查，并将检查结果如实告知劳动者。职业健康检查费用由用人单位承担。

用人单位不得安排未经上岗前职业健康检查的劳动者从事接触职业病危害的作业；不得安排有职业禁忌的劳动者从事其所禁忌的作业；对在职业健康检查中发现有与所从事的职业相关的健康损害的劳动者，应当调离原工作岗位，并妥善安置；对未进行离岗前职业健康检查的劳动者不得解除或者终止与其订立的劳动合同。

职业健康检查应当由省级以上人民政府卫生行政部门批准的医疗卫生机构承担。

第三十三条　用人单位应当为劳动者建立职业健康监护档案，并按照规定的期限妥善保存。

职业健康监护档案应当包括劳动者的职业史、职业病危害接触史、职业健康检查结果和职业病诊疗等有关个人健康资料。

劳动者离开用人单位时，有权索取本人职业健康监护档案复印件，用人单位应当如实、无偿提供，并在所提供的复印件上签章。

第三十四条　发生或者可能发生急性职业病危害事故时，用人单位应当立即采取应急救援和控制措施，并及时报告所在地卫生行政部门和有关部门。卫生行政部门接到报告后，应当及时会同有关部门组织调查处理；必要时，可以采取临时控制措施。

对遭受或者可能遭受急性职业病危害的劳动者，用人单位应当及时组织救治、进行健康检查和医学观察，所需费用由用人单位承担。

第三十五条　用人单位不得安排未成年工从事接触职业病危害的作业；不得安排孕期、哺乳期的女职工从事对本人和胎儿、婴儿有危害的作业。

第三十六条　劳动者享有下列职业卫生保护权利：

（一）获得职业卫生教育、培训；

（二）获得职业健康检查、职业病诊疗、康复等职业病防治服务；

（三）了解工作场所产生或者可能产生的职业病危害因素、危害后果和应当采取的职业病防护措施；

（四）要求用人单位提供符合防治职业病要求的职业病防护设施和个人使用的职业病防护用品，改善工作条件；

（五）对违反职业病防治法律、法规以及危及生命健康的行为提出批评、检举和控告；

（六）拒绝违章指挥和强令进行没有职业病防护措施的作业；

（七）参与用人单位职业卫生工作的民主管理，对职业病防治工作提出意见和建议。

用人单位应当保障劳动者行使前款所列权利。因劳动者依法行使正当权利而降低其工资、福利等待遇或者解除、终止与其订立的劳动合同的，其行为无效。

第三十七条　工会组织应当督促并协助用人单位开展职业卫生宣传教育和培训，对用人单位的职业病防治工作提出意见和建议，与用人单位就劳动者反映的有关职业病防治的问题进行协调并督促解决。

　　工会组织对用人单位违反职业病防治法律、法规，侵犯劳动者合法权益的行为，有权要求纠正；产生严重职业病危害时，有权要求采取防护措施，或者向政府有关部门建议采取强制性措施；发生职业病危害事故时，有权参与事故调查处理；发现危及劳动者生命健康的情形时，有权向用人单位建议组织劳动者撤离危险现场，用人单位应当立即作出处理。

　　第三十八条　用人单位按照职业病防治要求，用于预防和治理职业病危害、工作场所卫生检测、健康监护和职业卫生培训等费用，按照国家有关规定，在生产成本中据实列支。

第四章　职业病诊断与职业病病人保障

　　第三十九条　职业病诊断应当由省级以上人民政府卫生行政部门批准的医疗卫生机构承担。

　　第四十条　劳动者可以在用人单位所在地或者本人居住地依法承担职业病诊断的医疗卫生机构进行职业病诊断。

　　第四十一条　职业病诊断标准和职业病诊断、鉴定办法由国务院卫生行政部门制定。职业病伤残等级的鉴定办法由国务院劳动保障行政部门会同国务院卫生行政部门制定。

　　第四十二条　职业病诊断，应当综合分析下列因素：

　　（一）病人的职业史；

　　（二）职业病危害接触史和现场危害调查与评价；

　　（三）临床表现以及辅助检查结果等。

　　没有证据否定职业病危害因素与病人临床表现之间的必然联系的，在排除其他致病因素后，应当诊断为职业病。

　　承担职业病诊断的医疗卫生机构在进行职业病诊断时，应当组织三名以上取得职业病诊断资格的执业医师集体诊断。

　　职业病诊断证明书应当由参与诊断的医师共同签署，并经承担职业病诊断的医疗卫生机构审核盖章。

　　第四十三条　用人单位和医疗卫生机构发现职业病病人或者疑似职业病病人时，应当及时向所在地卫生行政部门报告。确诊为职业病的，用人单位还应当向所在地劳动保障行政部门报告。

　　卫生行政部门和劳动保障行政部门接到报告后，应当依法作出处理。

　　第四十四条　县级以上地方人民政府卫生行政部门负责本行政区域内的职业病统计报告的管理工作，并按照规定上报。

　　第四十五条　当事人对职业病诊断有异议的，可以向作出诊断的医疗卫生机构所在地地方人民政府卫生行政部门申请鉴定。

　　职业病诊断争议由设区的市级以上地方人民政府卫生行政部门根据当事人的申请，组织职业病诊断鉴定委员会进行鉴定。

　　当事人对设区的市级职业病诊断鉴定委员会的鉴定结论不服的，可以向省、自治区、直辖市人民政府卫生行政部门申请再鉴定。

第四十六条 职业病诊断鉴定委员会由相关专业的专家组成。

省、自治区、直辖市人民政府卫生行政部门应当设立相关的专家库，需要对职业病争议作出诊断鉴定时，由当事人或者当事人委托有关卫生行政部门从专家库中以随机抽取的方式确定参加诊断鉴定委员会的专家。职业病诊断鉴定委员会应当按照国务院卫生行政部门颁布的职业病诊断标准和职业病诊断、鉴定办法进行职业病诊断鉴定，向当事人出具职业病诊断鉴定书。职业病诊断鉴定费用由用人单位承担。

第四十七条 职业病诊断鉴定委员会组成人员应当遵守职业道德，客观、公正地进行诊断鉴定，并承担相应的责任。职业病诊断鉴定委员会组成人员不得私下接触当事人，不得收受当事人的财物或者其他好处，与当事人有利害关系的，应当回避。

人民法院受理有关案件需要进行职业病鉴定时，应当从省、自治区、直辖市人民政府卫生行政部门依法设立的相关的专家库中选取参加鉴定的专家。

第四十八条 职业病诊断、鉴定需要用人单位提供有关职业卫生和健康监护等资料时，用人单位应当如实提供，劳动者和有关机构也应当提供与职业病诊断、鉴定有关的资料。

第四十九条 医疗卫生机构发现疑似职业病病人时，应当告知劳动者本人并及时通知用人单位。

用人单位应当及时安排对疑似职业病病人进行诊断；在疑似职业病病人诊断或者医学观察期间，不得解除或者终止与其订立的劳动合同。

疑似职业病病人在诊断、医学观察期间的费用，由用人单位承担。

第五十条 职业病病人依法享受国家规定的职业病待遇。

用人单位应当按照国家有关规定，安排职业病病人进行治疗、康复和定期检查。

用人单位对不适宜继续从事原工作的职业病病人，应当调离原岗位，并妥善安置。

用人单位对从事接触职业病危害的作业的劳动者，应当给予适当岗位津贴。

第五十一条 职业病病人的诊疗、康复费用，伤残以及丧失劳动能力的职业病病人的社会保障，按照国家有关工伤社会保险的规定执行。

第五十二条 职业病病人除依法享有工伤社会保险外，依照有关民事法律，尚有获得赔偿的权利的，有权向用人单位提出赔偿要求。

第五十三条 劳动者被诊断患有职业病，但用人单位没有依法参加工伤社会保险的，其医疗和生活保障由最后的用人单位承担；最后的用人单位有证据证明该职业病是先前用人单位的职业病危害造成的，由先前的用人单位承担。

第五十四条 职业病病人变动工作单位，其依法享有的待遇不变。

用人单位发生分立、合并、解散、破产等情形的，应当对从事接触职业病危害的作业的劳动者进行健康检查，并按照国家有关规定妥善安置职业病病人。

第五章　监督检查

第五十五条 县级以上人民政府卫生行政部门依照职业病防治法律、法规、国家职业卫生标准和卫生要求，依据职责划分，对职业病防治工作及职业病危害检测、评价活动进行监督检查。

第五十六条　卫生行政部门履行监督检查职责时，有权采取下列措施：

（一）进入被检查单位和职业病危害现场，了解情况，调查取证；

（二）查阅或者复制与违反职业病防治法律、法规的行为有关的资料和采集样品；

（三）责令违反职业病防治法律、法规的单位和个人停止违法行为。

第五十七条　发生职业病危害事故或者有证据证明危害状态可能导致职业病危害事故发生时，卫生行政部门可以采取下列临时控制措施：

（一）责令暂停导致职业病危害事故的作业；

（二）封存造成职业病危害事故或者可能导致职业病危害事故发生的材料和设备；

（三）组织控制职业病危害事故现场。在职业病危害事故或者危害状态得到有效控制后，卫生行政部门应当及时解除控制措施。

第五十八条　职业卫生监督执法人员依法执行职务时，应当出示监督执法证件。

职业卫生监督执法人员应当忠于职守，秉公执法，严格遵守执法规范；涉及用人单位的秘密的，应当为其保密。

第五十九条　职业卫生监督执法人员依法执行职务时，被检查单位应当接受检查并予以支持配合，不得拒绝和阻碍。

第六十条　卫生行政部门及其职业卫生监督执法人员履行职责时，不得有下列行为：

（一）对不符合法定条件的，发给建设项目有关证明文件、资质证明文件或者予以批准；

（二）对已经取得有关证明文件的，不履行监督检查职责；

（三）发现用人单位存在职业病危害的，可能造成职业病危害事故，不及时依法采取控制措施；

（四）其他违反本法的行为。

第六十一条　职业卫生监督执法人员应当依法经过资格认定。

卫生行政部门应当加强队伍建设，提高职业卫生监督执法人员的政治、业务素质，依照本法和其他有关法律、法规的规定，建立、健全内部监督制度，对其工作人员执行法律、法规和遵守纪律的情况，进行监督检查。

第六章　法律责任

第六十二条　建设单位违反本法规定，有下列行为之一的，由卫生行政部门给予警告，责令限期改正；逾期不改正的，处十万元以上五十万元以下的罚款；情节严重的，责令停止产生职业病危害的作业，或者提请有关人民政府按照国务院规定的权限责令停建、关闭：

（一）未按照规定进行职业病危害预评价或者未提交职业病危害预评价报告，或者职业病危害预评价报告未经卫生行政部门审核同意，擅自开工的；

（二）建设项目的职业病防护设施未按照规定与主体工程同时投入生产和使用的；

（三）职业病危害严重的建设项目，其职业病防护设施设计不符合国家职业卫生标准和卫生要求施工的；

（四）未按照规定对职业病防护设施进行职业病危害控制效果评价、未经卫生行政部门验收或者验收不合格，擅自投入使用的。

第六十三条 违反本法规定，有下列行为之一的，由卫生行政部门给予警告，责令限期改正；逾期不改正的，处二万元以下的罚款：

（一）工作场所职业病危害因素检测、评价结果没有存档、上报、公布的；

（二）未采取本法第十九条规定的职业病防治管理措施的；

（三）未按照规定公布有关职业病防治的规章制度、操作规程、职业病危害事故应急救援措施的；

（四）未按照规定组织劳动者进行职业卫生培训，或者未对劳动者个人职业病防护采取指导、督促措施的；

（五）国内首次使用或者首次进口与职业病危害有关的化学材料，未按照规定报送毒性鉴定资料以及经有关部门登记注册或者批准进口的文件的。

第六十四条 用人单位违反本法规定，有下列行为之一的，由卫生行政部门责令限期改正，给予警告，可以并处二万元以上五万元以下的罚款：

（一）未按照规定及时、如实向卫生行政部门申报产生职业病危害的项目的；

（二）未实施由专人负责的职业病危害因素日常监测，或者监测系统不能正常监测的；

（三）订立或者变更劳动合同时，未告知劳动者职业病危害真实情况的；

（四）未按照规定组织职业健康检查、建立职业健康监护档案或者未将检查结果如实告知劳动者的。

第六十五条 用人单位违反本法规定，有下列行为之一的，由卫生行政部门给予警告，责令限期改正，逾期不改正的，处五万元以上二十万元以下的罚款；情节严重的，责令停止产生职业病危害的作业，或者提请有关人民政府按照国务院规定的权限责令关闭：

（一）工作场所职业病危害因素的强度或者浓度超过国家职业卫生标准的；

（二）未提供职业病防护设施和个人使用的职业病防护用品，或者提供的职业病防护设施和个人使用的职业病防护用品不符合国家职业卫生标准和卫生要求的；

（三）对职业病防护设备、应急救援设施和个人使用的职业病防护用品未按照规定进行维护、检修、检测，或者不能保持正常运行、使用状态的；

（四）未按照规定对工作场所职业病危害因素进行检测、评价的；

（五）工作场所职业病危害因素经治理仍然达不到国家职业卫生标准和卫生要求时，未停止存在职业病危害因素的作业的；

（六）未按照规定安排职业病病人、疑似职业病病人进行诊治的；

（七）发生或者可能发生急性职业病危害事故时，未立即采取应急救援和控制措施或者未按照规定及时报告的；

（八）未按照规定在产生严重职业病危害的作业岗位醒目位置设置警示标识和中文警示说明的；

（九）拒绝卫生行政部门监督检查的。

第六十六条 向用人单位提供可能产生职业病危害的设备、材料，未按照规定提供中文说明书或者设置警示标识和中文警示说明的，由卫生行政部门责令限期改正，给予警告，并处五万元以上二十万元以下的罚款。

第六十七条 用人单位和医疗卫生机构未按照规定报告职业病、疑似职业病的，由卫生行政部门责令限期改正，给予警告，可以并处一万元以下的罚款；弄虚作假的，并处二万元以上五万元以下的罚款；对直接负责的主管人员和其他直接责任人员，可以依法给予降级或者撤职的处分。

第六十八条 违反本法规定，有下列情形之一的，由卫生行政部门责令限期治理，并处五万元以上三十万元以下的罚款；情节严重的，责令停止产生职业病危害的作业，或者提请有关人民政府按照国务院规定的权限责令关闭：

（一）隐瞒技术、工艺、材料所产生的职业病危害而采用的；

（二）隐瞒本单位职业卫生真实情况的；

（三）可能发生急性职业损伤的有毒、有害工作场所、放射工作场所或者放射性同位素的运输、贮存不符合本法第二十三条规定的；

（四）使用国家明令禁止使用的可能产生职业病危害的设备或者材料的；

（五）将产生职业病危害的作业转移给没有职业病防护条件的单位和个人，或者没有职业病防护条件的单位和个人接受产生职业病危害的作业的；

（六）擅自拆除、停止使用职业病防护设备或者应急救援设施的；

（七）安排未经职业健康检查的劳动者、有职业禁忌的劳动者、未成年工或者孕期、哺乳期女职工从事接触职业病危害的作业或者禁忌作业的；

（八）违章指挥和强令劳动者进行没有职业病防护措施的作业的。

第六十九条 生产、经营或者进口国家明令禁止使用的可能产生职业病危害的设备或者材料的，依照有关法律、行政法规的规定给予处罚。

第七十条 用人单位违反本法规定，已经对劳动者生命健康造成严重损害的，由卫生行政部门责令停止产生职业病危害的作业，或者提请有关人民政府按照国务院规定的权限责令关闭，并处十万元以上三十万元以下的罚款。

第七十一条 用人单位违反本法规定，造成重大职业病危害事故或者其他严重后果，构成犯罪的，对直接负责的主管人员和其他直接责任人员，依法追究刑事责任。

第七十二条 未取得职业卫生技术服务资质认证擅自从事职业卫生技术服务的，或者医疗卫生机构未经批准擅自从事职业健康检查、职业病诊断的，由卫生行政部门责令立即停止违法行为，没收违法所得；违法所得五千元以上的，并处违法所得二倍以上十倍以下的罚款；没有违法所得或者违法所得不足五千元的，并处五千元以上五万元以下的罚款；情节严重的，对直接负责的主管人员和其他直接责任人员，依法给予降级、撤职或者开除的处分。

第七十三条 从事职业卫生技术服务的机构和承担职业健康检查、职业病诊断的医疗卫生机构违反本法规定，有下列行为之一的，由卫生行政部门责令立即停止违法行为，给予警告，没收违法所得；违法所得五千元以上的，并处违法所得二倍以上五倍以下的罚款；没有违法所得或者违法所得不足五千元的，并处五千元以上二万元以下的罚款；情节严重的，由原认证或者批准机关取消其相应的资格；对直接负责的主管人员和其他直接责任人员，依法给予降级、撤职或者开除的处分；构成犯罪的，依法追究刑事责任：

（一）超出资质认证或者批准范围从事职业卫生技术服务或者职业健康检查、职业病诊断的；

（二）不按照本法规定履行法定职责的；

（三）出具虚假证明文件的。

第七十四条　职业病诊断鉴定委员会组成人员收受职业病诊断争议当事人的财物或者其他好处的，给予警告，没收收受的财物，可以并处三千元以上五万元以下的罚款，取消其担任职业病诊断鉴定委员会组成人员的资格，并从省、自治区、直辖市人民政府卫生行政部门设立的专家库中予以除名。

第七十五条　卫生行政部门不按照规定报告职业病和职业病危害事故的，由上一级卫生行政部门责令改正，通报批评，给予警告；虚报、瞒报的，对单位负责人、直接负责的主管人员和其他直接责任人员依法给予降级、撤职或者开除的行政处分。

第七十六条　卫生行政部门及其职业卫生监督执法人员有本法第六十条所列行为之一，导致职业病危害事故发生，构成犯罪的，依法追究刑事责任；尚不构成犯罪的，对单位负责人、直接负责的主管人员和其他直接责任人员依法给予降级、撤职或者开除的行政处分。

中华人民共和国传染病防治法

（1989 年 2 月 21 日第七届全国人民代表大会常务委员会第六次会议通过，
2004 年 8 月 28 日第十届全国人民代表大会常务委员会第十一次会议修订，
2004 年 8 月 28 日公布，自 2004 年 12 月 1 日起施行）

第一章 总 则

第一条 为了预防、控制和消除传染病的发生与流行，保障人体健康和公共卫生，制定本法。

第二条 国家对传染病防治实行预防为主的方针，防治结合、分类管理、依靠科学、依靠群众。

第三条 本法规定的传染病分为甲类、乙类和丙类。

甲类传染病是指：鼠疫、霍乱。

乙类传染病是指：传染性非典型肺炎、艾滋病、病毒性肝炎、脊髓灰质炎、人感染高致病性禽流感、麻疹、流行性出血热、狂犬病、流行性乙型脑炎、登革热、炭疽、细菌性和阿米巴性痢疾、肺结核、伤寒和副伤寒、流行性脑脊髓膜炎、百日咳、白喉、新生儿破伤风、猩红热、布鲁氏菌病、淋病、梅毒、钩端螺旋体病、血吸虫病、疟疾。

丙类传染病是指：流行性感冒、流行性腮腺炎、风疹、急性出血性结膜炎、麻风病、流行性和地方性斑疹伤寒、黑热病、包虫病、丝虫病，除霍乱、细菌性和阿米巴性痢疾、伤寒和副伤寒以外的感染性腹泻病。

上述规定以外的其他传染病，根据其暴发、流行情况和危害程度，需要列入乙类、丙类传染病的，由国务院卫生行政部门决定并予以公布。

第四条 对乙类传染病中传染性非典型肺炎、炭疽中的肺炭疽和人感染高致病性禽流感，采取本法所称甲类传染病的预防、控制措施。其他乙类传染病和突发原因不明的传染病需要采取本法所称甲类传染病的预防、控制措施的，由国务院卫生行政部门及时报经国务院批准后予以公布、实施。

省、自治区、直辖市人民政府对本行政区域内常见、多发的其他地方性传染病，可以根据情况决定按照乙类或者丙类传染病管理并予以公布，报国务院卫生行政部门备案。

第五条 各级人民政府领导传染病防治工作。

县级以上人民政府制定传染病防治规划并组织实施，建立健全传染病防治的疾病预防控制、医疗救治和监督管理体系。

第六条 国务院卫生行政部门主管全国传染病防治及其监督管理工作。县级以上地方人民政府卫生行政部门负责本行政区域内的传染病防治及其监督管理工作。

县级以上人民政府其他部门在各自的职责范围内负责传染病防治工作。

军队的传染病防治工作，依照本法和国家有关规定办理，由中国人民解放军卫生主管部门实施监督管理。

第七条 各级疾病预防控制机构承担传染病监测、预测、流行病学调查、疫情报告以及其他预防、控制工作。

医疗机构承担与医疗救治有关的传染病防治工作和责任区域内的传染病预防工作。城市社区和农村基层医疗机构在疾病预防控制机构的指导下，承担城市社区、农村基层相应的传染病防治工作。

第八条 国家发展现代医学和中医药等传统医学，支持和鼓励开展传染病防治的科学研究，提高传染病防治的科学技术水平。

国家支持和鼓励开展传染病防治的国际合作。

第九条 国家支持和鼓励单位和个人参与传染病防治工作。各级人民政府应当完善有关制度，方便单位和个人参与防治传染病的宣传教育、疫情报告、志愿服务和捐赠活动。

居民委员会、村民委员会应当组织居民、村民参与社区、农村的传染病预防与控制活动。

第十条 国家开展预防传染病的健康教育。新闻媒体应当无偿开展传染病防治和公共卫生教育的公益宣传。

各级各类学校应当对学生进行健康知识和传染病预防知识的教育。

医学院校应当加强预防医学教育和科学研究，对在校学生以及其他与传染病防治相关人员进行预防医学教育和培训，为传染病防治工作提供技术支持。

疾病预防控制机构、医疗机构应当定期对其工作人员进行传染病防治知识、技能的培训。

第十一条 对在传染病防治工作中做出显著成绩和贡献的单位和个人，给予表彰和奖励。

对因参与传染病防治工作致病、致残、死亡的人员，按照有关规定给予补助、抚恤。

第十二条 在中华人民共和国领域内的一切单位和个人，必须接受疾病预防控制机构、医疗机构有关传染病的调查、检验、采集样本、隔离治疗等预防、控制措施，如实提供有关情况。疾病预防控制机构、医疗机构不得泄露涉及个人隐私的有关信息、资料。

卫生行政部门以及其他有关部门、疾病预防控制机构和医疗机构因违法实施行政管理或者预防、控制措施，侵犯单位和个人合法权益的，有关单位和个人可以依法申请行政复议或者提起诉讼。

第二章　传染病预防

第十三条 各级人民政府组织开展群众性卫生活动，进行预防传染病的健康教育，倡导文明健康的生活方式，提高公众对传染病的防治意识和应对能力，加强环境卫生建设，消除鼠害和蚊、蝇等病媒生物的危害。

各级人民政府农业、水利、林业行政部门按照职责分工负责指导和组织消除农田、湖区、河流、牧场、林区的鼠害与血吸虫危害，以及其他传播传染病的动物和病媒生物的危害。

铁路、交通、民用航空行政部门负责组织消除交通工具以及相关场所的鼠害和蚊、蝇等病媒生物的危害。

第十四条 地方各级人民政府应当有计划地建设和改造公共卫生设施，改善饮用水卫生条件，对污水、污物、粪便进行无害化处置。

第十五条 国家实行有计划的预防接种制度。国务院卫生行政部门和省、自治区、直辖市人民政府卫生行政部门，根据传染病预防、控制的需要，制定传染病预防接种规划并组织实施。用于预防接种的疫苗必须符合国家质量标准。

国家对儿童实行预防接种证制度。国家免疫规划项目的预防接种实行免费。医疗机构、疾病预防控制机构与儿童的监护人应当相互配合，保证儿童及时接受预防接种。具体办法由国务院制定。

第十六条 国家和社会应当关心、帮助传染病病人、病原携带者和疑似传染病病人，使其得到及时救治。任何单位和个人不得歧视传染病病人、病原携带者和疑似传染病病人。

传染病病人、病原携带者和疑似传染病病人，在治愈前或者在排除传染病嫌疑前，不得从事法律、行政法规和国务院卫生行政部门规定禁止从事的易使该传染病扩散的工作。

第十七条 国家建立传染病监测制度。

国务院卫生行政部门制定国家传染病监测规划和方案。省、自治区、直辖市人民政府卫生行政部门根据国家传染病监测规划和方案，制定本行政区域的传染病监测计划和工作方案。

各级疾病预防控制机构对传染病的发生、流行以及影响其发生、流行的因素，进行监测；对国外发生、国内尚未发生的传染病或者国内新发生的传染病，进行监测。

第十八条 各级疾病预防控制机构在传染病预防控制中履行下列职责：

（一）实施传染病预防控制规划、计划和方案；

（二）收集、分析和报告传染病监测信息，预测传染病的发生、流行趋势；

（三）开展对传染病疫情和突发公共卫生事件的流行病学调查、现场处理及其效果评价；

（四）开展传染病实验室检测、诊断、病原学鉴定；

（五）实施免疫规划，负责预防性生物制品的使用管理；

（六）开展健康教育、咨询，普及传染病防治知识；

（七）指导、培训下级疾病预防控制机构及其工作人员开展传染病监测工作；

（八）开展传染病防治应用性研究和卫生评价，提供技术咨询。

国家、省级疾病预防控制机构负责对传染病发生、流行以及分布进行监测，对重大传染病流行趋势进行预测，提出预防控制对策，参与并指导对暴发的疫情进行调查处理，开展传染病病原学鉴定，建立检测质量控制体系，开展应用性研究和卫生评价。

设区的市和县级疾病预防控制机构负责传染病预防控制规划、方案的落实，组织实施免疫、消毒、控制病媒生物的危害，普及传染病防治知识，负责本地区疫情和突发公共卫生事件监测、报告，开展流行病学调查和常见病原微生物检测。

第十九条 国家建立传染病预警制度。

国务院卫生行政部门和省、自治区、直辖市人民政府根据传染病发生、流行趋势的预测，及时发出传染病预警，根据情况予以公布。

第二十条 县级以上地方人民政府应当制定传染病预防、控制预案，报上一级人民政府备案。

传染病预防、控制预案应当包括以下主要内容：

（一）传染病预防控制指挥部的组成和相关部门的职责；

（二）传染病的监测、信息收集、分析、报告、通报制度；

（三）疾病预防控制机构、医疗机构在发生传染病疫情时的任务与职责；

（四）传染病暴发、流行情况的分级以及相应的应急工作方案；

（五）传染病预防、疫点疫区现场控制，应急设施、设备、救治药品和医疗器械以及其他物资和技术的储备与调用。

地方人民政府和疾病预防控制机构接到国务院卫生行政部门或者省、自治区、直辖市人民政府发出的传染病预警后，应当按照传染病预防、控制预案，采取相应的预防、控制措施。

第二十一条 医疗机构必须严格执行国务院卫生行政部门规定的管理制度、操作规范，防止传染病的医源性感染和医院感染。

医疗机构应当确定专门的部门或者人员，承担传染病疫情报告、本单位的传染病预防、控制以及责任区域内的传染病预防工作；承担医疗活动中与医院感染有关的危险因素监测、安全防护、消毒、隔离和医疗废物处置工作。

疾病预防控制机构应当指定专门人员负责对医疗机构内传染病预防工作进行指导、考核，开展流行病学调查。

第二十二条 疾病预防控制机构、医疗机构的实验室和从事病原微生物实验的单位，应当符合国家规定的条件和技术标准，建立严格的监督管理制度，对传染病病原体样本按照规定的措施实行严格监督管理，严防传染病病原体的实验室感染和病原微生物的扩散。

第二十三条 采供血机构、生物制品生产单位必须严格执行国家有关规定，保证血液、血液制品的质量。禁止非法采集血液或者组织他人出卖血液。

疾病预防控制机构、医疗机构使用血液和血液制品，必须遵守国家有关规定，防止因输入血液、使用血液制品引起经血液传播疾病的发生。

第二十四条 各级人民政府应当加强艾滋病的防治工作，采取预防、控制措施，防止艾滋病的传播。具体办法由国务院制定。

第二十五条 县级以上人民政府农业、林业行政部门以及其他有关部门，依据各自的职责负责与人畜共患传染病有关的动物传染病的防治管理工作。

与人畜共患传染病有关的野生动物、家畜家禽，经检疫合格后，方可出售、运输。

第二十六条　国家建立传染病菌种、毒种库。

对传染病菌种、毒种和传染病检测样本的采集、保藏、携带、运输和使用实行分类管理，建立健全严格的管理制度。

对可能导致甲类传染病传播的以及国务院卫生行政部门规定的菌种、毒种和传染病检测样本，确需采集、保藏、携带、运输和使用的，须经省级以上人民政府卫生行政部门批准。具体办法由国务院制定。

第二十七条　对被传染病病原体污染的污水、污物、场所和物品，有关单位和个人必须在疾病预防控制机构的指导下或者按照其提出的卫生要求，进行严格消毒处理；拒绝消毒处理的，由当地卫生行政部门或者疾病预防控制机构进行强制消毒处理。

第二十八条　在国家确认的自然疫源地计划兴建水利、交通、旅游、能源等大型建设项目的，应当事先由省级以上疾病预防控制机构对施工环境进行卫生调查。建设单位应当根据疾病预防控制机构的意见，采取必要的传染病预防、控制措施。施工期间，建设单位应当设专人负责工地上的卫生防疫工作。工程竣工后，疾病预防控制机构应当对可能发生的传染病进行监测。

第二十九条　用于传染病防治的消毒产品、饮用水供水单位供应的饮用水和涉及饮用水卫生安全的产品，应当符合国家卫生标准和卫生规范。

饮用水供水单位从事生产或者供应活动，应当依法取得卫生许可证。

生产用于传染病防治的消毒产品的单位和生产用于传染病防治的消毒产品，应当经省级以上人民政府卫生行政部门审批。具体办法由国务院制定。

第三章　疫情报告、通报和公布

第三十条　疾病预防控制机构、医疗机构和采供血机构及其执行职务的人员发现本法规定的传染病疫情或者发现其他传染病暴发、流行以及突发原因不明的传染病时，应当遵循疫情报告属地管理原则，按照国务院规定的或者国务院卫生行政部门规定的内容、程序、方式和时限报告。

军队医疗机构向社会公众提供医疗服务，发现前款规定的传染病疫情时，应当按照国务院卫生行政部门的规定报告。

第三十一条　任何单位和个人发现传染病病人或者疑似传染病病人时，应当及时向附近的疾病预防控制机构或者医疗机构报告。

第三十二条　港口、机场、铁路疾病预防控制机构以及国境卫生检疫机关发现甲类传染病病人、病原携带者、疑似传染病病人时，应当按照国家有关规定立即向国境口岸所在地的疾病预防控制机构或者所在地县级以上地方人民政府卫生行政部门报告并互相通报。

第三十三条　疾病预防控制机构应当主动收集、分析、调查、核实传染病疫情信息。接到甲类、乙类传染病疫情报告或者发现传染病暴发、流行时，应当立即报告当地卫生行政部门，由当地卫生行政部门立即报告当地人民政府，同时报告上级卫生行政部门和国务院卫生行政部门。

疾病预防控制机构应当设立或者指定专门的部门、人员负责传染病疫情信息管理工作，及时对疫情报告进行核实、分析。

第三十四条 县级以上地方人民政府卫生行政部门应当及时向本行政区域内的疾病预防控制机构和医疗机构通报传染病疫情以及监测、预警的相关信息。接到通报的疾病预防控制机构和医疗机构应当及时告知本单位的有关人员。

第三十五条 国务院卫生行政部门应当及时向国务院其他有关部门和各省、自治区、直辖市人民政府卫生行政部门通报全国传染病疫情以及监测、预警的相关信息。

毗邻的以及相关的地方人民政府卫生行政部门，应当及时互相通报本行政区域的传染病疫情以及监测、预警的相关信息。

县级以上人民政府有关部门发现传染病疫情时，应当及时向同级人民政府卫生行政部门通报。

中国人民解放军卫生主管部门发现传染病疫情时，应当向国务院卫生行政部门通报。

第三十六条 动物防疫机构和疾病预防控制机构，应当及时互相通报动物间和人间发生的人畜共患传染病疫情以及相关信息。

第三十七条 依照本法的规定负有传染病疫情报告职责的人民政府有关部门、疾病预防控制机构、医疗机构、采供血机构及其工作人员，不得隐瞒、谎报、缓报传染病疫情。

第三十八条 国家建立传染病疫情信息公布制度。

国务院卫生行政部门定期公布全国传染病疫情信息。省、自治区、直辖市人民政府卫生行政部门定期公布本行政区域的传染病疫情信息。

传染病暴发、流行时，国务院卫生行政部门负责向社会公布传染病疫情信息，并可以授权省、自治区、直辖市人民政府卫生行政部门向社会公布本行政区域的传染病疫情信息。

公布传染病疫情信息应当及时、准确。

第四章　疫情控制

第三十九条 医疗机构发现甲类传染病时，应当及时采取下列措施：

（一）对病人、病原携带者，予以隔离治疗，隔离期限根据医学检查结果确定；

（二）对疑似病人，确诊前在指定场所单独隔离治疗；

（三）对医疗机构内的病人、病原携带者、疑似病人的密切接触者，在指定场所进行医学观察和采取其他必要的预防措施。

拒绝隔离治疗或者隔离期未满擅自脱离隔离治疗的，可以由公安机关协助医疗机构采取强制隔离治疗措施。

医疗机构发现乙类或者丙类传染病病人，应当根据病情采取必要的治疗和控制传播措施。

医疗机构对本单位内被传染病病原体污染的场所、物品以及医疗废物，必须依照法律、法规的规定实施消毒和无害化处置。

第四十条 疾病预防控制机构发现传染病疫情或者接到传染病疫情报告时，应当及时采取下列措施：

（一）对传染病疫情进行流行病学调查，根据调查情况提出划定疫点、疫区的建议，对被污染的场所进行卫生处理，对密切接触者，在指定场所进行医学观察和采取其他必要的预防措施，并向卫生行政部门提出疫情控制方案；

（二）传染病暴发、流行时，对疫点、疫区进行卫生处理，向卫生行政部门提出疫情控制方案，并按照卫生行政部门的要求采取措施；

（三）指导下级疾病预防控制机构实施传染病预防、控制措施，组织、指导有关单位对传染病疫情的处理。

第四十一条　对已经发生甲类传染病病例的场所或者该场所内的特定区域的人员，所在地的县级以上地方人民政府可以实施隔离措施，并同时向上一级人民政府报告；接到报告的上级人民政府应当即时作出是否批准的决定。上级人民政府作出不予批准决定的，实施隔离措施的人民政府应当立即解除隔离措施。

在隔离期间，实施隔离措施的人民政府应当对被隔离人员提供生活保障；被隔离人员有工作单位的，所在单位不得停止支付其隔离期间的工作报酬。

隔离措施的解除，由原决定机关决定并宣布。

第四十二条　传染病暴发、流行时，县级以上地方人民政府应当立即组织力量，按照预防、控制预案进行防治，切断传染病的传播途径，必要时，报经上一级人民政府决定，可以采取下列紧急措施并予以公告：

（一）限制或者停止集市、影剧院演出或者其他人群聚集的活动；

（二）停工、停业、停课；

（三）封闭或者封存被传染病病原体污染的公共饮用水源、食品以及相关物品；

（四）控制或者扑杀染疫野生动物、家畜家禽；

（五）封闭可能造成传染病扩散的场所。

上级人民政府接到下级人民政府关于采取前款所列紧急措施的报告时，应当即时作出决定。

紧急措施的解除，由原决定机关决定并宣布。

第四十三条　甲类、乙类传染病暴发、流行时，县级以上地方人民政府报经上一级人民政府决定，可以宣布本行政区域部分或者全部为疫区；国务院可以决定并宣布跨省、自治区、直辖市的疫区。县级以上地方人民政府可以在疫区内采取本法第四十二条规定的紧急措施，并可以对出入疫区的人员、物资和交通工具实施卫生检疫。

省、自治区、直辖市人民政府可以决定对本行政区域内的甲类传染病疫区实施封锁；但是，封锁大、中城市的疫区或者封锁跨省、自治区、直辖市的疫区，以及封锁疫区导致中断干线交通或者封锁国境的，由国务院决定。

疫区封锁的解除，由原决定机关决定并宣布。

第四十四条　发生甲类传染病时，为了防止该传染病通过交通工具及其乘运的人员、物资传播，可以实施交通卫生检疫。具体办法由国务院制定。

第四十五条　传染病暴发、流行时，根据传染病疫情控制的需要，国务院有权在全国范围或者跨省、自治区、直辖市范围内，县级以上地方人民政府有权在本行政区域内紧急调集人员或者调用储备物资，临时征用房屋、交通工具以及相关设施、设备。

紧急调集人员的，应当按照规定给予合理报酬。临时征用房屋、交通工具以及相关设施、设备的，应当依法给予补偿；能返还的，应当及时返还。

第四十六条 患甲类传染病、炭疽死亡的，应当将尸体立即进行卫生处理，就近火化。患其他传染病死亡的，必要时，应当将尸体进行卫生处理后火化或者按照规定深埋。

为了查找传染病病因，医疗机构在必要时可以按照国务院卫生行政部门的规定，对传染病病人尸体或者疑似传染病病人尸体进行解剖查验，并应当告知死者家属。

第四十七条 疫区中被传染病病原体污染或者可能被传染病病原体污染的物品，经消毒可以使用的，应当在当地疾病预防控制机构的指导下，进行消毒处理后，方可使用、出售和运输。

第四十八条 发生传染病疫情时，疾病预防控制机构和省级以上人民政府卫生行政部门指派的其他与传染病有关的专业技术机构，可以进入传染病疫点、疫区进行调查、采集样本、技术分析和检验。

第四十九条 传染病暴发、流行时，药品和医疗器械生产、供应单位应当及时生产、供应防治传染病的药品和医疗器械。铁路、交通、民用航空经营单位必须优先运送处理传染病疫情的人员以及防治传染病的药品和医疗器械。县级以上人民政府有关部门应当做好组织协调工作。

第五章 医疗救治

第五十条 县级以上人民政府应当加强和完善传染病医疗救治服务网络的建设，指定具备传染病救治条件和能力的医疗机构承担传染病救治任务，或者根据传染病救治需要设置传染病医院。

第五十一条 医疗机构的基本标准、建筑设计和服务流程，应当符合预防传染病医院感染的要求。

医疗机构应当按照规定对使用的医疗器械进行消毒；对按照规定一次使用的医疗器具，应当在使用后予以销毁。

医疗机构应当按照国务院卫生行政部门规定的传染病诊断标准和治疗要求，采取相应措施，提高传染病医疗救治能力。

第五十二条 医疗机构应当对传染病病人或者疑似传染病病人提供医疗救护、现场救援和接诊治疗，书写病历记录以及其他有关资料，并妥善保管。

医疗机构应当实行传染病预检、分诊制度；对传染病病人、疑似传染病病人，应当引导至相对隔离的分诊点进行初诊。医疗机构不具备相应救治能力的，应当将患者及其病历记录复印件一并转至具备相应救治能力的医疗机构。具体办法由国务院卫生行政部门规定。

第六章　监督管理

第五十三条　县级以上人民政府卫生行政部门对传染病防治工作履行下列监督检查职责：

（一）对下级人民政府卫生行政部门履行本法规定的传染病防治职责进行监督检查；

（二）对疾病预防控制机构、医疗机构的传染病防治工作进行监督检查；

（三）对采供血机构的采供血活动进行监督检查；

（四）对用于传染病防治的消毒产品及其生产单位进行监督检查，并对饮用水供水单位从事生产或者供应活动以及涉及饮用水卫生安全的产品进行监督检查；

（五）对传染病菌种、毒种和传染病检测样本的采集、保藏、携带、运输、使用进行监督检查；

（六）对公共场所和有关单位的卫生条件和传染病预防、控制措施进行监督检查。

省级以上人民政府卫生行政部门负责组织对传染病防治重大事项的处理。

第五十四条　县级以上人民政府卫生行政部门在履行监督检查职责时，有权进入被检查单位和传染病疫情发生现场调查取证，查阅或者复制有关的资料和采集样本。被检查单位应当予以配合，不得拒绝、阻挠。

第五十五条　县级以上地方人民政府卫生行政部门在履行监督检查职责时，发现被传染病病原体污染的公共饮用水源、食品以及相关物品，如不及时采取控制措施可能导致传染病传播、流行的，可以采取封闭公共饮用水源、封存食品以及相关物品或者暂停销售的临时控制措施，并予以检验或者进行消毒。经检验，属于被污染的食品，应当予以销毁；对未被污染的食品或者经消毒后可以使用的物品，应当解除控制措施。

第五十六条　卫生行政部门工作人员依法执行职务时，应当不少于两人，并出示执法证件，填写卫生执法文书。

卫生执法文书经核对无误后，应当由卫生执法人员和当事人签名。当事人拒绝签名的，卫生执法人员应当注明情况。

第五十七条　卫生行政部门应当依法建立健全内部监督制度，对其工作人员依据法定职权和程序履行职责的情况进行监督。

上级卫生行政部门发现下级卫生行政部门不及时处理职责范围内的事项或者不履行职责的，应当责令纠正或者直接予以处理。

第五十八条　卫生行政部门及其工作人员履行职责，应当自觉接受社会和公民的监督。单位和个人有权向上级人民政府及其卫生行政部门举报违反本法的行为。接到举报的有关人民政府或者其卫生行政部门，应当及时调查处理。

第七章　保障措施

第五十九条　国家将传染病防治工作纳入国民经济和社会发展计划，县级以上地方人民政府将传染病防治工作纳入本行政区域的国民经济和社会发展计划。

第六十条　县级以上地方人民政府按照本级政府职责负责本行政区域内传染病预防、控制、监督工作的日常经费。

国务院卫生行政部门会同国务院有关部门，根据传染病流行趋势，确定全国传染病预防、控制、救治、监测、预测、预警、监督检查等项目。中央财政对困难地区实施重大传染病防治项目给予补助。

省、自治区、直辖市人民政府根据本行政区域内传染病流行趋势，在国务院卫生行政部门确定的项目范围内，确定传染病预防、控制、监督等项目，并保障项目的实施经费。

第六十一条　国家加强基层传染病防治体系建设，扶持贫困地区和少数民族地区的传染病防治工作。

地方各级人民政府应当保障城市社区、农村基层传染病预防工作的经费。

第六十二条　国家对患有特定传染病的困难人群实行医疗救助，减免医疗费用。具体办法由国务院卫生行政部门会同国务院财政部门等部门制定。

第六十三条　县级以上人民政府负责储备防治传染病的药品、医疗器械和其他物资，以备调用。

第六十四条　对从事传染病预防、医疗、科研、教学、现场处理疫情的人员，以及在生产、工作中接触传染病病原体的其他人员，有关单位应当按照国家规定，采取有效的卫生防护措施和医疗保健措施，并给予适当的津贴。

第八章　法律责任

第六十五条　地方各级人民政府未依照本法的规定履行报告职责，或者隐瞒、谎报、缓报传染病疫情，或者在传染病暴发、流行时，未及时组织救治、采取控制措施的，由上级人民政府责令改正，通报批评；造成传染病传播、流行或者其他严重后果的，对负有责任的主管人员，依法给予行政处分；构成犯罪的，依法追究刑事责任。

第六十六条　县级以上人民政府卫生行政部门违反本法规定，有下列情形之一的，由本级人民政府、上级人民政府卫生行政部门责令改正，通报批评；造成传染病传播、流行或者其他严重后果的，对负有责任的主管人员和其他直接责任人员，依法给予行政处分；构成犯罪的，依法追究刑事责任：

（一）未依法履行传染病疫情通报、报告或者公布职责，或者隐瞒、谎报、缓报传染病疫情的；

（二）发生或者可能发生传染病传播时未及时采取预防、控制措施的；

（三）未依法履行监督检查职责，或者发现违法行为不及时查处的；

（四）未及时调查、处理单位和个人对下级卫生行政部门不履行传染病防治职责的举报的；

（五）违反本法的其他失职、渎职行为。

第六十七条 县级以上人民政府有关部门未依照本法的规定履行传染病防治和保障职责的，由本级人民政府或者上级人民政府有关部门责令改正，通报批评；造成传染病传播、流行或者其他严重后果的，对负有责任的主管人员和其他直接责任人员，依法给予行政处分；构成犯罪的，依法追究刑事责任。

第六十八条 疾病预防控制机构违反本法规定，有下列情形之一的，由县级以上人民政府卫生行政部门责令限期改正，通报批评，给予警告；对负有责任的主管人员和其他直接责任人员，依法给予降级、撤职、开除的处分，并可以依法吊销有关责任人员的执业证书；构成犯罪的，依法追究刑事责任：

（一）未依法履行传染病监测职责的；

（二）未依法履行传染病疫情报告、通报职责，或者隐瞒、谎报、缓报传染病疫情的；

（三）未主动收集传染病疫情信息，或者对传染病疫情信息和疫情报告未及时进行分析、调查、核实的；

（四）发现传染病疫情时，未依据职责及时采取本法规定的措施的；

（五）故意泄露传染病病人、病原携带者、疑似传染病病人、密切接触者涉及个人隐私的有关信息、资料的。

第六十九条 医疗机构违反本法规定，有下列情形之一的，由县级以上人民政府卫生行政部门责令改正，通报批评，给予警告；造成传染病传播、流行或者其他严重后果的，对负有责任的主管人员和其他直接责任人员，依法给予降级、撤职、开除的处分，并可以依法吊销有关责任人员的执业证书；构成犯罪的，依法追究刑事责任：

（一）未按照规定承担本单位的传染病预防、控制工作、医院感染控制任务和责任区域内的传染病预防工作的；

（二）未按照规定报告传染病疫情，或者隐瞒、谎报、缓报传染病疫情的；

（三）发现传染病疫情时，未按照规定对传染病病人、疑似传染病病人提供医疗救护、现场救援、接诊、转诊的，或者拒绝接受转诊的；

（四）未按照规定对本单位内被传染病病原体污染的场所、物品以及医疗废物实施消毒或者无害化处置的；

（五）未按照规定对医疗器械进行消毒，或者对按照规定一次使用的医疗器具未予销毁，再次使用的；

（六）在医疗救治过程中未按照规定保管医学记录资料的；

（七）故意泄露传染病病人、病原携带者、疑似传染病病人、密切接触者涉及个人隐私的有关信息、资料的。

第七十条 采供血机构未按照规定报告传染病疫情，或者隐瞒、谎报、缓报传染病疫情，或者未执行国家有关规定，导致因输入血液引起经血液传播疾病发生的，由县级以上人民政府卫生行政部门责令改正，通报批评，给予警告；造成传染病传播、流行或者其他严重后果的，对负有责任的主管人员和其他直接责任人员，依法给予降级、撤职、开除的处分，并可以依法吊销采供血机构的执业许可证；构成犯罪的，依法追究刑事责任。

非法采集血液或者组织他人出卖血液的，由县级以上人民政府卫生行政部门予以取缔，没收违法所得，可以并处十万元以下的罚款；构成犯罪的，依法追究刑事责任。

第七十一条　国境卫生检疫机关、动物防疫机构未依法履行传染病疫情通报职责的，由有关部门在各自职责范围内责令改正，通报批评；造成传染病传播、流行或者其他严重后果的，对负有责任的主管人员和其他直接责任人员，依法给予降级、撤职、开除的处分；构成犯罪的，依法追究刑事责任。

第七十二条　铁路、交通、民用航空经营单位未依照本法的规定优先运送处理传染病疫情的人员以及防治传染病的药品和医疗器械的，由有关部门责令限期改正，给予警告；造成严重后果的，对负有责任的主管人员和其他直接责任人员，依法给予降级、撤职、开除的处分。

第七十三条　违反本法规定，有下列情形之一，导致或者可能导致传染病传播、流行的，由县级以上人民政府卫生行政部门责令限期改正，没收违法所得，可以并处五万元以下的罚款；已取得许可证的，原发证部门可以依法暂扣或者吊销许可证；构成犯罪的，依法追究刑事责任：

（一）饮用水供水单位供应的饮用水不符合国家卫生标准和卫生规范的；

（二）涉及饮用水卫生安全的产品不符合国家卫生标准和卫生规范的；

（三）用于传染病防治的消毒产品不符合国家卫生标准和卫生规范的；

（四）出售、运输疫区中被传染病病原体污染或者可能被传染病病原体污染的物品，未进行消毒处理的；

（五）生物制品生产单位生产的血液制品不符合国家质量标准的。

第七十四条　违反本法规定，有下列情形之一的，由县级以上地方人民政府卫生行政部门责令改正，通报批评，给予警告，已取得许可证的，可以依法暂扣或者吊销许可证；造成传染病传播、流行以及其他严重后果的，对负有责任的主管人员和其他直接责任人员，依法给予降级、撤职、开除的处分，并可以依法吊销有关责任人员的执业证书；构成犯罪的，依法追究刑事责任：

（一）疾病预防控制机构、医疗机构和从事病原微生物实验的单位，不符合国家规定的条件和技术标准，对传染病病原体样本未按照规定进行严格管理，造成实验室感染和病原微生物扩散的；

（二）违反国家有关规定，采集、保藏、携带、运输和使用传染病菌种、毒种和传染病检测样本的；

（三）疾病预防控制机构、医疗机构未执行国家有关规定，导致因输入血液、使用血液制品引起经血液传播疾病发生的。

第七十五条　未经检疫出售、运输与人畜共患传染病有关的野生动物、家畜家禽的，由县级以上地方人民政府畜牧兽医行政部门责令停止违法行为，并依法给予行政处罚。

第七十六条　在国家确认的自然疫源地兴建水利、交通、旅游、能源等大型建设项目，未经卫生调查进行施工的，或者未按照疾病预防控制机构的意见采取必要的传染病预防、控制措施的，由县级以上人民政府卫生行政部门责令限期改正，给予警告，处五千元以上三万元以下的罚款；逾期不改正的，处三万元以上十万元以下的罚款，并可以提请有关人民政府依据职责权限，责令停建、关闭。

第七十七条 单位和个人违反本法规定，导致传染病传播、流行，给他人人身、财产造成损害的，应当依法承担民事责任。

第九章 附 则

第七十八条 本法中下列用语的含义：

（一）传染病病人、疑似传染病病人：指根据国务院卫生行政部门发布的《中华人民共和国传染病防治法规定管理的传染病诊断标准》，符合传染病病人和疑似传染病病人诊断标准的人。

（二）病原携带者：指感染病原体无临床症状但能排出病原体的人。

（三）流行病学调查：指对人群中疾病或者健康状况的分布及其决定因素进行调查研究，提出疾病预防控制措施及保健对策。

（四）疫点：指病原体从传染源向周围播散的范围较小或者单个疫源地。

（五）疫区：指传染病在人群中暴发、流行，其病原体向周围播散时所能波及的地区。

（六）人畜共患传染病：指人与脊椎动物共同罹患的传染病，如鼠疫、狂犬病、血吸虫病等。

（七）自然疫源地：指某些可引起人类传染病的病原体在自然界的野生动物中长期存在和循环的地区。

（八）病媒生物：指能够将病原体从人或者其他动物传播给人的生物，如蚊、蝇、蚤类等。

（九）医源性感染：指在医学服务中，因病原体传播引起的感染。

（十）医院感染：指住院病人在医院内获得的感染，包括在住院期间发生的感染和在医院内获得出院后发生的感染，但不包括入院前已开始或者入院时已处于潜伏期的感染。医院工作人员在医院内获得的感染也属医院感染。

（十一）实验室感染：指从事实验室工作时，因接触病原体所致的感染。

（十二）菌种、毒种：指可能引起本法规定的传染病发生的细菌菌种、病毒毒种。

（十三）消毒：指用化学、物理、生物的方法杀灭或者消除环境中的病原微生物。

（十四）疾病预防控制机构：指从事疾病预防控制活动的疾病预防控制中心以及与上述机构业务活动相同的单位。

（十五）医疗机构：指按照《医疗机构管理条例》取得医疗机构执业许可证，从事疾病诊断、治疗活动的机构。

第七十九条 传染病防治中有关食品、药品、血液、水、医疗废物和病原微生物的管理以及动物防疫和国境卫生检疫，本法未规定的，分别适用其他有关法律、行政法规的规定。

第八十条 本法自 2004 年 12 月 1 日起施行。

中华人民共和国食品安全法

(2009 年 2 月 28 日第十一届全国人民代表大会常务委员会第七次会议
通过并公布，自 2009 年 6 月 1 日起施行)

第一章　总　则

第一条　为保证食品安全，保障公众身体健康和生命安全，制定本法。

第二条　在中华人民共和国境内从事下列活动，应当遵守本法：

（一）食品生产和加工（以下称食品生产），食品流通和餐饮服务（以下称食品经营）；

（二）食品添加剂的生产经营；

（三）用于食品的包装材料、容器、洗涤剂、消毒剂和用于食品生产经营的工具、设备（以下称食品相关产品）的生产经营；

（四）食品生产经营者使用食品添加剂、食品相关产品；

（五）对食品、食品添加剂和食品相关产品的安全管理。

供食用的源于农业的初级产品（以下称食用农产品）的质量安全管理，遵守《中华人民共和国农产品质量安全法》的规定。但是，制定有关食用农产品的质量安全标准、公布食用农产品安全有关信息，应当遵守本法的有关规定。

第三条　食品生产经营者应当依照法律、法规和食品安全标准从事生产经营活动，对社会和公众负责，保证食品安全，接受社会监督，承担社会责任。

第四条　国务院设立食品安全委员会，其工作职责由国务院规定。

国务院卫生行政部门承担食品安全综合协调职责，负责食品安全风险评估、食品安全标准制定、食品安全信息公布、食品检验机构的资质认定条件和检验规范的制定，组织查处食品安全重大事故。

国务院质量监督、工商行政管理和国家食品药品监督管理部门依照本法和国务院规定的职责，分别对食品生产、食品流通、餐饮服务活动实施监督管理。

第五条　县级以上地方人民政府统一负责、领导、组织、协调本行政区域的食品安全监督管理工作，建立健全食品安全全程监督管理的工作机制；统一领导、指挥食品安全突发事件应对工作；完善、落实食品安全监督管理责任制，对食品安全监督管理部门进行评议、考核。

县级以上地方人民政府依照本法和国务院的规定确定本级卫生行政、农业行政、质量监督、工商行政管理、食品药品监督管理部门的食品安全监督管理职责。有关部门在各自职责范围内负责本行政区域的食品安全监督管理工作。

上级人民政府所属部门在下级行政区域设置的机构应当在所在地人民政府的统一组织、协调下，依法做好食品安全监督管理工作。

第六条　县级以上卫生行政、农业行政、质量监督、工商行政管理、食品药品监督管理部门应当加强沟通、密切配合，按照各自职责分工，依法行使职权，承担责任。

第七条　食品行业协会应当加强行业自律，引导食品生产经营者依法生产经营，推动行业诚信建设，宣传、普及食品安全知识。

第八条　国家鼓励社会团体、基层群众性自治组织开展食品安全法律、法规以及食品安全标准和知识的普及工作，倡导健康的饮食方式，增强消费者食品安全意识和自我保护能力。

新闻媒体应当开展食品安全法律、法规以及食品安全标准和知识的公益宣传，并对违反本法的行为进行舆论监督。

第九条　国家鼓励和支持开展与食品安全有关的基础研究和应用研究，鼓励和支持食品生产经营者为提高食品安全水平采用先进技术和先进管理规范。

第十条　任何组织或者个人有权举报食品生产经营中违反本法的行为，有权向有关部门了解食品安全信息，对食品安全监督管理工作提出意见和建议。

第二章　食品安全风险监测和评估

第十一条　国家建立食品安全风险监测制度，对食源性疾病、食品污染以及食品中的有害因素进行监测。

国务院卫生行政部门会同国务院有关部门制定、实施国家食品安全风险监测计划。省、自治区、直辖市人民政府卫生行政部门根据国家食品安全风险监测计划，结合本行政区域的具体情况，组织制定、实施本行政区域的食品安全风险监测方案。

第十二条　国务院农业行政、质量监督、工商行政管理和国家食品药品监督管理等有关部门获知有关食品安全风险信息后，应当立即向国务院卫生行政部门通报。国务院卫生行政部门会同有关部门对信息核实后，应当及时调整食品安全风险监测计划。

第十三条　国家建立食品安全风险评估制度，对食品、食品添加剂中生物性、化学性和物理性危害进行风险评估。

国务院卫生行政部门负责组织食品安全风险评估工作，成立由医学、农业、食品、营养等方面的专家组成的食品安全风险评估专家委员会进行食品安全风险评估。

对农药、肥料、生长调节剂、兽药、饲料和饲料添加剂等的安全性评估，应当有食品安全风险评估专家委员会的专家参加。

食品安全风险评估应当运用科学方法，根据食品安全风险监测信息、科学数据以及其他有关信息进行。

第十四条　国务院卫生行政部门通过食品安全风险监测或者接到举报发现食品可能存在安全隐患的，应当立即组织进行检验和食品安全风险评估。

第十五条　国务院农业行政、质量监督、工商行政管理和国家食品药品监督管理等有关部门应当向国务院卫生行政部门提出食品安全风险评估的建议，并提供有关信息和资料。

国务院卫生行政部门应当及时向国务院有关部门通报食品安全风险评估的结果。

第十六条 食品安全风险评估结果是制定、修订食品安全标准和对食品安全实施监督管理的科学依据。

食品安全风险评估结果得出食品不安全结论的，国务院质量监督、工商行政管理和国家食品药品监督管理部门应当依据各自职责立即采取相应措施，确保该食品停止生产经营，并告知消费者停止食用；需要制定、修订相关食品安全国家标准的，国务院卫生行政部门应当立即制定、修订。

第十七条 国务院卫生行政部门应当会同国务院有关部门，根据食品安全风险评估结果、食品安全监督管理信息，对食品安全状况进行综合分析。对经综合分析表明可能具有较高程度安全风险的食品，国务院卫生行政部门应当及时提出食品安全风险警示，并予以公布。

第三章 食品安全标准

第十八条 制定食品安全标准，应当以保障公众身体健康为宗旨，做到科学合理、安全可靠。

第十九条 食品安全标准是强制执行的标准。除食品安全标准外，不得制定其他的食品强制性标准。

第二十条 食品安全标准应当包括下列内容：

（一）食品、食品相关产品中的致病性微生物、农药残留、兽药残留、重金属、污染物质以及其他危害人体健康物质的限量规定；

（二）食品添加剂的品种、使用范围、用量；

（三）专供婴幼儿和其他特定人群的主辅食品的营养成分要求；

（四）对与食品安全、营养有关的标签、标识、说明书的要求；

（五）食品生产经营过程的卫生要求；

（六）与食品安全有关的质量要求；

（七）食品检验方法与规程；

（八）其他需要制定为食品安全标准的内容。

第二十一条 食品安全国家标准由国务院卫生行政部门负责制定、公布，国务院标准化行政部门提供国家标准编号。

食品中农药残留、兽药残留的限量规定及其检验方法与规程由国务院卫生行政部门、国务院农业行政部门制定。

屠宰畜、禽的检验规程由国务院有关主管部门会同国务院卫生行政部门制定。

有关产品国家标准涉及食品安全国家标准规定内容的，应当与食品安全国家标准相一致。

第二十二条 国务院卫生行政部门应当对现行的食用农产品质量安全标准、食品卫生标准、食品质量标准和有关食品的行业标准中强制执行的标准予以整合，统一公布为食品安全国家标准。

本法规定的食品安全国家标准公布前，食品生产经营者应当按照现行食用农产品质量安全标准、食品卫生标准、食品质量标准和有关食品的行业标准生产经营食品。

第二十三条 食品安全国家标准应当经食品安全国家标准审评委员会审查通过。食品安全国家标准审评委员会由医学、农业、食品、营养等方面的专家以及国务院有关部门的代表组成。

制定食品安全国家标准，应当依据食品安全风险评估结果并充分考虑食用农产品质量安全风险评估结果，参照相关的国际标准和国际食品安全风险评估结果，并广泛听取食品生产经营者和消费者的意见。

第二十四条 没有食品安全国家标准的，可以制定食品安全地方标准。

省、自治区、直辖市人民政府卫生行政部门组织制定食品安全地方标准，应当参照执行本法有关食品安全国家标准制定的规定，并报国务院卫生行政部门备案。

第二十五条 企业生产的食品没有食品安全国家标准或者地方标准的，应当制定企业标准，作为组织生产的依据。国家鼓励食品生产企业制定严于食品安全国家标准或者地方标准的企业标准。企业标准应当报省级卫生行政部门备案，在本企业内部适用。

第二十六条 食品安全标准应当供公众免费查阅。

第四章 食品生产经营

第二十七条 食品生产经营应当符合食品安全标准，并符合下列要求：

（一）具有与生产经营的食品品种、数量相适应的食品原料处理和食品加工、包装、贮存等场所，保持该场所环境整洁，并与有毒、有害场所以及其他污染源保持规定的距离；

（二）具有与生产经营的食品品种、数量相适应的生产经营设备或者设施，有相应的消毒、更衣、盥洗、采光、照明、通风、防腐、防尘、防蝇、防鼠、防虫、洗涤以及处理废水、存放垃圾和废弃物的设备或者设施；

（三）有食品安全专业技术人员、管理人员和保证食品安全的规章制度；

（四）具有合理的设备布局和工艺流程，防止待加工食品与直接入口食品、原料与成品交叉污染，避免食品接触有毒物、不洁物；

（五）餐具、饮具和盛放直接入口食品的容器，使用前应当洗净、消毒，炊具、用具用后应当洗净，保持清洁；

（六）贮存、运输和装卸食品的容器、工具和设备应当安全、无害，保持清洁，防止食品污染，并符合保证食品安全所需的温度等特殊要求，不得将食品与有毒、有害物品一同运输；

（七）直接入口的食品应当有小包装或者使用无毒、清洁的包装材料、餐具；

（八）食品生产经营人员应当保持个人卫生，生产经营食品时，应当将手洗净，穿戴清洁的工作衣、帽；销售无包装的直接入口食品时，应当使用无毒、清洁的售货工具；

（九）用水应当符合国家规定的生活饮用水卫生标准；

（十）使用的洗涤剂、消毒剂应当对人体安全、无害；

（十一）法律、法规规定的其他要求。

第二十八条 禁止生产经营下列食品：

（一）用非食品原料生产的食品或者添加食品添加剂以外的化学物质和其他可能危害人体健康物质的食品，或者用回收食品作为原料生产的食品；

（二）致病性微生物、农药残留、兽药残留、重金属、污染物质以及其他危害人体健康的物质含量超过食品安全标准限量的食品；

（三）营养成分不符合食品安全标准的专供婴幼儿和其他特定人群的主辅食品；

（四）腐败变质、油脂酸败、霉变生虫、污秽不洁、混有异物、掺假掺杂或者感官性状异常的食品；

（五）病死、毒死或者死因不明的禽、畜、兽、水产动物肉类及其制品；

（六）未经动物卫生监督机构检疫或者检疫不合格的肉类，或者未经检验或者检验不合格的肉类制品；

（七）被包装材料、容器、运输工具等污染的食品；

（八）超过保质期的食品；

（九）无标签的预包装食品；

（十）国家为防病等特殊需要明令禁止生产经营的食品；

（十一）其他不符合食品安全标准或者要求的食品。

第二十九条 国家对食品生产经营实行许可制度。从事食品生产、食品流通、餐饮服务，应当依法取得食品生产许可、食品流通许可、餐饮服务许可。

取得食品生产许可的食品生产者在其生产场所销售其生产的食品，不需要取得食品流通的许可；取得餐饮服务许可的餐饮服务提供者在其餐饮服务场所出售其制作加工的食品，不需要取得食品生产和流通的许可；农民个人销售其自产的食用农产品，不需要取得食品流通的许可。

食品生产加工小作坊和食品摊贩从事食品生产经营活动，应当符合本法规定的与其生产经营规模、条件相适应的食品安全要求，保证所生产经营的食品卫生、无毒、无害，有关部门应当对其加强监督管理，具体管理办法由省、自治区、直辖市人民代表大会常务委员会依照本法制定。

第三十条 县级以上地方人民政府鼓励食品生产加工小作坊改进生产条件；鼓励食品摊贩进入集中交易市场、店铺等固定场所经营。

第三十一条 县级以上质量监督、工商行政管理、食品药品监督管理部门应当依照《中华人民共和国行政许可法》的规定，审核申请人提交的本法第二十七条第一项至第四项规定要求的相关资料，必要时对申请人的生产经营场所进行现场核查；对符合规定条件的，决定准予许可；对不符合规定条件的，决定不予许可并书面说明理由。

第三十二条 食品生产经营企业应当建立健全本单位的食品安全管理制度，加强对职工食品安全知识的培训，配备专职或者兼职食品安全管理人员，做好对所生产经营食品的检验工作，依法从事食品生产经营活动。

第三十三条　国家鼓励食品生产经营企业符合良好生产规范要求，实施危害分析与关键控制点体系，提高食品安全管理水平。

对通过良好生产规范、危害分析与关键控制点体系认证的食品生产经营企业，认证机构应当依法实施跟踪调查；对不再符合认证要求的企业，应当依法撤销认证，及时向有关质量监督、工商行政管理、食品药品监督管理部门通报，并向社会公布。认证机构实施跟踪调查不收取任何费用。

第三十四条　食品生产经营者应当建立并执行从业人员健康管理制度。患有痢疾、伤寒、病毒性肝炎等消化道传染病的人员，以及患有活动性肺结核、化脓性或者渗出性皮肤病等有碍食品安全的疾病的人员，不得从事接触直接入口食品的工作。

食品生产经营人员每年应当进行健康检查，取得健康证明后方可参加工作。

第三十五条　食用农产品生产者应当依照食品安全标准和国家有关规定使用农药、肥料、生长调节剂、兽药、饲料和饲料添加剂等农业投入品。食用农产品的生产企业和农民专业合作经济组织应当建立食用农产品生产记录制度。

县级以上农业行政部门应当加强对农业投入品使用的管理和指导，建立健全农业投入品的安全使用制度。

第三十六条　食品生产者采购食品原料、食品添加剂、食品相关产品，应当查验供货者的许可证和产品合格证明文件；对无法提供合格证明文件的食品原料，应当依照食品安全标准进行检验；不得采购或者使用不符合食品安全标准的食品原料、食品添加剂、食品相关产品。

食品生产企业应当建立食品原料、食品添加剂、食品相关产品进货查验记录制度，如实记录食品原料、食品添加剂、食品相关产品的名称、规格、数量、供货者名称及联系方式、进货日期等内容。

食品原料、食品添加剂、食品相关产品进货查验记录应当真实，保存期限不得少于二年。

第三十七条　食品生产企业应当建立食品出厂检验记录制度，查验出厂食品的检验合格证和安全状况，并如实记录食品的名称、规格、数量、生产日期、生产批号、检验合格证号、购货者名称及联系方式、销售日期等内容。

食品出厂检验记录应当真实，保存期限不得少于二年。

第三十八条　食品、食品添加剂和食品相关产品的生产者，应当依照食品安全标准对所生产的食品、食品添加剂和食品相关产品进行检验，检验合格后方可出厂或者销售。

第三十九条　食品经营者采购食品，应当查验供货者的许可证和食品合格的证明文件。

食品经营企业应当建立食品进货查验记录制度，如实记录食品的名称、规格、数量、生产批号、保质期、供货者名称及联系方式、进货日期等内容。

食品进货查验记录应当真实，保存期限不得少于二年。

实行统一配送经营方式的食品经营企业，可以由企业总部统一查验供货者的许可证和食品合格的证明文件，进行食品进货查验记录。

第四十条　食品经营者应当按照保证食品安全的要求贮存食品，定期检查库存食品，及时清理变质或者超过保质期的食品。

第四十一条　食品经营者贮存散装食品，应当在贮存位置标明食品的名称、生产日期、保质期、生产者名称及联系方式等内容。

食品经营者销售散装食品，应当在散装食品的容器、外包装上标明食品的名称、生产日期、保质期、生产经营者名称及联系方式等内容。

第四十二条　预包装食品的包装上应当有标签。标签应当标明下列事项：

（一）名称、规格、净含量、生产日期；

（二）成分或者配料表；

（三）生产者的名称、地址、联系方式；

（四）保质期；

（五）产品标准代号；

（六）贮存条件；

（七）所使用的食品添加剂在国家标准中的通用名称；

（八）生产许可证编号；

（九）法律、法规或者食品安全标准规定必须标明的其他事项。

专供婴幼儿和其他特定人群的主辅食品，其标签还应当标明主要营养成分及其含量。

第四十三条　国家对食品添加剂的生产实行许可制度。申请食品添加剂生产许可的条件、程序，按照国家有关工业产品生产许可证管理的规定执行。

第四十四条　申请利用新的食品原料从事食品生产或者从事食品添加剂新品种、食品相关产品新品种生产活动的单位或者个人，应当向国务院卫生行政部门提交相关产品的安全性评估材料。国务院卫生行政部门应当自收到申请之日起六十日内组织对相关产品的安全性评估材料进行审查；对符合食品安全要求的，依法决定准予许可并予以公布；对不符合食品安全要求的，决定不予许可并书面说明理由。

第四十五条　食品添加剂应当在技术上确有必要且经过风险评估证明安全可靠，方可列入允许使用的范围。国务院卫生行政部门应当根据技术必要性和食品安全风险评估结果，及时对食品添加剂的品种、使用范围、用量的标准进行修订。

第四十六条　食品生产者应当依照食品安全标准关于食品添加剂的品种、使用范围、用量的规定使用食品添加剂；不得在食品生产中使用食品添加剂以外的化学物质和其他可能危害人体健康的物质。

第四十七条　食品添加剂应当有标签、说明书和包装。标签、说明书应当载明本法第四十二条第一款第一项至第六项、第八项、第九项规定的事项，以及食品添加剂的使用范围、用量、使用方法，并在标签上载明"食品添加剂"字样。

第四十八条　食品和食品添加剂的标签、说明书，不得含有虚假、夸大的内容，不得涉及疾病预防、治疗功能。生产者对标签、说明书上所载明的内容负责。

食品和食品添加剂的标签、说明书应当清楚、明显，容易辨识。

食品和食品添加剂与其标签、说明书所载明的内容不符的，不得上市销售。

第四十九条 食品经营者应当按照食品标签标示的警示标志、警示说明或者注意事项的要求，销售预包装食品。

第五十条 生产经营的食品中不得添加药品，但是可以添加按照传统既是食品又是中药材的物质。按照传统既是食品又是中药材的物质的目录由国务院卫生行政部门制定、公布。

第五十一条 国家对声称具有特定保健功能的食品实行严格监管。有关监督管理部门应当依法履职，承担责任。具体管理办法由国务院规定。

声称具有特定保健功能的食品不得对人体产生急性、亚急性或者慢性危害，其标签、说明书不得涉及疾病预防、治疗功能，内容必须真实，应当载明适宜人群、不适宜人群、功效成分或者标志性成分及其含量等；产品的功能和成分必须与标签、说明书相一致。

第五十二条 集中交易市场的开办者、柜台出租者和展销会举办者，应当审查入场食品经营者的许可证，明确入场食品经营者的食品安全管理责任，定期对入场食品经营者的经营环境和条件进行检查，发现食品经营者有违反本法规定的行为的，应当及时制止并立即报告所在地县级工商行政管理部门或者食品药品监督管理部门。

集中交易市场的开办者、柜台出租者和展销会举办者未履行前款规定义务，本市场发生食品安全事故的，应当承担连带责任。

第五十三条 国家建立食品召回制度。食品生产者发现其生产的食品不符合食品安全标准，应当立即停止生产，召回已经上市销售的食品，通知相关生产经营者和消费者，并记录召回和通知情况。

食品经营者发现其经营的食品不符合食品安全标准，应当立即停止经营，通知相关生产经营者和消费者，并记录停止经营和通知情况。食品生产者认为应当召回的，应当立即召回。

食品生产者应当对召回的食品采取补救、无害化处理、销毁等措施，并将食品召回和处理情况向县级以上质量监督部门报告。

食品生产经营者未依照本条规定召回或者停止经营不符合食品安全标准的食品的，县级以上质量监督、工商行政管理、食品药品监督管理部门可以责令其召回或者停止经营。

第五十四条 食品广告的内容应当真实合法，不得含有虚假、夸大的内容，不得涉及疾病预防、治疗功能。

食品安全监督管理部门或者承担食品检验职责的机构、食品行业协会、消费者协会不得以广告或者其他形式向消费者推荐食品。

第五十五条 社会团体或者其他组织、个人在虚假广告中向消费者推荐食品，使消费者的合法权益受到损害的，与食品生产经营者承担连带责任。

第五十六条 地方各级人民政府鼓励食品规模化生产和连锁经营、配送。

第五章 食品检验

第五十七条 食品检验机构按照国家有关认证认可的规定取得资质认定后，方可从事食品检验活动。但是，法律另有规定的除外。

食品检验机构的资质认定条件和检验规范，由国务院卫生行政部门规定。

本法施行前经国务院有关主管部门批准设立或者经依法认定的食品检验机构，可以依照本法继续从事食品检验活动。

第五十八条　食品检验由食品检验机构指定的检验人独立进行。

检验人应当依照有关法律、法规的规定，并依照食品安全标准和检验规范对食品进行检验，尊重科学，恪守职业道德，保证出具的检验数据和结论客观、公正，不得出具虚假的检验报告。

第五十九条　食品检验实行食品检验机构与检验人负责制。食品检验报告应当加盖食品检验机构公章，并有检验人的签名或者盖章。食品检验机构和检验人对出具的食品检验报告负责。

第六十条　食品安全监督管理部门对食品不得实施免检。

县级以上质量监督、工商行政管理、食品药品监督管理部门应当对食品进行定期或者不定期的抽样检验。进行抽样检验，应当购买抽取的样品，不收取检验费和其他任何费用。

县级以上质量监督、工商行政管理、食品药品监督管理部门在执法工作中需要对食品进行检验的，应当委托符合本法规定的食品检验机构进行，并支付相关费用。对检验结论有异议的，可以依法进行复检。

第六十一条　食品生产经营企业可以自行对所生产的食品进行检验，也可以委托符合本法规定的食品检验机构进行检验。

食品行业协会等组织、消费者需要委托食品检验机构对食品进行检验的，应当委托符合本法规定的食品检验机构进行。

第六章　食品进出口

第六十二条　进口的食品、食品添加剂以及食品相关产品应当符合我国食品安全国家标准。

进口的食品应当经出入境检验检疫机构检验合格后，海关凭出入境检验检疫机构签发的通关证明放行。

第六十三条　进口尚无食品安全国家标准的食品，或者首次进口食品添加剂新品种、食品相关产品新品种，进口商应当向国务院卫生行政部门提出申请并提交相关的安全性评估材料。国务院卫生行政部门依照本法第四十四条的规定作出是否准予许可的决定，并及时制定相应的食品安全国家标准。

第六十四条　境外发生的食品安全事件可能对我国境内造成影响，或者在进口食品中发现严重食品安全问题的，国家出入境检验检疫部门应当及时采取风险预警或者控制措施，并向国务院卫生行政、农业行政、工商行政管理和国家食品药品监督管理部门通报。接到通报的部门应当及时采取相应措施。

第六十五条　向我国境内出口食品的出口商或者代理商应当向国家出入境检验检疫部门备案。向我国境内出口食品的境外食品生产企业应当经国家出入境检验检疫部门注册。

国家出入境检验检疫部门应当定期公布已经备案的出口商、代理商和已经注册的境外食品生产企业名单。

第六十六条 进口的预包装食品应当有中文标签、中文说明书。标签、说明书应当符合本法以及我国其他有关法律、行政法规的规定和食品安全国家标准的要求，载明食品的原产地以及境内代理商的名称、地址、联系方式。预包装食品没有中文标签、中文说明书或者标签、说明书不符合本条规定的，不得进口。

第六十七条 进口商应当建立食品进口和销售记录制度，如实记录食品的名称、规格、数量、生产日期、生产或者进口批号、保质期、出口商和购货者名称及联系方式、交货日期等内容。

食品进口和销售记录应当真实，保存期限不得少于二年。

第六十八条 出口的食品由出入境检验检疫机构进行监督、抽检，海关凭出入境检验检疫机构签发的通关证明放行。

出口食品生产企业和出口食品原料种植、养殖场应当向国家出入境检验检疫部门备案。

第六十九条 国家出入境检验检疫部门应当收集、汇总进出口食品安全信息，并及时通报相关部门、机构和企业。

国家出入境检验检疫部门应当建立进出口食品的进口商、出口商和出口食品生产企业的信誉记录，并予以公布。对有不良记录的进口商、出口商和出口食品生产企业，应当加强对其进出口食品的检验检疫。

第七章 食品安全事故处置

第七十条 国务院组织制定国家食品安全事故应急预案。

县级以上地方人民政府应当根据有关法律、法规的规定和上级人民政府的食品安全事故应急预案以及本地区的实际情况，制定本行政区域的食品安全事故应急预案，并报上一级人民政府备案。

食品生产经营企业应当制定食品安全事故处置方案，定期检查本企业各项食品安全防范措施的落实情况，及时消除食品安全事故隐患。

第七十一条 发生食品安全事故的单位应当立即予以处置，防止事故扩大。事故发生单位和接收病人进行治疗的单位应当及时向事故发生地县级卫生行政部门报告。

农业行政、质量监督、工商行政管理、食品药品监督管理部门在日常监督管理中发现食品安全事故，或者接到有关食品安全事故的举报，应当立即向卫生行政部门通报。

发生重大食品安全事故的，接到报告的县级卫生行政部门应当按照规定向本级人民政府和上级人民政府卫生行政部门报告。县级人民政府和上级人民政府卫生行政部门应当按照规定上报。

任何单位或者个人不得对食品安全事故隐瞒、谎报、缓报，不得毁灭有关证据。

第七十二条 县级以上卫生行政部门接到食品安全事故的报告后，应当立即会同有关农业行政、质量监督、工商行政管理、食品药品监督管理部门进行调查处理，并采取下列措施，防止或者减轻社会危害：

（一）开展应急救援工作，对因食品安全事故导致人身伤害的人员，卫生行政部门应当立即组织救治；

（二）封存可能导致食品安全事故的食品及其原料，并立即进行检验；对确认属于被污染的食品及其原料，责令食品生产经营者依照本法第五十三条的规定予以召回、停止经营并销毁；

（三）封存被污染的食品用工具及用具，并责令进行清洗消毒；

（四）做好信息发布工作，依法对食品安全事故及其处理情况进行发布，并对可能产生的危害加以解释、说明。

发生重大食品安全事故的，县级以上人民政府应当立即成立食品安全事故处置指挥机构，启动应急预案，依照前款规定进行处置。

第七十三条　发生重大食品安全事故，设区的市级以上人民政府卫生行政部门应当立即会同有关部门进行事故责任调查，督促有关部门履行职责，向本级人民政府提出事故责任调查处理报告。

重大食品安全事故涉及两个以上省、自治区、直辖市的，由国务院卫生行政部门依照前款规定组织事故责任调查。

第七十四条　发生食品安全事故，县级以上疾病预防控制机构应当协助卫生行政部门和有关部门对事故现场进行卫生处理，并对与食品安全事故有关的因素开展流行病学调查。

第七十五条　调查食品安全事故，除了查明事故单位的责任，还应当查明负有监督管理和认证职责的监督管理部门、认证机构的工作人员失职、渎职情况。

第八章　监督管理

第七十六条　县级以上地方人民政府组织本级卫生行政、农业行政、质量监督、工商行政管理、食品药品监督管理部门制定本行政区域的食品安全年度监督管理计划，并按照年度计划组织开展工作。

第七十七条　县级以上质量监督、工商行政管理、食品药品监督管理部门履行各自食品安全监督管理职责，有权采取下列措施：

（一）进入生产经营场所实施现场检查；

（二）对生产经营的食品进行抽样检验；

（三）查阅、复制有关合同、票据、账簿以及其他有关资料；

（四）查封、扣押有证据证明不符合食品安全标准的食品，违法使用的食品原料、食品添加剂、食品相关产品，以及用于违法生产经营或者被污染的工具、设备；

（五）查封违法从事食品生产经营活动的场所。

县级以上农业行政部门应当依照《中华人民共和国农产品质量安全法》规定的职责，对食用农产品进行监督管理。

第七十八条　县级以上质量监督、工商行政管理、食品药品监督管理部门对食品生产经营者进行监督检查，应当记录监督检查的情况和处理结果。监督检查记录经监督检查人员和食品生产经营者签字后归档。

第七十九条 县级以上质量监督、工商行政管理、食品药品监督管理部门应当建立食品生产经营者食品安全信用档案，记录许可颁发、日常监督检查结果、违法行为查处等情况；根据食品安全信用档案的记录，对有不良信用记录的食品生产经营者增加监督检查频次。

第八十条 县级以上卫生行政、质量监督、工商行政管理、食品药品监督管理部门接到咨询、投诉、举报，对属于本部门职责的，应当受理，并及时进行答复、核实、处理；对不属于本部门职责的，应当书面通知并移交有权处理的部门处理。有权处理的部门应当及时处理，不得推诿；属于食品安全事故的，依照本法第七章有关规定进行处置。

第八十一条 县级以上卫生行政、质量监督、工商行政管理、食品药品监督管理部门应当按照法定权限和程序履行食品安全监督管理职责；对生产经营者的同一违法行为，不得给予二次以上罚款的行政处罚；涉嫌犯罪的，应当依法向公安机关移送。

第八十二条 国家建立食品安全信息统一公布制度。下列信息由国务院卫生行政部门统一公布：

（一）国家食品安全总体情况；

（二）食品安全风险评估信息和食品安全风险警示信息；

（三）重大食品安全事故及其处理信息；

（四）其他重要的食品安全信息和国务院确定的需要统一公布的信息。

前款第二项、第三项规定的信息，其影响限于特定区域的，也可以由有关省、自治区、直辖市人民政府卫生行政部门公布。县级以上农业行政、质量监督、工商行政管理、食品药品监督管理部门依据各自职责公布食品安全日常监督管理信息。

食品安全监督管理部门公布信息，应当做到准确、及时、客观。

第八十三条 县级以上地方卫生行政、农业行政、质量监督、工商行政管理、食品药品监督管理部门获知本法第八十二条第一款规定的需要统一公布的信息，应当向上级主管部门报告，由上级主管部门立即报告国务院卫生行政部门；必要时，可以直接向国务院卫生行政部门报告。

县级以上卫生行政、农业行政、质量监督、工商行政管理、食品药品监督管理部门应当相互通报获知的食品安全信息。

第九章　法律责任

第八十四条 违反本法规定，未经许可从事食品生产经营活动，或者未经许可生产食品添加剂的，由有关主管部门按照各自职责分工，没收违法所得、违法生产经营的食品、食品添加剂和用于违法生产经营的工具、设备、原料等物品；违法生产经营的食品、食品添加剂货值金额不足一万元的，并处二千元以上五万元以下罚款；货值金额一万元以上的，并处货值金额五倍以上十倍以下罚款。

第八十五条 违反本法规定，有下列情形之一的，由有关主管部门按照各自职责分工，没收违法所得、违法生产经营的食品和用于违法生产经营的工具、设备、原料等物品；违法生产经营的食品货值金额不足一万元的，并处二千元以上五万元以下罚款；货值金额一万元以上的，并处货值金额五倍以上十倍以下罚款；情节严重的，吊销许可证：

（一）用非食品原料生产食品或者在食品中添加食品添加剂以外的化学物质和其他可能危害人体健康的物质，或者用回收食品作为原料生产食品；

（二）生产经营致病性微生物、农药残留、兽药残留、重金属、污染物质以及其他危害人体健康的物质含量超过食品安全标准限量的食品；

（三）生产经营营养成分不符合食品安全标准的专供婴幼儿和其他特定人群的主辅食品；

（四）经营腐败变质、油脂酸败、霉变生虫、污秽不洁、混有异物、掺假掺杂或者感官性状异常的食品；

（五）经营病死、毒死或者死因不明的禽、畜、兽、水产动物肉类，或者生产经营病死、毒死或者死因不明的禽、畜、兽、水产动物肉类的制品；

（六）经营未经动物卫生监督机构检疫或者检疫不合格的肉类，或者生产经营未经检验或者检验不合格的肉类制品；

（七）经营超过保质期的食品；

（八）生产经营国家为防病等特殊需要明令禁止生产经营的食品；

（九）利用新的食品原料从事食品生产或者从事食品添加剂新品种、食品相关产品新品种生产，未经过安全性评估；

（十）食品生产经营者在有关主管部门责令其召回或者停止经营不符合食品安全标准的食品后，仍拒不召回或者停止经营的。

第八十六条 违反本法规定，有下列情形之一的，由有关主管部门按照各自职责分工，没收违法所得、违法生产经营的食品和用于违法生产经营的工具、设备、原料等物品；违法生产经营的食品货值金额不足一万元的，并处二千元以上五万元以下罚款；货值金额一万元以上的，并处货值金额二倍以上五倍以下罚款；情节严重的，责令停产停业，直至吊销许可证：

（一）经营被包装材料、容器、运输工具等污染的食品；

（二）生产经营无标签的预包装食品、食品添加剂或者标签、说明书不符合本法规定的食品、食品添加剂；

（三）食品生产者采购、使用不符合食品安全标准的食品原料、食品添加剂、食品相关产品；

（四）食品生产经营者在食品中添加药品。

第八十七条 违反本法规定，有下列情形之一的，由有关主管部门按照各自职责分工，责令改正，给予警告；拒不改正的，处二千元以上二万元以下罚款；情节严重的，责令停产停业，直至吊销许可证：

（一）未对采购的食品原料和生产的食品、食品添加剂、食品相关产品进行检验；

（二）未建立并遵守查验记录制度、出厂检验记录制度；

（三）制定食品安全企业标准未依照本法规定备案；

（四）未按规定要求贮存、销售食品或者清理库存食品；

（五）进货时未查验许可证和相关证明文件；

（六）生产的食品、食品添加剂的标签、说明书涉及疾病预防、治疗功能；

（七）安排患有本法第三十四条所列疾病的人员从事接触直接入口食品的工作。

第八十八条 违反本法规定，事故单位在发生食品安全事故后未进行处置、报告的，由有关主管部门按照各自职责分工，责令改正，给予警告；毁灭有关证据的，责令停产停业，并处二千元以上十万元以下罚款；造成严重后果的，由原发证部门吊销许可证。

第八十九条 违反本法规定，有下列情形之一的，依照本法第八十五条的规定给予处罚：

（一）进口不符合我国食品安全国家标准的食品；

（二）进口尚无食品安全国家标准的食品，或者首次进口食品添加剂新品种、食品相关产品新品种，未经过安全性评估；

（三）出口商未遵守本法的规定出口食品。

违反本法规定，进口商未建立并遵守食品进口和销售记录制度的，依照本法第八十七条的规定给予处罚。

第九十条 违反本法规定，集中交易市场的开办者、柜台出租者、展销会的举办者允许未取得许可的食品经营者进入市场销售食品，或者未履行检查、报告等义务的，由有关主管部门按照各自职责分工，处二千元以上五万元以下罚款；造成严重后果的，责令停业，由原发证部门吊销许可证。

第九十一条 违反本法规定，未按照要求进行食品运输的，由有关主管部门按照各自职责分工，责令改正，给予警告；拒不改正的，责令停产停业，并处二千元以上五万元以下罚款；情节严重的，由原发证部门吊销许可证。

第九十二条 被吊销食品生产、流通或者餐饮服务许可证的单位，其直接负责的主管人员自处罚决定作出之日起五年内不得从事食品生产经营管理工作。

食品生产经营者聘用不得从事食品生产经营管理工作的人员从事管理工作的，由原发证部门吊销许可证。

第九十三条 违反本法规定，食品检验机构、食品检验人员出具虚假检验报告的，由授予其资质的主管部门或者机构撤销该检验机构的检验资格；依法对检验机构直接负责的主管人员和食品检验人员给予撤职或者开除的处分。

违反本法规定，受到刑事处罚或者开除处分的食品检验机构人员，自刑罚执行完毕或者处分决定作出之日起十年内不得从事食品检验工作。食品检验机构聘用不得从事食品检验工作的人员的，由授予其资质的主管部门或者机构撤销该检验机构的检验资格。

第九十四条 违反本法规定，在广告中对食品质量作虚假宣传，欺骗消费者的，依照《中华人民共和国广告法》的规定给予处罚。

违反本法规定，食品安全监督管理部门或者承担食品检验职责的机构、食品行业协会、消费者协会以广告或其他形式向消费者推荐食品的，由有关主管部门没收违法所得，依法对直接负责的主管人员和其他直接责任人员给予记大过、降级或者撤职的处分。

　　第九十五条　违反本法规定，县级以上地方人民政府在食品安全监督管理中未履行职责，本行政区域出现重大食品安全事故、造成严重社会影响的，依法对直接负责的主管人员和其他直接责任人员给予记大过、降级、撤职或者开除的处分。

　　违反本法规定，县级以上卫生行政、农业行政、质量监督、工商行政管理、食品药品监督管理部门或者其他有关行政部门不履行本法规定的职责或者滥用职权、玩忽职守、徇私舞弊的，依法对直接负责的主管人员和其他直接责任人员给予记大过或者降级的处分；造成严重后果的，给予撤职或者开除的处分；其主要负责人应当引咎辞职。

　　第九十六条　违反本法规定，造成人身、财产或者其他损害的，依法承担赔偿责任。

　　生产不符合食品安全标准的食品或者销售明知是不符合食品安全标准的食品，消费者除要求赔偿损失外，还可以向生产者或者销售者要求支付价款十倍的赔偿金。

　　第九十七条　违反本法规定，应当承担民事赔偿责任和缴纳罚款、罚金，其财产不足以同时支付时，先承担民事赔偿责任。

　　第九十八条　违反本法规定，构成犯罪的，依法追究刑事责任。

第十章　附　则

　　第九十九条　本法下列用语的含义：

　　食品，指各种供人食用或者饮用的成品和原料以及按照传统既是食品又是药品的物品，但是不包括以治疗为目的的物品。

　　食品安全，指食品无毒、无害，符合应当有的营养要求，对人体健康不造成任何急性、亚急性或者慢性危害。

　　预包装食品，指预先定量包装或者制作在包装材料和容器中的食品。

　　食品添加剂，指为改善食品品质和色、香、味以及为防腐、保鲜和加工工艺的需要而加入食品中的人工合成或者天然物质。

　　用于食品的包装材料和容器，指包装、盛放食品或者食品添加剂用的纸、竹、木、金属、搪瓷、陶瓷、塑料、橡胶、天然纤维、化学纤维、玻璃等制品和直接接触食品或者食品添加剂的涂料。

　　用于食品生产经营的工具、设备，指在食品或者食品添加剂生产、流通、使用过程中直接接触食品或者食品添加剂的机械、管道、传送带、容器、用具、餐具等。

　　用于食品的洗涤剂、消毒剂，指直接用于洗涤或者消毒食品、餐饮具以及直接接触食品的工具、设备或者食品包装材料和容器的物质。

　　保质期，指预包装食品在标签指明的贮存条件下保持品质的期限。

　　食源性疾病，指食品中致病因素进入人体引起的感染性、中毒性等疾病。

　　食物中毒，指食用了被有毒有害物质污染的食品或者食用了含有毒有害物质的食品后出现的急性、亚急性疾病。

　　食品安全事故，指食物中毒、食源性疾病、食品污染等源于食品，对人体健康有危害或者可能有危害的事故。

第一百条 食品生产经营者在本法施行前已经取得相应许可证的，该许可证继续有效。

第一百零一条 乳品、转基因食品、生猪屠宰、酒类和食盐的食品安全管理，适用本法；法律、行政法规另有规定的，依照其规定。

第一百零二条 铁路运营中食品安全的管理办法由国务院卫生行政部门会同国务院有关部门依照本法制定。

军队专用食品和自供食品的食品安全管理办法由中央军事委员会依照本法制定。

第一百零三条 国务院根据实际需要，可以对食品安全监督管理体制作出调整。

第一百零四条 本法自 2009 年 6 月 1 日起施行。《中华人民共和国食品卫生法》同时废止。

中华人民共和国侵权责任法

（2009 年 12 月 26 日第十一届全国人民代表大会常务委员会第十二次会议通过
并公布，自 2010 年 7 月 1 日起施行）

第一章　一般规定

第一条　为保护民事主体的合法权益，明确侵权责任，预防并制裁侵权行为，促进社会和谐稳定，制定本法。

第二条　侵害民事权益，应当依照本法承担侵权责任。

本法所称民事权益，包括生命权、健康权、姓名权、名誉权、荣誉权、肖像权、隐私权、婚姻自主权、监护权、所有权、用益物权、担保物权、著作权、专利权、商标专用权、发现权、股权、继承权等人身、财产权益。

第三条　被侵权人有权请求侵权人承担侵权责任。

第四条　侵权人因同一行为应当承担行政责任或者刑事责任的，不影响依法承担侵权责任。

因同一行为应当承担侵权责任和行政责任、刑事责任，侵权人的财产不足以支付的，先承担侵权责任。

第五条　其他法律对侵权责任另有特别规定的，依照其规定。

第二章　责任构成和责任方式

第六条　行为人因过错侵害他人民事权益，应当承担侵权责任。

根据法律规定推定行为人有过错，行为人不能证明自己没有过错的，应当承担侵权责任。

第七条　行为人损害他人民事权益，不论行为人有无过错，法律规定应当承担侵权责任的，依照其规定。

第八条　二人以上共同实施侵权行为，造成他人损害的，应当承担连带责任。

第九条　教唆、帮助他人实施侵权行为的，应当与行为人承担连带责任。

教唆、帮助无民事行为能力人、限制民事行为能力人实施侵权行为的，应当承担侵权责任；该无民事行为能力人、限制民事行为能力人的监护人未尽到监护责任的，应当承担相应的责任。

第十条　二人以上实施危及他人人身、财产安全的行为，其中一人或者数人的行为造成他人损害，能够确定具体侵权人的，由侵权人承担责任；不能确定具体侵权人的，行为人承担连带责任。

第十一条 二人以上分别实施侵权行为造成同一损害，每个人的侵权行为都足以造成全部损害的，行为人承担连带责任。

第十二条 二人以上分别实施侵权行为造成同一损害，能够确定责任大小的，各自承担相应的责任；难以确定责任大小的，平均承担赔偿责任。

第十三条 法律规定承担连带责任的，被侵权人有权请求部分或者全部连带责任人承担责任。

第十四条 连带责任人根据各自责任大小确定相应的赔偿数额；难以确定责任大小的，平均承担赔偿责任。

支付超出自己赔偿数额的连带责任人，有权向其他连带责任人追偿。

第十五条 承担侵权责任的方式主要有：

（一）停止侵害；

（二）排除妨碍；

（三）消除危险；

（四）返还财产；

（五）恢复原状；

（六）赔偿损失；

（七）赔礼道歉；

（八）消除影响、恢复名誉。

以上承担侵权责任的方式，可以单独适用，也可以合并适用。

第十六条 侵害他人造成人身损害的，应当赔偿医疗费、护理费、交通费等为治疗和康复支出的合理费用，以及因误工减少的收入。造成残疾的，还应当赔偿残疾生活辅助具费和残疾赔偿金。造成死亡的，还应当赔偿丧葬费和死亡赔偿金。

第十七条 因同一侵权行为造成多人死亡的，可以以相同数额确定死亡赔偿金。

第十八条 被侵权人死亡的，其近亲属有权请求侵权人承担侵权责任。被侵权人为单位，该单位分立、合并的，承继权利的单位有权请求侵权人承担侵权责任。

被侵权人死亡的，支付被侵权人医疗费、丧葬费等合理费用的人有权请求侵权人赔偿费用，但侵权人已支付该费用的除外。

第十九条 侵害他人财产的，财产损失按照损失发生时的市场价格或者其他方式计算。

第二十条 侵害他人人身权益造成财产损失的，按照被侵权人因此受到的损失赔偿；被侵权人的损失难以确定，侵权人因此获得利益的，按照其获得的利益赔偿；侵权人因此获得的利益难以确定，被侵权人和侵权人就赔偿数额协商不一致，向人民法院提起诉讼的，由人民法院根据实际情况确定赔偿数额。

第二十一条 侵权行为危及他人人身、财产安全的，被侵权人可以请求侵权人承担停止侵害、排除妨碍、消除危险等侵权责任。

第二十二条 侵害他人人身权益，造成他人严重精神损害的，被侵权人可以请求精神损害赔偿。

第二十三条 因防止、制止他人民事权益被侵害而使自己受到损害的，由侵权人承担责任。侵权人逃逸或者无力承担责任，被侵权人请求补偿的，受益人应当给予适当补偿。

第二十四条 受害人和行为人对损害的发生都没有过错的，可以根据实际情况，由双方分担损失。

第二十五条 损害发生后，当事人可以协商赔偿费用的支付方式。协商不一致的，赔偿费用应当一次性支付；一次性支付确有困难的，可以分期支付，但应当提供相应的担保。

第三章 不承担责任和减轻责任的情形

第二十六条 被侵权人对损害的发生也有过错的，可以减轻侵权人的责任。

第二十七条 损害是因受害人故意造成的，行为人不承担责任。

第二十八条 损害是因第三人造成的，第三人应当承担侵权责任。

第二十九条 因不可抗力造成他人损害的，不承担责任。法律另有规定的，依照其规定。

第三十条 因正当防卫造成损害的，不承担责任。正当防卫超过必要的限度，造成不应有的损害的，正当防卫人应当承担适当的责任。

第三十一条 因紧急避险造成损害的，由引起险情发生的人承担责任。如果危险是由自然原因引起的，紧急避险人不承担责任或者给予适当补偿。紧急避险采取措施不当或者超过必要的限度，造成不应有的损害的，紧急避险人应当承担适当的责任。

第四章 关于责任主体的特殊规定

第三十二条 无民事行为能力人、限制民事行为能力人造成他人损害的，由监护人承担侵权责任。监护人尽到监护责任的，可以减轻其侵权责任。

有财产的无民事行为能力人、限制民事行为能力人造成他人损害的，从本人财产中支付赔偿费用。不足部分，由监护人赔偿。

第三十三条 完全民事行为能力人对自己的行为暂时没有意识或者失去控制造成他人损害有过错的，应当承担侵权责任；没有过错的，根据行为人的经济状况对受害人适当补偿。

完全民事行为能力人因醉酒、滥用麻醉药品或者精神药品对自己的行为暂时没有意识或者失去控制造成他人损害的，应当承担侵权责任。

第三十四条 用人单位的工作人员因执行工作任务造成他人损害的，由用人单位承担侵权责任。

劳务派遣期间，被派遣的工作人员因执行工作任务造成他人损害的，由接受劳务派遣的用工单位承担侵权责任；劳务派遣单位有过错的，承担相应的补充责任。

第三十五条 个人之间形成劳务关系，提供劳务一方因劳务造成他人损害的，由接受劳务一方承担侵权责任。提供劳务一方因劳务自己受到损害的，根据双方各自的过错承担相应的责任。

　　第三十六条　网络用户、网络服务提供者利用网络侵害他人民事权益的，应当承担侵权责任。

　　网络用户利用网络服务实施侵权行为的，被侵权人有权通知网络服务提供者采取删除、屏蔽、断开链接等必要措施。网络服务提供者接到通知后未及时采取必要措施的，对损害的扩大部分与该网络用户承担连带责任。

　　网络服务提供者知道网络用户利用其网络服务侵害他人民事权益，未采取必要措施的，与该网络用户承担连带责任。

　　第三十七条　宾馆、商场、银行、车站、娱乐场所等公共场所的管理人或者群众性活动的组织者，未尽到安全保障义务，造成他人损害的，应当承担侵权责任。

　　因第三人的行为造成他人损害的，由第三人承担侵权责任；管理人或者组织者未尽到安全保障义务的，承担相应的补充责任。

　　第三十八条　无民事行为能力人在幼儿园、学校或者其他教育机构学习、生活期间受到人身损害的，幼儿园、学校或者其他教育机构应当承担责任，但能够证明尽到教育、管理职责的，不承担责任。

　　第三十九条　限制民事行为能力人在学校或者其他教育机构学习、生活期间受到人身损害，学校或者其他教育机构未尽到教育、管理职责的，应当承担责任。

　　第四十条　无民事行为能力人或者限制民事行为能力人在幼儿园、学校或者其他教育机构学习、生活期间，受到幼儿园、学校或者其他教育机构以外的人员人身损害的，由侵权人承担侵权责任；幼儿园、学校或者其他教育机构未尽到管理职责的，承担相应的补充责任。

第五章　产品责任

　　第四十一条　因产品存在缺陷造成他人损害的，生产者应当承担侵权责任。

　　第四十二条　因销售者的过错使产品存在缺陷，造成他人损害的，销售者应当承担侵权责任。

　　销售者不能指明缺陷产品的生产者也不能指明缺陷产品的供货者的，销售者应当承担侵权责任。

　　第四十三条　因产品存在缺陷造成损害的，被侵权人可以向产品的生产者请求赔偿，也可以向产品的销售者请求赔偿。

　　产品缺陷由生产者造成的，销售者赔偿后，有权向生产者追偿。

　　因销售者的过错使产品存在缺陷的，生产者赔偿后，有权向销售者追偿。

　　第四十四条　因运输者、仓储者等第三人的过错使产品存在缺陷，造成他人损害的，产品的生产者、销售者赔偿后，有权向第三人追偿。

　　第四十五条　因产品缺陷危及他人人身、财产安全的，被侵权人有权请求生产者、销售者承担排除妨碍、消除危险等侵权责任。

　　第四十六条　产品投入流通后发现存在缺陷的，生产者、销售者应当及时采取警示、召回等补救措施。未及时采取补救措施或者补救措施不力造成损害的，应当承担侵权责任。

第四十七条 明知产品存在缺陷仍然生产、销售，造成他人死亡或者健康严重损害的，被侵权人有权请求相应的惩罚性赔偿。

第六章 机动车交通事故责任

第四十八条 机动车发生交通事故造成损害的，依照道路交通安全法的有关规定承担赔偿责任。

第四十九条 因租赁、借用等情形机动车所有人与使用人不是同一人时，发生交通事故后属于该机动车一方责任的，由保险公司在机动车强制保险责任限额范围内予以赔偿。不足部分，由机动车使用人承担赔偿责任；机动车所有人对损害的发生有过错的，承担相应的赔偿责任。

第五十条 当事人之间已经以买卖等方式转让并交付机动车但未办理所有权转移登记，发生交通事故后属于该机动车一方责任的，由保险公司在机动车强制保险责任限额范围内予以赔偿。不足部分，由受让人承担赔偿责任。

第五十一条 以买卖等方式转让拼装或者已达到报废标准的机动车，发生交通事故造成损害的，由转让人和受让人承担连带责任。

第五十二条 盗窃、抢劫或者抢夺的机动车发生交通事故造成损害的，由盗窃人、抢劫人或者抢夺人承担赔偿责任。保险公司在机动车强制保险责任限额范围内垫付抢救费用的，有权向交通事故责任人追偿。

第五十三条 机动车驾驶人发生交通事故后逃逸，该机动车参加强制保险的，由保险公司在机动车强制保险责任限额范围内予以赔偿；机动车不明或者该机动车未参加强制保险，需要支付被侵权人人身伤亡的抢救、丧葬等费用的，由道路交通事故社会救助基金垫付。道路交通事故社会救助基金垫付后，其管理机构有权向交通事故责任人追偿。

第七章 医疗损害责任

第五十四条 患者在诊疗活动中受到损害，医疗机构及其医务人员有过错的，由医疗机构承担赔偿责任。

第五十五条 医务人员在诊疗活动中应当向患者说明病情和医疗措施。需要实施手术、特殊检查、特殊治疗的，医务人员应当及时向患者说明医疗风险、替代医疗方案等情况，并取得其书面同意；不宜向患者说明的，应当向患者的近亲属说明，并取得其书面同意。

医务人员未尽到前款义务，造成患者损害的，医疗机构应当承担赔偿责任。

第五十六条 因抢救生命垂危的患者等紧急情况，不能取得患者或者其近亲属意见的，经医疗机构负责人或者授权的负责人批准，可以立即实施相应的医疗措施。

第五十七条 医务人员在诊疗活动中未尽到与当时的医疗水平相应的诊疗义务，造成患者损害的，医疗机构应当承担赔偿责任。

第五十八条　患者有损害，因下列情形之一的，推定医疗机构有过错：

（一）违反法律、行政法规、规章以及其他有关诊疗规范的规定；

（二）隐匿或者拒绝提供与纠纷有关的病历资料；

（三）伪造、篡改或者销毁病历资料。

第五十九条　因药品、消毒药剂、医疗器械的缺陷，或者输入不合格的血液造成患者损害的，患者可以向生产者或者血液提供机构请求赔偿，也可以向医疗机构请求赔偿。患者向医疗机构请求赔偿的，医疗机构赔偿后，有权向负有责任的生产者或者血液提供机构追偿。

第六十条　患者有损害，因下列情形之一的，医疗机构不承担赔偿责任：

（一）患者或者其近亲属不配合医疗机构进行符合诊疗规范的诊疗；

（二）医务人员在抢救生命垂危的患者等紧急情况下已经尽到合理诊疗义务；

（三）限于当时的医疗水平难以诊疗。

前款第一项情形中，医疗机构及其医务人员也有过错的，应当承担相应的赔偿责任。

第六十一条　医疗机构及其医务人员应当按照规定填写并妥善保管住院志、医嘱单、检验报告、手术及麻醉记录、病理资料、护理记录、医疗费用等病历资料。

患者要求查阅、复制前款规定的病历资料的，医疗机构应当提供。

第六十二条　医疗机构及其医务人员应当对患者的隐私保密。泄露患者隐私或者未经患者同意公开其病历资料，造成患者损害的，应当承担侵权责任。

第六十三条　医疗机构及其医务人员不得违反诊疗规范实施不必要的检查。

第六十四条　医疗机构及其医务人员的合法权益受法律保护。干扰医疗秩序，妨害医务人员工作、生活的，应当依法承担法律责任。

第八章　环境污染责任

第六十五条　因污染环境造成损害的，污染者应当承担侵权责任。

第六十六条　因污染环境发生纠纷，污染者应当就法律规定的不承担责任或者减轻责任的情形及其行为与损害之间不存在因果关系承担举证责任。

第六十七条　两个以上污染者污染环境，污染者承担责任的大小，根据污染物的种类、排放量等因素确定。

第六十八条　因第三人的过错污染环境造成损害的，被侵权人可以向污染者请求赔偿，也可以向第三人请求赔偿。污染者赔偿后，有权向第三人追偿。

第九章　高度危险责任

第六十九条　从事高度危险作业造成他人损害的，应当承担侵权责任。

第七十条　民用核设施发生核事故造成他人损害的，民用核设施的经营者应当承担侵权责任，但能够证明损害是因战争等情形或者受害人故意造成的，不承担责任。

第七十一条　民用航空器造成他人损害的，民用航空器的经营者应当承担侵权责任，但能够证明损害是因受害人故意造成的，不承担责任。

第七十二条　占有或者使用易燃、易爆、剧毒、放射性等高度危险物造成他人损害的，占有人或者使用人应当承担侵权责任，但能够证明损害是因受害人故意或者不可抗力造成的，不承担责任。被侵权人对损害的发生有重大过失的，可以减轻占有人或者使用人的责任。

第七十三条　从事高空、高压、地下挖掘活动或者使用高速轨道运输工具造成他人损害的，经营者应当承担侵权责任，但能够证明损害是因受害人故意或者不可抗力造成的，不承担责任。被侵权人对损害的发生有过失的，可以减轻经营者的责任。

第七十四条　遗失、抛弃高度危险物造成他人损害的，由所有人承担侵权责任。所有人将高度危险物交由他人管理的，由管理人承担侵权责任；所有人有过错的，与管理人承担连带责任。

第七十五条　非法占有高度危险物造成他人损害的，由非法占有人承担侵权责任。所有人、管理人不能证明对防止他人非法占有尽到高度注意义务的，与非法占有人承担连带责任。

第七十六条　未经许可进入高度危险活动区域或者高度危险物存放区域受到损害，管理人已经采取安全措施并尽到警示义务的，可以减轻或者不承担责任。

第七十七条　承担高度危险责任，法律规定赔偿限额的，依照其规定。

第十章　饲养动物损害责任

第七十八条　饲养的动物造成他人损害的，动物饲养人或者管理人应当承担侵权责任，但能够证明损害是因被侵权人故意或者重大过失造成的，可以不承担或者减轻责任。

第七十九条　违反管理规定，未对动物采取安全措施造成他人损害的，动物饲养人或者管理人应当承担侵权责任。

第八十条　禁止饲养的烈性犬等危险动物造成他人损害的，动物饲养人或者管理人应当承担侵权责任。

第八十一条　动物园的动物造成他人损害的，动物园应当承担侵权责任，但能够证明尽到管理职责的，不承担责任。

第八十二条　遗弃、逃逸的动物在遗弃、逃逸期间造成他人损害的，由原动物饲养人或者管理人承担侵权责任。

第八十三条　因第三人的过错致使动物造成他人损害的，被侵权人可以向动物饲养人或者管理人请求赔偿，也可以向第三人请求赔偿。动物饲养人或者管理人赔偿后，有权向第三人追偿。

第八十四条　饲养动物应当遵守法律，尊重社会公德，不得妨害他人生活。

第十一章 物件损害责任

第八十五条 建筑物、构筑物或者其他设施及其搁置物、悬挂物发生脱落、坠落造成他人损害，所有人、管理人或者使用人不能证明自己没有过错的，应当承担侵权责任。所有人、管理人或者使用人赔偿后，有其他责任人的，有权向其他责任人追偿。

第八十六条 建筑物、构筑物或者其他设施倒塌造成他人损害的，由建设单位与施工单位承担连带责任。建设单位、施工单位赔偿后，有其他责任人的，有权向其他责任人追偿。

因其他责任人的原因，建筑物、构筑物或者其他设施倒塌造成他人损害的，由其他责任人承担侵权责任。

第八十七条 从建筑物中抛掷物品或者从建筑物上坠落的物品造成他人损害，难以确定具体侵权人的，除能够证明自己不是侵权人的外，由可能加害的建筑物使用人给予补偿。

第八十八条 堆放物倒塌造成他人损害，堆放人不能证明自己没有过错的，应当承担侵权责任。

第八十九条 在公共道路上堆放、倾倒、遗撒妨碍通行的物品造成他人损害的，有关单位或者个人应当承担侵权责任。

第九十条 因林木折断造成他人损害，林木的所有人或者管理人不能证明自己没有过错的，应当承担侵权责任。

第九十一条 在公共场所或者道路上挖坑、修缮安装地下设施等，没有设置明显标志和采取安全措施造成他人损害的，施工人应当承担侵权责任。

窨井等地下设施造成他人损害，管理人不能证明尽到管理职责的，应当承担侵权责任。

第十二章 附 则

第九十二条 本法自 2010 年 7 月 1 日起施行。

血液制品管理条例

(1996年12月6日国务院第52次常务会议通过，
1996年12月30日发布，自发布之日起施行)

第一章 总 则

第一条 为了加强血液制品管理，预防和控制经血液途径传播的疾病，保证血液制品的质量，根据药品管理法和传染病防治法，制定本条例。

第二条 本条例适用于在中华人民共和国境内从事原料血浆的采集、供应以及血液制品的生产、经营活动。

第三条 国务院卫生行政部门对全国的原料血浆的采集、供应和血液制品的生产、经营活动实施监督管理。

县级以上地方各级人民政府卫生行政部门对本行政区域内的原料血浆的采集、供应和血液制品的生产、经营活动，依照本条例第三十条规定的职责实施监督管理。

第二章 原料血浆的管理

第四条 国家实行单采血浆站统一规划、设置的制度。

国务院卫生行政部门根据核准的全国生产用原料血浆的需求，对单采血浆站的布局、数量和规模制定总体规划。省、自治区、直辖市人民政府卫生行政部门根据总体规划制定本行政区域内单采血浆站设置规划和采集血浆的区域规划，并报国务院卫生行政部门备案。

第五条 单采血浆站由血液制品生产单位设置或者由县级人民政府卫生行政部门设置，专门从事单采血浆活动，具有独立法人资格。其他任何单位和个人不得从事单采血浆活动。

第六条 设置单采血浆站，必须具备下列条件：

（一）符合单采血浆站布局、数量、规模的规划；

（二）具有与所采集原料血浆相适应的卫生专业技术人员；

（三）具有与所采集原料血浆相适应的场所及卫生环境；

（四）具有识别供血浆者的身份识别系统；

（五）具有与所采集原料血浆相适应的单采血浆机械及其他设施；

（六）具有对所采集原料血浆进行质量检验的技术人员以及必要的仪器设备。

第七条 申请设置单采血浆站的，由县级人民政府卫生行政部门初审，经设区的市、自治州人民政府卫生行政部门或者省、自治区人民政府设立的派出机关的卫生行政机构审查同意，报省、自治区、直辖市人民政府卫生行政部门核发《单采血浆许可证》，并报国务院卫生行政部门备案。

单采血浆站只能对省、自治区、直辖市人民政府卫生行政部门划定区域内的供血浆者进行筛查和采集血浆。

第八条　《单采血浆许可证》应当规定有效期。

第九条　在一个采血浆区域内，只能设置一个单采血浆站。

严禁单采血浆站采集非划定区域内的供血浆者和其他人员的血浆。

第十条　单采血浆站必须对供血浆者进行健康检查；检查合格的，由县级人民政府卫生行政部门核发《供血浆证》。

供血浆者健康检查标准，由国务院卫生行政部门制定。

第十一条　《供血浆证》由省、自治区、直辖市人民政府卫生行政部门负责设计和印制。《供血浆证》不得涂改、伪造、转让。

第十二条　单采血浆站在采集血浆前，必须对供血浆者进行身份识别并核实其《供血浆证》，确认无误的，方可按照规定程序进行健康检查和血液化验；对检查、化验合格的，按照有关技术操作标准及程序采集血浆，并建立供血浆者健康检查及供血浆记录档案；对检查、化验不合格的，由单采血浆站收缴《供血浆证》，并由所在地县级人民政府卫生行政部门监督销毁。

严禁采集无《供血浆证》者的血浆。

血浆采集技术操作标准及程序，由国务院卫生行政部门制定。

第十三条　单采血浆站只能向一个与其签订质量责任书的血液制品生产单位供应原料血浆，严禁向其他任何单位供应原料血浆。

第十四条　单采血浆站必须使用单采血浆机械采集血浆，严禁手工操作采集血浆。采集的血浆必须按单人份冰冻保存，不得混浆。

严禁单采血浆站采集血液或者将所采集的原料血浆用于临床。

第十五条　单采血浆站必须使用有产品批准文号并经国家药品生物制品检定机构逐批检定合格的体外诊断试剂以及合格的一次性采血浆器材。

采血浆器材等一次性消耗品使用后，必须按照国家有关规定予以销毁，并作记录。

第十六条　单采血浆站采集的原料血浆的包装、储存、运输，必须符合国家规定的卫生标准和要求。

第十七条　单采血浆站必须依照传染病防治法及其实施办法等有关规定，严格执行消毒管理及疫情上报制度。

第十八条　单采血浆站应当每半年向所在地的县级人民政府卫生行政部门报告有关原料血浆采集情况，同时抄报设区的市、自治州人民政府卫生行政部门或者省、自治区人民政府设立的派出机关的卫生行政机构及省、自治区、直辖市人民政府卫生行政部门。省、自治区、直辖市人民政府卫生行政部门应当每年向国务院卫生行政部门汇总报告本行政区域内原料血浆的采集情况。

第十九条　国家禁止出口原料血浆。

第三章　血液制品生产经营单位管理

第二十条　新建、改建或者扩建血液制品生产单位，经国务院卫生行政部门根据总体规划进行立项审查同意后，由省、自治区、直辖市人民政府卫生行政部门依照药品管理法的规定审核批准。

第二十一条　血液制品生产单位必须达到国务院卫生行政部门制定的《药品生产质量管理规范》规定的标准，经国务院卫生行政部门审查合格，并依法向工商行政管理部门申领营业执照后，方可从事血液制品的生产活动。

第二十二条　血液制品生产单位应当积极开发新品种，提高血浆综合利用率。

血液制品生产单位生产国内已经生产的品种，必须依法向国务院卫生行政部门申请产品批准文号；国内尚未生产的品种，必须按照国家有关新药审批的程序和要求申报。

第二十三条　严禁血液制品生产单位出让、出租、出借以及与他人共用《药品生产企业许可证》和产品批准文号。

第二十四条　血液制品生产单位不得向无《单采血浆许可证》的单采血浆站或者未与其签订质量责任书的单采血浆站及其他任何单位收集原料血浆。

血液制品生产单位不得向其他任何单位供应原料血浆。

第二十五条　血液制品生产单位在原料血浆投料生产前，必须使用有产品批准文号并经国家药品生物制品检定机构逐批检定合格的体外诊断试剂，对每一人份血浆进行全面复检，并作检测记录。

原料血浆经复检不合格的，不得投料生产，并必须在省级药品监督员监督下按照规定程序和方法予以销毁，并作记录。

原料血浆经复检发现有经血液途径传播的疾病的，必须通知供应血浆的单采血浆站，并及时上报所在地省、自治区、直辖市人民政府卫生行政部门。

第二十六条　血液制品出厂前，必须经过质量检验；经检验不符合国家标准的，严禁出厂。

第二十七条　开办血液制品经营单位，由省、自治区、直辖市人民政府卫生行政部门审核批准。

第二十八条　血液制品经营单位应当具备与所经营的产品相适应的冷藏条件和熟悉所经营品种的业务人员。

第二十九条　血液制品生产经营单位生产、包装、储存、运输、经营血液制品，应当符合国家规定的卫生标准和要求。

第四章　监督管理

第三十条　县级以上地方各级人民政府卫生行政部门依照本条例的规定负责本行政区域内的单采血浆站、供血浆者、原料血浆的采集及血液制品经营单位的监督管理。

省、自治区、直辖市人民政府卫生行政部门依照本条例的规定负责本行政区域内的血液制品生产单位的监督管理。

县级以上地方各级人民政府卫生行政部门的监督人员执行职务时，可以按照国家有关规定抽取样品和索取有关资料，有关单位不得拒绝和隐瞒。

第三十一条 省、自治区、直辖市人民政府卫生行政部门每年组织一次对本行政区域内单采血浆站的监督检查并进行年度注册。

设区的市、自治州人民政府卫生行政部门或者省、自治区人民政府设立的派出机关的卫生行政机构每半年对本行政区域内的单采血浆站进行一次检查。

第三十二条 国家药品生物制品检定机构及国务院卫生行政部门指定的省级药品检验机构，应当依照本条例和国家规定的标准和要求，对血液制品生产单位生产的产品定期进行检定。

第三十三条 国务院卫生行政部门负责全国进出口血液制品的审批及监督管理。

第五章 罚 则

第三十四条 违反本条例规定，未取得省、自治区、直辖市人民政府卫生行政部门核发的《单采血浆许可证》，非法从事组织、采集、供应、倒卖原料血浆活动的，由县级以上地方人民政府卫生行政部门予以取缔，没收违法所得和从事违法活动的器材、设备，并处违法所得5倍以上10倍以下的罚款，没有违法所得的，并处5万元以上10万元以下的罚款；造成经血液途径传播的疾病传播、人身伤害等危害，构成犯罪的，依法追究刑事责任。

第三十五条 单采血浆站有下列行为之一的，由县级以上地方人民政府卫生行政部门责令限期改正，处5万元以上10万元以下的罚款；有第八项所列行为的，或者有下列其他行为并且情形严重的，由省、自治区、直辖市人民政府卫生行政部门吊销《单采血浆许可证》；构成犯罪的，对负有直接责任的主管人员和其他直接责任人员依法追究刑事责任：

（一）采集血浆前，未按照国务院卫生行政部门颁布的健康检查标准对供血浆者进行健康检查和血液化验的；

（二）采集非划定区域内的供血浆者或者其他人员的血浆的，或者不对供血浆者进行身份识别，采集冒名顶替者、健康检查不合格者或者无《供血浆证》者的血浆的；

（三）违反国务院卫生行政部门制定的血浆采集技术操作标准和程序，过频过量采集血浆的；

（四）向医疗机构直接供应原料血浆或者擅自采集血液的；

（五）未使用单采血浆机械进行血浆采集的；

（六）未使用有产品批准文号并经国家药品生物制品检定机构逐批检定合格的体外诊断试剂以及合格的一次性采血浆器材的；

（七）未按照国家规定的卫生标准和要求包装、储存、运输原料血浆的；

（八）对国家规定检测项目检测结果呈阳性的血浆不清除、不及时上报的；

（九）对污染的注射器、采血浆器材及不合格血浆等不经消毒处理，擅自倾倒、污染环境，造成社会危害的；

（十）重复使用一次性采血浆器材的；

（十一）向与其签订质量责任书的血液制品生产单位以外的其他单位供应原料血浆的。

第三十六条　单采血浆站已知其采集的血浆检测结果呈阳性，仍向血液制品生产单位供应的，由省、自治区、直辖市人民政府卫生行政部门吊销《单采血浆许可证》，由县级以上地方人民政府卫生行政部门没收违法所得，并处 10 万元以上 30 万元以下的罚款；造成经血液途径传播的疾病传播、人身伤害等危害，构成犯罪的，对负有直接责任的主管人员和其他直接责任人员依法追究刑事责任。

第三十七条　涂改、伪造、转让《供血浆证》的，由县级人民政府卫生行政部门收缴《供血浆证》，没收违法所得，并处违法所得 3 倍以上 5 倍以下的罚款，没有违法所得的，并处 1 万元以下的罚款；构成犯罪的，依法追究刑事责任。

第三十八条　血液制品生产单位有下列行为之一的，由省级以上人民政府卫生行政部门依照药品管理法及其实施办法等有关规定，按照生产假药、劣药予以处罚；构成犯罪的，对负有直接责任的主管人员和其他直接责任人员依法追究刑事责任：

（一）使用无《单采血浆许可证》的单采血浆站或者未与其签订质量责任书的单采血浆站及其他任何单位供应的原料血浆的，或者非法采集原料血浆的；

（二）投料生产前未对原料血浆进行复检的，或者使用没有产品批准文号或者未经国家药品生物制品检定机构逐批检定合格的体外诊断试剂进行复检的，或者将检测不合格的原料血浆投入生产的；

（三）擅自更改生产工艺和质量标准的，或者将检验不合格的产品出厂的；

（四）与他人共用产品批准文号的。

第三十九条　血液制品生产单位违反本条例规定，擅自向其他单位出让、出租、出借以及与他人共用《药品生产企业许可证》、产品批准文号或者供应原料血浆的，由省级以上人民政府卫生行政部门没收违法所得，并处违法所得 5 倍以上 10 倍以下的罚款，没有违法所得的，并处 5 万元以上 10 万元以下的罚款。

第四十条　违反本条例规定，血液制品生产经营单位生产、包装、储存、运输、经营血液制品不符合国家规定的卫生标准和要求的，由省、自治区、直辖市人民政府卫生行政部门责令改正，可以处 1 万元以下的罚款。

第四十一条　在血液制品生产单位成品库待出厂的产品中，经抽检有一批次达不到国家规定的指标，经复检仍不合格的，由国务院卫生行政部门撤销该血液制品批准文号。

第四十二条　违反本条例规定，擅自进出口血液制品或者出口原料血浆的，由省级以上人民政府卫生行政部门没收所进出口的血液制品或者所出口的原料血浆和违法所得，并处所进出口的血液制品或者所出口的原料血浆总值 3 倍以上 5 倍以下的罚款。

第四十三条　血液制品检验人员虚报、瞒报、涂改、伪造检验报告及有关资料的，依法给予行政处分；构成犯罪的，依法追究刑事责任。

第四十四条　卫生行政部门工作人员滥用职权、玩忽职守、徇私舞弊、索贿受贿，构成犯罪的，依法追究刑事责任；尚不构成犯罪的，依法给予行政处分。

第六章 附 则

第四十五条 本条例下列用语的含义：

血液制品，是特指各种人血浆蛋白制品。

原料血浆，是指由单采血浆站采集的专用于血液制品生产原料的血浆。

供血浆者，是指提供血液制品生产用原料血浆的人员。

单采血浆站，是指根据地区血源资源，按照有关标准和要求并经严格审批设立，采集供应血液制品生产用原料血浆的单位。

第四十六条 原料血浆的采集、供应和血液制品的价格标准和价格管理办法，由国务院物价管理部门会同国务院卫生行政部门制定。

第四十七条 本条例施行前已经设立的单采血浆站和血液制品生产经营单位应当自本条例施行之日起 6 个月内，依照本条例的规定重新办理审批手续；凡不符合本条例规定的，一律予以关闭。

本条例施行前已经设立的单采血浆站适用本条例第六条第五项的时间，由国务院卫生行政部门另行规定。

第四十八条 本条例自发布之日起施行。

中华人民共和国母婴保健法实施办法

(2001 年 6 月 20 日国务院令第 308 号公布，自 2001 年 6 月 20 日起施行)

第一章 总 则

第一条 根据《中华人民共和国母婴保健法》（以下简称母婴保健法），制定本办法。

第二条 在中华人民共和国境内从事母婴保健服务活动的机构及其人员应当遵守母婴保健法和本办法。

从事计划生育技术服务的机构开展计划生育技术服务活动，依照《计划生育技术服务管理条例》的规定执行。

第三条 母婴保健技术服务主要包括下列事项：

（一）有关母婴保健的科普宣传、教育和咨询；

（二）婚前医学检查；

（三）产前诊断和遗传病诊断；

（四）助产技术；

（五）实施医学上需要的节育手术；

（六）新生儿疾病筛查；

（七）有关生育、节育、不育的其他生殖保健服务。

第四条 公民享有母婴保健的知情选择权。国家保障公民获得适宜的母婴保健服务的权利。

第五条 母婴保健工作以保健为中心，以保障生殖健康为目的，实行保健和临床相结合，面向群体、面向基层和预防为主的方针。

第六条 各级人民政府应当将母婴保健工作纳入本级国民经济和社会发展计划，为母婴保健事业的发展提供必要的经济、技术和物质条件，并对少数民族地区、贫困地区的母婴保健事业给予特殊支持。

县级以上地方人民政府根据本地区的实际情况和需要，可以设立母婴保健事业发展专项资金。

第七条 国务院卫生行政部门主管全国母婴保健工作，履行下列职责：

（一）制定母婴保健法及本办法的配套规章和技术规范；

（二）按照分级分类指导的原则，制定全国母婴保健工作发展规划和实施步骤；

（三）组织推广母婴保健及其他生殖健康的适宜技术；

（四）对母婴保健工作实施监督。

　　第八条　县级以上各级人民政府财政、公安、民政、教育、劳动保障、计划生育等部门应当在各自职责范围内，配合同级卫生行政部门做好母婴保健工作。

第二章　婚前保健

　　第九条　母婴保健法第七条所称婚前卫生指导，包括下列事项：

　　（一）有关性卫生的保健和教育；

　　（二）新婚避孕知识及计划生育指导；

　　（三）受孕前的准备、环境和疾病对后代影响等孕前保健知识；

　　（四）遗传病的基本知识；

　　（五）影响婚育的有关疾病的基本知识；

　　（六）其他生殖健康知识。

　　医师进行婚前卫生咨询时，应当为服务对象提供科学的信息，对可能产生的后果进行指导，并提出适当的建议。

　　第十条　在实行婚前医学检查的地区，准备结婚的男女双方在办理结婚登记前，应当到医疗、保健机构进行婚前医学检查。

　　第十一条　从事婚前医学检查的医疗、保健机构，由其所在地设区的市级人民政府卫生行政部门进行审查；符合条件的，在其《医疗机构执业许可证》上注明。

　　第十二条　申请从事婚前医学检查的医疗、保健机构应当具备下列条件：

　　（一）分别设置专用的男、女婚前医学检查室，配备常规检查和专科检查设备；

　　（二）设置婚前生殖健康宣传教育室；

　　（三）具有符合条件的进行男、女婚前医学检查的执业医师。

　　第十三条　婚前医学检查包括询问病史、体格及相关检查。

　　婚前医学检查应当遵守婚前保健工作规范并按照婚前医学检查项目进行。婚前保健工作规范和婚前医学检查项目由国务院卫生行政部门规定。

　　第十四条　经婚前医学检查，医疗、保健机构应当向接受婚前医学检查的当事人出具婚前医学检查证明。

　　婚前医学检查证明应当列明是否发现下列疾病：

　　（一）在传染期内的指定传染病；

　　（二）在发病期内的有关精神病；

　　（三）不宜生育的严重遗传性疾病；

　　（四）医学上认为不宜结婚的其他疾病。

　　发现前款第（一）项、第（二）项、第（三）项疾病的，医师应当向当事人说明情况，提出预防、治疗以及采取相应医学措施的建议。当事人依据医生的医学意见，可以暂缓结婚，也可以自愿采用长效避孕措施或者结扎手术；医疗、保健机构应当为其治疗提供医学咨询和医疗服务。

　　第十五条　经婚前医学检查，医疗、保健机构不能确诊的，应当转到设区的市级以上人民政府卫生行政部门指定的医疗、保健机构确诊。

第十六条 在实行婚前医学检查的地区，婚姻登记机关在办理结婚登记时，应当查验婚前医学检查证明或者母婴保健法第十一条规定的医学鉴定证明。

第三章 孕产期保健

第十七条 医疗、保健机构应当为育龄妇女提供有关避孕、节育、生育、不育和生殖健康的咨询和医疗保健服务。

医师发现或者怀疑育龄夫妻患有严重遗传性疾病的，应当提出医学意见；限于现有医疗技术水平难以确诊的，应当向当事人说明情况。育龄夫妻可以选择避孕、节育、不孕等相应的医学措施。

第十八条 医疗、保健机构应当为孕产妇提供下列医疗保健服务：

（一）为孕产妇建立保健手册（卡），定期进行产前检查；

（二）为孕产妇提供卫生、营养、心理等方面的医学指导与咨询；

（三）对高危孕妇进行重点监护、随访和医疗保健服务；

（四）为孕产妇提供安全分娩技术服务；

（五）定期进行产后访视，指导产妇科学喂养婴儿；

（六）提供避孕咨询指导和技术服务；

（七）对产妇及其家属进行生殖健康教育和科学育儿知识教育；

（八）其他孕产期保健服务。

第十九条 医疗、保健机构发现孕妇患有下列严重疾病或者接触物理、化学、生物等有毒、有害因素，可能危及孕妇生命安全或者可能严重影响孕妇健康和胎儿正常发育的，应当对孕妇进行医学指导和下列必要的医学检查：

（一）严重的妊娠合并症或者并发症；

（二）严重的精神性疾病；

（三）国务院卫生行政部门规定的严重影响生育的其他疾病。

第二十条 孕妇有下列情形之一的，医师应当对其进行产前诊断：

（一）羊水过多或者过少的；

（二）胎儿发育异常或者胎儿有可疑畸形的；

（三）孕早期接触过可能导致胎儿先天缺陷的物质的；

（四）有遗传病家族史或者曾经分娩过先天性严重缺陷婴儿的；

（五）初产妇年龄超过 35 周岁的。

第二十一条 母婴保健法第十八条规定的胎儿的严重遗传性疾病、胎儿的严重缺陷、孕妇患继续妊娠可能危及其生命健康和安全的严重疾病目录，由国务院卫生行政部门规定。

第二十二条 生育过严重遗传性疾病或者严重缺陷患儿的，再次妊娠前，夫妻双方应当按照国家有关规定到医疗、保健机构进行医学检查。医疗、保健机构应当向当事人介绍有关遗传性疾病的知识，给予咨询、指导。对诊断患有医学上认为不宜生育的严重遗传性疾病的，医师应当向当事人说明情况，并提出医学意见。

第二十三条　严禁采用技术手段对胎儿进行性别鉴定。

对怀疑胎儿可能为伴性遗传病，需要进行性别鉴定的，由省、自治区、直辖市人民政府卫生行政部门指定的医疗、保健机构按照国务院卫生行政部门的规定进行鉴定。

第二十四条　国家提倡住院分娩。医疗、保健机构应当按照国务院卫生行政部门制定的技术操作规范，实施消毒接生和新生儿复苏，预防产伤及产后出血等产科并发症，降低孕产妇及围产儿发病率、死亡率。

没有条件住院分娩的，应当由经县级地方人民政府卫生行政部门许可并取得家庭接生员技术证书的人员接生。

高危孕妇应当在医疗、保健机构住院分娩。

第四章　婴儿保健

第二十五条　医疗、保健机构应当按照国家有关规定开展新生儿先天性、遗传性代谢病筛查、诊断、治疗和监测。

第二十六条　医疗、保健机构应当按照规定进行新生儿访视，建立儿童保健手册（卡），定期对其进行健康检查，提供有关预防疾病、合理膳食、促进智力发育等科学知识，做好婴儿多发病、常见病防治等医疗保健服务。

第二十七条　医疗、保健机构应当按照规定的程序和项目对婴儿进行预防接种。

婴儿的监护人应当保证婴儿及时接受预防接种。

第二十八条　国家推行母乳喂养。医疗、保健机构应当为实施母乳喂养提供技术指导，为住院分娩的产妇提供必要的母乳喂养条件。

医疗、保健机构不得向孕产妇和婴儿家庭宣传、推荐母乳代用品。

第二十九条　母乳代用品产品包装标签应当在显著位置标明母乳喂养的优越性。

母乳代用品生产者、销售者不得向医疗、保健机构赠送产品样品或者以推销为目的有条件地提供设备、资金和资料。

第三十条　妇女享有国家规定的产假。有不满 1 周岁婴儿的妇女，所在单位应当在劳动时间内为其安排一定的哺乳时间。

第五章　技术鉴定

第三十一条　母婴保健医学技术鉴定委员会分为省、市、县三级。

母婴保健医学技术鉴定委员会成员应当符合下列任职条件：

（一）县级母婴保健医学技术鉴定委员会成员应当具有主治医师以上专业技术职务；

（二）设区的市级和省级母婴保健医学技术鉴定委员会成员应当具有副主任医师以上专业技术职务。

第三十二条　当事人对婚前医学检查、遗传病诊断、产前诊断结果有异议，需要进一步确诊的，可以自接到检查或者诊断结果之日起 15 日内向所在地县级或者设区的市级母婴保健医学技术鉴定委员会提出书面鉴定申请。

母婴保健医学技术鉴定委员会应当自接到鉴定申请之日起 30 日内作出医学技术鉴定意见，并及时通知当事人。

当事人对鉴定意见有异议的，可以自接到鉴定意见通知书之日起 15 日内向上一级母婴保健医学技术鉴定委员会申请再鉴定。

第三十三条 母婴保健医学技术鉴定委员会进行医学鉴定时须有 5 名以上相关专业医学技术鉴定委员会成员参加。

鉴定委员会成员应当在鉴定结论上署名；不同意见应当如实记录。鉴定委员会根据鉴定结论向当事人出具鉴定意见书。

母婴保健医学技术鉴定管理办法由国务院卫生行政部门制定。

第六章 监督管理

第三十四条 县级以上地方人民政府卫生行政部门负责本行政区域内的母婴保健监督管理工作，履行下列监督管理职责：

（一）依照母婴保健法和本办法以及国务院卫生行政部门规定的条件和技术标准，对从事母婴保健工作的机构和人员实施许可，并核发相应的许可证书；

（二）对母婴保健法和本办法的执行情况进行监督检查；

（三）对违反母婴保健法和本办法的行为，依法给予行政处罚；

（四）负责母婴保健工作监督管理的其他事项。

第三十五条 从事遗传病诊断、产前诊断的医疗、保健机构和人员，须经省、自治区、直辖市人民政府卫生行政部门许可。

从事婚前医学检查的医疗、保健机构和人员，须经设区的市级人民政府卫生行政部门许可。

从事助产技术服务、结扎手术和终止妊娠手术的医疗、保健机构和人员以及从事家庭接生的人员，须经县级人民政府卫生行政部门许可，并取得相应的合格证书。

第三十六条 卫生监督人员在执行职务时，应当出示证件。

卫生监督人员可以向医疗、保健机构了解情况，索取必要的资料，对母婴保健工作进行监督、检查，医疗、保健机构不得拒绝和隐瞒。

卫生监督人员对医疗、保健机构提供的技术资料负有保密的义务。

第三十七条 医疗、保健机构应当根据其从事的业务，配备相应的人员和医疗设备，对从事母婴保健工作的人员加强岗位业务培训和职业道德教育，并定期对其进行检查、考核。

医师和助产人员（包括家庭接生人员）应当严格遵守有关技术操作规范，认真填写各项记录，提高助产技术和服务质量。

助产人员的管理，按照国务院卫生行政部门的规定执行。

从事母婴保健工作的执业医师应当依照母婴保健法的规定取得相应的资格。

第三十八条　医疗、保健机构应当按照国务院卫生行政部门的规定，对托幼园、所卫生保健工作进行业务指导。

第三十九条　国家建立孕产妇死亡、婴儿死亡和新生儿出生缺陷监测、报告制度。

第七章　罚　则

第四十条　医疗、保健机构或者人员未取得母婴保健技术许可，擅自从事婚前医学检查、遗传病诊断、产前诊断、终止妊娠手术和医学技术鉴定或者出具有关医学证明的，由卫生行政部门给予警告，责令停止违法行为，没收违法所得；违法所得 5000 元以上的，并处违法所得 3 倍以上 5 倍以下的罚款；没有违法所得或者违法所得不足 5000 元的，并处 5000 元以上 2 万元以下的罚款。

第四十一条　从事母婴保健技术服务的人员出具虚假医学证明文件的，依法给予行政处分；有下列情形之一的，由原发证部门撤销相应的母婴保健技术执业资格或者医师执业证书：

（一）因延误诊治，造成严重后果的；

（二）给当事人身心健康造成严重后果的；

（三）造成其他严重后果的。

第四十二条　违反本办法规定进行胎儿性别鉴定的，由卫生行政部门给予警告，责令停止违法行为；对医疗、保健机构直接负责的主管人员和其他直接责任人员，依法给予行政处分。进行胎儿性别鉴定两次以上的或者以营利为目的进行胎儿性别鉴定的，并由原发证机关撤销相应的母婴保健技术执业资格或者医师执业证书。

第八章　附　则

第四十三条　婚前医学检查证明的格式由国务院卫生行政部门规定。

第四十四条　母婴保健法及本办法所称的医疗、保健机构，是指依照《医疗机构管理条例》取得卫生行政部门医疗机构执业许可的各级各类医疗机构。

第四十五条　本办法自公布之日起施行。

第七章　附　则

第七十七条　本法下列用语的含义：

职业病危害，是指对从事职业活动的劳动者可能导致职业病的各种危害。职业病危害因素包括：职业活动中存在的各种有害的化学、物理、生物因素以及在作业过程中产生的其他职业有害因素。

职业禁忌，是指劳动者从事特定职业或者接触特定职业病危害因素时，比一般职业人群更易于遭受职业病危害和罹患职业病或者可能导致原有自身疾病病情加重，或者在从事作业过程中诱发可能导致对他人生命健康构成危险的疾病的个人特殊生理或者病理状态。

第七十八条 本法第二条规定的用人单位以外的单位，产生职业病危害的，其职业病防治活动可以参照本法执行。

中国人民解放军参照执行本法的办法，由国务院、中央军事委员会制定。

第七十九条 本法自 2002 年 5 月 1 日起施行。

医疗事故处理条例

（2002 年 2 月 20 日国务院第 55 次常务会议通过，
2002 年 4 月 4 日公布，自 2002 年 9 月 1 日起施行）

第一章　总　则

第一条　为了正确处理医疗事故，保护患者和医疗机构及其医务人员的合法权益，维护医疗秩序，保障医疗安全，促进医学科学的发展，制定本条例。

第二条　本条例所称医疗事故，是指医疗机构及其医务人员在医疗活动中，违反医疗卫生管理法律、行政法规、部门规章和诊疗护理规范、常规，过失造成患者人身损害的事故。

第三条　处理医疗事故，应当遵循公开、公平、公正、及时、便民的原则，坚持实事求是的科学态度，做到事实清楚、定性准确、责任明确、处理恰当。

第四条　根据对患者人身造成的损害程度，医疗事故分为四级：

一级医疗事故：造成患者死亡、重度残疾的；

二级医疗事故：造成患者中度残疾、器官组织损伤导致严重功能障碍的；

三级医疗事故：造成患者轻度残疾、器官组织损伤导致一般功能障碍的；

四级医疗事故：造成患者明显人身损害的其他后果的。

具体分级标准由国务院卫生行政部门制定。

第二章　医疗事故的预防与处置

第五条　医疗机构及其医务人员在医疗活动中，必须严格遵守医疗卫生管理法律、行政法规、部门规章和诊疗护理规范、常规，恪守医疗服务职业道德。

第六条　医疗机构应当对其医务人员进行医疗卫生管理法律、行政法规、部门规章和诊疗护理规范、常规的培训和医疗服务职业道德教育。

第七条　医疗机构应当设置医疗服务质量监控部门或者配备专（兼）职人员，具体负责监督本医疗机构的医务人员的医疗服务工作，检查医务人员执业情况，接受患者对医疗服务的投诉，向其提供咨询服务。

第八条　医疗机构应当按照国务院卫生行政部门规定的要求，书写并妥善保管病历资料。

因抢救急危患者，未能及时书写病历的，有关医务人员应当在抢救结束后 6 小时内据实补记，并加以注明。

第九条　严禁涂改、伪造、隐匿、销毁或者抢夺病历资料。

第十条　患者有权复印或者复制其门诊病历、住院志、体温单、医嘱单、化验单（检验报告）、医学影像检查资料、特殊检查同意书、手术同意书、手术及麻醉记录单、病理资料、护理记录以及国务院卫生行政部门规定的其他病历资料。

患者依照前款规定要求复印或者复制病历资料的，医疗机构应当提供复印或者复制服务并在复印或者复制的病历资料上加盖证明印记。复印或者复制病历资料时，应当有患者在场。

医疗机构应患者的要求，为其复印或者复制病历资料，可以按照规定收取工本费。具体收费标准由省、自治区、直辖市人民政府价格主管部门会同同级卫生行政部门规定。

第十一条　在医疗活动中，医疗机构及其医务人员应当将患者的病情、医疗措施、医疗风险等如实告知患者，及时解答其咨询；但是，应当避免对患者产生不利后果。

第十二条　医疗机构应当制定防范、处理医疗事故的预案，预防医疗事故的发生，减轻医疗事故的损害。

第十三条　医务人员在医疗活动中发生或者发现医疗事故、可能引起医疗事故的医疗过失行为或者发生医疗事故争议的，应当立即向所在科室负责人报告，科室负责人应当及时向本医疗机构负责医疗服务质量监控的部门或者专（兼）职人员报告；负责医疗服务质量监控的部门或者专（兼）职人员接到报告后，应当立即进行调查、核实，将有关情况如实向本医疗机构的负责人报告，并向患者通报、解释。

第十四条　发生医疗事故的，医疗机构应当按照规定向所在地卫生行政部门报告。

发生下列重大医疗过失行为的，医疗机构应当在 12 小时内向所在地卫生行政部门报告：

（一）导致患者死亡或者可能为二级以上的医疗事故；

（二）导致 3 人以上人身损害后果；

（三）国务院卫生行政部门和省、自治区、直辖市人民政府卫生行政部门规定的其他情形。

第十五条　发生或者发现医疗过失行为，医疗机构及其医务人员应当立即采取有效措施，避免或者减轻对患者身体健康的损害，防止损害扩大。

第十六条　发生医疗事故争议时，死亡病例讨论记录、疑难病例讨论记录、上级医师查房记录、会诊意见、病程记录应当在医患双方在场的情况下封存和启封。封存的病历资料可以是复印件，由医疗机构保管。

第十七条　疑似输液、输血、注射、药物等引起不良后果的，医患双方应当共同对现场实物进行封存和启封，封存的现场实物由医疗机构保管；需要检验的，应当由双方共同指定的、依法具有检验资格的检验机构进行检验；双方无法共同指定时，由卫生行政部门指定。

疑似输血引起不良后果，需要对血液进行封存保留的，医疗机构应当通知提供该血液的采供血机构派员到场。

第十八条　患者死亡，医患双方当事人不能确定死因或者对死因有异议的，应当在患者死亡后 48 小时内进行尸检；具备尸体冻存条件的，可以延长至 7 日。尸检应当经死者近亲属同意并签字。

尸检应当由按照国家有关规定取得相应资格的机构和病理解剖专业技术人员进行。承担尸检任务的机构和病理解剖专业技术人员有进行尸检的义务。

医疗事故争议双方当事人可以请法医病理学人员参加尸检，也可以委派代表观察尸检过程。拒绝或者拖延尸检，超过规定时间，影响对死因判定的，由拒绝或者拖延的一方承担责任。

第十九条　患者在医疗机构内死亡的，尸体应当立即移放太平间。死者尸体存放时间一般不得超过2周。逾期不处理的尸体，经医疗机构所在地卫生行政部门批准，并报经同级公安部门备案后，由医疗机构按照规定进行处理。

第三章　医疗事故的技术鉴定

第二十条　卫生行政部门接到医疗机构关于重大医疗过失行为的报告或者医疗事故争议当事人要求处理医疗事故争议的申请后，对需要进行医疗事故技术鉴定的，应当交由负责医疗事故技术鉴定工作的医学会组织鉴定；医患双方协商解决医疗事故争议，需要进行医疗事故技术鉴定的，由双方当事人共同委托负责医疗事故技术鉴定工作的医学会组织鉴定。

第二十一条　设区的市级地方医学会和省、自治区、直辖市直接管辖的县（市）地方医学会负责组织首次医疗事故技术鉴定工作。省、自治区、直辖市地方医学会负责组织再次鉴定工作。

必要时，中华医学会可以组织疑难、复杂并在全国有重大影响的医疗事故争议的技术鉴定工作。

第二十二条　当事人对首次医疗事故技术鉴定结论不服的，可以自收到首次鉴定结论之日起15日内向医疗机构所在地卫生行政部门提出再次鉴定的申请。

第二十三条　负责组织医疗事故技术鉴定工作的医学会应当建立专家库。

专家库由具备下列条件的医疗卫生专业技术人员组成：

（一）有良好的业务素质和执业品德；

（二）受聘于医疗卫生机构或者医学教学、科研机构并担任相应专业高级技术职务3年以上。

符合前款第（一）项规定条件并具备高级技术任职资格的法医可以受聘进入专家库。

负责组织医疗事故技术鉴定工作的医学会依照本条例规定聘请医疗卫生专业技术人员和法医进入专家库，可以不受行政区域的限制。

第二十四条　医疗事故技术鉴定，由负责组织医疗事故技术鉴定工作的医学会组织专家鉴定组进行。

参加医疗事故技术鉴定的相关专业的专家，由医患双方在医学会主持下从专家库中随机抽取。在特殊情况下，医学会根据医疗事故技术鉴定工作的需要，可以组织医患双方在其他医学会建立的专家库中随机抽取相关专业的专家参加鉴定或者函件咨询。

符合本条例第二十三条规定条件的医疗卫生专业技术人员和法医有义务受聘进入专家库，并承担医疗事故技术鉴定工作。

第二十五条 专家鉴定组进行医疗事故技术鉴定，实行合议制。专家鉴定组人数为单数，涉及的主要学科的专家一般不得少于鉴定组成员的二分之一；涉及死因、伤残等级鉴定的，并应当从专家库中随机抽取法医参加专家鉴定组。

第二十六条 专家鉴定组成员有下列情形之一的，应当回避，当事人也可以以口头或者书面的方式申请其回避：

（一）是医疗事故争议当事人或者当事人的近亲属的；

（二）与医疗事故争议有利害关系的；

（三）与医疗事故争议当事人有其他关系，可能影响公正鉴定的。

第二十七条 专家鉴定组依照医疗卫生管理法律、行政法规、部门规章和诊疗护理规范、常规，运用医学科学原理和专业知识，独立进行医疗事故技术鉴定，对医疗事故进行鉴别和判定，为处理医疗事故争议提供医学依据。

任何单位或者个人不得干扰医疗事故技术鉴定工作，不得威胁、利诱、辱骂、殴打专家鉴定组成员。

专家鉴定组成员不得接受双方当事人的财物或者其他利益。

第二十八条 负责组织医疗事故技术鉴定工作的医学会应当自受理医疗事故技术鉴定之日起5日内通知医疗事故争议双方当事人提交进行医疗事故技术鉴定所需的材料。

当事人应当自收到医学会的通知之日起10日内提交有关医疗事故技术鉴定的材料、书面陈述及答辩。医疗机构提交的有关医疗事故技术鉴定的材料应当包括下列内容：

（一）住院患者的病程记录、死亡病例讨论记录、疑难病例讨论记录、会诊意见、上级医师查房记录等病历资料原件；

（二）住院患者的住院志、体温单、医嘱单、化验单（检验报告）、医学影像检查资料、特殊检查同意书、手术同意书、手术及麻醉记录单、病理资料、护理记录等病历资料原件；

（三）抢救急危患者，在规定时间内补记的病历资料原件；

（四）封存保留的输液、注射用物品和血液、药物等实物，或者依法具有检验资格的检验机构对这些物品、实物作出的检验报告；

（五）与医疗事故技术鉴定有关的其他材料。

在医疗机构建有病历档案的门诊、急诊患者，其病历资料由医疗机构提供；没有在医疗机构建立病历档案的，由患者提供。

医患双方应当依照本条例的规定提交相关材料。医疗机构无正当理由未依照本条例的规定如实提供相关材料，导致医疗事故技术鉴定不能进行的，应当承担责任。

第二十九条 负责组织医疗事故技术鉴定工作的医学会应当自接到当事人提交的有关医疗事故技术鉴定的材料、书面陈述及答辩之日起45日内组织鉴定并出具医疗事故技术鉴定书。

负责组织医疗事故技术鉴定工作的医学会可以向双方当事人调查取证。

第三十条 专家鉴定组应当认真审查双方当事人提交的材料，听取双方当事人的陈述及答辩并进行核实。

双方当事人应当按照本条例的规定如实提交进行医疗事故技术鉴定所需要的材料，并积极配合调查。当事人任何一方不予配合，影响医疗事故技术鉴定的，由不予配合的一方承担责任。

第三十一条 专家鉴定组应当在事实清楚、证据确凿的基础上，综合分析患者的病情和个体差异，作出鉴定结论，并制作医疗事故技术鉴定书。鉴定结论以专家鉴定组成员的过半数通过。鉴定过程应当如实记载。

医疗事故技术鉴定书应当包括下列主要内容：

（一）双方当事人的基本情况及要求；

（二）当事人提交的材料和负责组织医疗事故技术鉴定工作的医学会的调查材料；

（三）对鉴定过程的说明；

（四）医疗行为是否违反医疗卫生管理法律、行政法规、部门规章和诊疗护理规范、常规；

（五）医疗过失行为与人身损害后果之间是否存在因果关系；

（六）医疗过失行为在医疗事故损害后果中的责任程度；

（七）医疗事故等级；

（八）对医疗事故患者的医疗护理医学建议。

第三十二条 医疗事故技术鉴定办法由国务院卫生行政部门制定。

第三十三条 有下列情形之一的，不属于医疗事故：

（一）在紧急情况下为抢救垂危患者生命而采取紧急医学措施造成不良后果的；

（二）在医疗活动中由于患者病情异常或者患者体质特殊而发生医疗意外的；

（三）在现有医学科学技术条件下，发生无法预料或者不能防范的不良后果的；

（四）无过错输血感染造成不良后果的；

（五）因患方原因延误诊疗导致不良后果的；

（六）因不可抗力造成不良后果的。

第三十四条 医疗事故技术鉴定，可以收取鉴定费用。经鉴定，属于医疗事故的，鉴定费用由医疗机构支付；不属于医疗事故的，鉴定费用由提出医疗事故处理申请的一方支付。鉴定费用标准由省、自治区、直辖市人民政府价格主管部门会同同级财政部门、卫生行政部门规定。

第四章　医疗事故的行政处理与监督

第三十五条 卫生行政部门应当依照本条例和有关法律、行政法规、部门规章的规定，对发生医疗事故的医疗机构和医务人员作出行政处理。

第三十六条 卫生行政部门接到医疗机构关于重大医疗过失行为的报告后，除责令医疗机构及时采取必要的医疗救治措施，防止损害后果扩大外，应当组织调查，判定是否属于医疗事故；对不能判定是否属于医疗事故的，应当依照本条例的有关规定交由负责医疗事故技术鉴定工作的医学会组织鉴定。

第三十七条 发生医疗事故争议，当事人申请卫生行政部门处理的，应当提出书面申请。申请书应当载明申请人的基本情况、有关事实、具体请求及理由等。

当事人自知道或者应当知道其身体健康受到损害之日起1年内，可以向卫生行政部门提出医疗事故争议处理申请。

第三十八条 发生医疗事故争议，当事人申请卫生行政部门处理的，由医疗机构所在地的县级人民政府卫生行政部门受理。医疗机构所在地是直辖市的，由医疗机构所在地的区、县人民政府卫生行政部门受理。

有下列情形之一的，县级人民政府卫生行政部门应当自接到医疗机构的报告或者当事人提出医疗事故争议处理申请之日起7日内移送上一级人民政府卫生行政部门处理：

（一）患者死亡；

（二）可能为二级以上的医疗事故；

（三）国务院卫生行政部门和省、自治区、直辖市人民政府卫生行政部门规定的其他情形。

第三十九条 卫生行政部门应当自收到医疗事故争议处理申请之日起10日内进行审查，作出是否受理的决定。对符合本条例规定，予以受理，需要进行医疗事故技术鉴定的，应当自作出受理决定之日起5日内将有关材料交由负责医疗事故技术鉴定工作的医学会组织鉴定并书面通知申请人；对不符合本条例规定，不予受理的，应当书面通知申请人并说明理由。

当事人对首次医疗事故技术鉴定结论有异议，申请再次鉴定的，卫生行政部门应当自收到申请之日起7日内交由省、自治区、直辖市地方医学会组织再次鉴定。

第四十条 当事人既向卫生行政部门提出医疗事故争议处理申请，又向人民法院提起诉讼的，卫生行政部门不予受理；卫生行政部门已经受理的，应当终止处理。

第四十一条 卫生行政部门收到负责组织医疗事故技术鉴定工作的医学会出具的医疗事故技术鉴定书后，应当对参加鉴定的人员资格和专业类别、鉴定程序进行审核；必要时，可以组织调查，听取医疗事故争议双方当事人的意见。

第四十二条 卫生行政部门经审核，对符合本条例规定作出的医疗事故技术鉴定结论，应当作为对发生医疗事故的医疗机构和医务人员作出行政处理以及进行医疗事故赔偿调解的依据；经审核，发现医疗事故技术鉴定不符合本条例规定的，应当要求重新鉴定。

第四十三条 医疗事故争议由双方当事人自行协商解决的，医疗机构应当自协商解决之日起7日内向所在地卫生行政部门作出书面报告，并附具协议书。

第四十四条 医疗事故争议经人民法院调解或者判决解决的，医疗机构应当自收到生效的人民法院的调解书或者判决书之日起7日内向所在地卫生行政部门作出书面报告，并附具调解书或者判决书。

第四十五条 县级以上地方人民政府卫生行政部门应当按照规定逐级将当地发生的医疗事故以及依法对发生医疗事故的医疗机构和医务人员作出行政处理的情况，上报国务院卫生行政部门。

第五章　医疗事故的赔偿

第四十六条　发生医疗事故的赔偿等民事责任争议，医患双方可以协商解决；不愿意协商或者协商不成的，当事人可以向卫生行政部门提出调解申请，也可以直接向人民法院提起民事诉讼。

第四十七条　双方当事人协商解决医疗事故的赔偿等民事责任争议的，应当制作协议书。协议书应当载明双方当事人的基本情况和医疗事故的原因、双方当事人共同认定的医疗事故等级以及协商确定的赔偿数额等，并由双方当事人在协议书上签名。

第四十八条　已确定为医疗事故的，卫生行政部门应医疗事故争议双方当事人请求，可以进行医疗事故赔偿调解。调解时，应当遵循当事人双方自愿原则，并应当依据本条例的规定计算赔偿数额。

经调解，双方当事人就赔偿数额达成协议的，制作调解书，双方当事人应当履行；调解不成或者经调解达成协议后一方反悔的，卫生行政部门不再调解。

第四十九条　医疗事故赔偿，应当考虑下列因素，确定具体赔偿数额：

（一）医疗事故等级；

（二）医疗过失行为在医疗事故损害后果中的责任程度；

（三）医疗事故损害后果与患者原有疾病状况之间的关系。

不属于医疗事故的，医疗机构不承担赔偿责任。

第五十条　医疗事故赔偿，按照下列项目和标准计算：

（一）医疗费：按照医疗事故对患者造成的人身损害进行治疗所发生的医疗费用计算，凭据支付，但不包括原发病医疗费用。结案后确实需要继续治疗的，按照基本医疗费用支付。

（二）误工费：患者有固定收入的，按照本人因误工减少的固定收入计算，对收入高于医疗事故发生地上一年度职工年平均工资3倍以上的，按照3倍计算；无固定收入的，按照医疗事故发生地上一年度职工年平均工资计算。

（三）住院伙食补助费：按照医疗事故发生地国家机关一般工作人员的出差伙食补助标准计算。

（四）陪护费：患者住院期间需要专人陪护的，按照医疗事故发生地上一年度职工年平均工资计算。

（五）残疾生活补助费：根据伤残等级，按照医疗事故发生地居民年平均生活费计算，自定残之月起最长赔偿30年；但是，60周岁以上的，不超过15年；70周岁以上的，不超过5年。

（六）残疾用具费：因残疾需要配置补偿功能器具的，凭医疗机构证明，按照普及型器具的费用计算。

（七）丧葬费：按照医疗事故发生地规定的丧葬费补助标准计算。

（八）被扶养人生活费：以死者生前或者残疾者丧失劳动能力前实际扶养且没有劳动能

力的人为限，按照其户籍所在地或者居所地居民最低生活保障标准计算。对不满 16 周岁的，扶养到 16 周岁。对年满 16 周岁但无劳动能力的，扶养 20 年；但是，60 周岁以上的，不超过 15 年；70 周岁以上的，不超过 5 年。

（九）交通费：按照患者实际必需的交通费用计算，凭据支付。

（十）住宿费：按照医疗事故发生地国家机关一般工作人员的出差住宿补助标准计算，凭据支付。

（十一）精神损害抚慰金：按照医疗事故发生地居民年平均生活费计算。造成患者死亡的，赔偿年限最长不超过 6 年；造成患者残疾的，赔偿年限最长不超过 3 年。

第五十一条　参加医疗事故处理的患者近亲属所需交通费、误工费、住宿费，参照本条例第五十条的有关规定计算，计算费用的人数不超过 2 人。

医疗事故造成患者死亡的，参加丧葬活动的患者的配偶和直系亲属所需交通费、误工费、住宿费，参照本条例第五十条的有关规定计算，计算费用的人数不超过 2 人。

第五十二条　医疗事故赔偿费用，实行一次性结算，由承担医疗事故责任的医疗机构支付。

第六章　罚　则

第五十三条　卫生行政部门的工作人员在处理医疗事故过程中违反本条例的规定，利用职务上的便利收受他人财物或者其他利益，滥用职权，玩忽职守，或者发现违法行为不予查处，造成严重后果的，依照刑法关于受贿罪、滥用职权罪、玩忽职守罪或者其他有关罪的规定，依法追究刑事责任；尚不够刑事处罚的，依法给予降级或者撤职的行政处分。

第五十四条　卫生行政部门违反本条例的规定，有下列情形之一的，由上级卫生行政部门给予警告并责令限期改正；情节严重的，对负有责任的主管人员和其他直接责任人员依法给予行政处分：

（一）接到医疗机构关于重大医疗过失行为的报告后，未及时组织调查的；

（二）接到医疗事故争议处理申请后，未在规定时间内审查或者移送上一级人民政府卫生行政部门处理的；

（三）未将应当进行医疗事故技术鉴定的重大医疗过失行为或者医疗事故争议移交医学会组织鉴定的；

（四）未按照规定逐级将当地发生的医疗事故以及依法对发生医疗事故的医疗机构和医务人员的行政处理情况上报的；

（五）未依照本条例规定审核医疗事故技术鉴定书的。

第五十五条　医疗机构发生医疗事故的，由卫生行政部门根据医疗事故等级和情节，给予警告；情节严重的，责令限期停业整顿直至由原发证部门吊销执业许可证，对负有责任的医务人员依照刑法关于医疗事故罪的规定，依法追究刑事责任；尚不够刑事处罚的，依法给予行政处分或者纪律处分。

对发生医疗事故的有关医务人员，除依照前款处罚外，卫生行政部门并可以责令暂停 6

个月以上 1 年以下执业活动；情节严重的，吊销其执业证书。

第五十六条 医疗机构违反本条例的规定，有下列情形之一的，由卫生行政部门责令改正；情节严重的，对负有责任的主管人员和其他直接责任人员依法给予行政处分或者纪律处分：

（一）未如实告知患者病情、医疗措施和医疗风险的；

（二）没有正当理由，拒绝为患者提供复印或者复制病历资料服务的；

（三）未按照国务院卫生行政部门规定的要求书写和妥善保管病历资料的；

（四）未在规定时间内补记抢救工作病历内容的；

（五）未按照本条例的规定封存、保管和启封病历资料和实物的；

（六）未设置医疗服务质量监控部门或者配备专（兼）职人员的；

（七）未制定有关医疗事故防范和处理预案的；

（八）未在规定时间内向卫生行政部门报告重大医疗过失行为的；

（九）未按照本条例的规定向卫生行政部门报告医疗事故的；

（十）未按照规定进行尸检和保存、处理尸体的。

第五十七条 参加医疗事故技术鉴定工作的人员违反本条例的规定，接受申请鉴定双方或者一方当事人的财物或者其他利益，出具虚假医疗事故技术鉴定书，造成严重后果的，依照刑法关于受贿罪的规定，依法追究刑事责任；尚不够刑事处罚的，由原发证部门吊销其执业证书或者资格证书。

第五十八条 医疗机构或者其他有关机构违反本条例的规定，有下列情形之一的，由卫生行政部门责令改正，给予警告；对负有责任的主管人员和其他直接责任人员依法给予行政处分或者纪律处分；情节严重的，由原发证部门吊销其执业证书或者资格证书：

（一）承担尸检任务的机构没有正当理由，拒绝进行尸检的；

（二）涂改、伪造、隐匿、销毁病历资料的。

第五十九条 以医疗事故为由，寻衅滋事、抢夺病历资料，扰乱医疗机构正常医疗秩序和医疗事故技术鉴定工作，依照刑法关于扰乱社会秩序罪的规定，依法追究刑事责任；尚不够刑事处罚的，依法给予治安管理处罚。

第七章　附　则

第六十条 本条例所称医疗机构，是指依照《医疗机构管理条例》的规定取得《医疗机构执业许可证》的机构。

县级以上城市从事计划生育技术服务的机构依照《计划生育技术服务管理条例》的规定开展与计划生育有关的临床医疗服务，发生的计划生育技术服务事故，依照本条例的有关规定处理；但是，其中不属于医疗机构的县级以上城市从事计划生育技术服务的机构发生的计划生育技术服务事故，由计划生育行政部门行使依照本条例有关规定由卫生行政部门承担的受理、交由负责医疗事故技术鉴定工作的医学会组织鉴定和赔偿调解的职能；对发生计划生育技术服务事故的该机构及其有关责任人员，依法进行处理。

第六十一条　非法行医，造成患者人身损害，不属于医疗事故，触犯刑律的，依法追究刑事责任；有关赔偿，由受害人直接向人民法院提起诉讼。

第六十二条　军队医疗机构的医疗事故处理办法，由中国人民解放军卫生主管部门会同国务院卫生行政部门依据本条例制定。

第六十三条　本条例自 2002 年 9 月 1 日起施行。1987 年 6 月 29 日国务院发布的《医疗事故处理办法》同时废止。本条例施行前已经处理结案的医疗事故争议，不再重新处理。

中华人民共和国中医药条例

（2003 年 4 月 2 日国务院第 3 次常务会议通过，
2003 年 4 月 7 日公布，自 2003 年 10 月 1 日起施行）

第一章　总　则

第一条　为了继承和发展中医药学，保障和促进中医药事业的发展，保护人体健康，制定本条例。

第二条　在中华人民共和国境内从事中医医疗、预防、保健、康复服务和中医药教育、科研、对外交流以及中医药事业管理活动的单位或者个人，应当遵守本条例。

中药的研制、生产、经营、使用和监督管理依照《中华人民共和国药品管理法》执行。

第三条　国家保护、扶持、发展中医药事业，实行中西医并重的方针，鼓励中西医相互学习、相互补充、共同提高，推动中医、西医两种医学体系的有机结合，全面发展我国中医药事业。

第四条　发展中医药事业应当遵循继承与创新相结合的原则，保持和发扬中医药特色和优势，积极利用现代科学技术，促进中医药理论和实践的发展，推进中医药现代化。

第五条　县级以上各级人民政府应当将中医药事业纳入国民经济和社会发展计划，使中医药事业与经济、社会协调发展。

县级以上地方人民政府在制定区域卫生规划时，应当根据本地区社会、经济发展状况和居民医疗需求，统筹安排中医医疗机构的设置和布局，完善城乡中医服务网络。

第六条　国务院中医药管理部门负责全国中医药管理工作。国务院有关部门在各自的职责范围内负责与中医药有关的工作。

县级以上地方人民政府负责中医药管理的部门负责本行政区域内的中医药管理工作。县级以上地方人民政府有关部门在各自的职责范围内负责与中医药有关的工作。

第七条　对在继承和发展中医药事业中做出显著贡献和在边远地区从事中医药工作做出突出成绩的单位和个人，县级以上各级人民政府应当给予奖励。

第二章　中医医疗机构与从业人员

第八条　开办中医医疗机构，应当符合国务院卫生行政部门制定的中医医疗机构设置标准和当地区域卫生规划，并按照《医疗机构管理条例》的规定办理审批手续，取得医疗机构执业许可证后，方可从事中医医疗活动。

第九条　中医医疗机构从事医疗服务活动，应当充分发挥中医药特色和优势，遵循中医药自身发展规律，运用传统理论和方法，结合现代科学技术手段，发挥中医药在防治疾病、保健、康复中的作用，为群众提供价格合理、质量优良的中医药服务。

第十条　依法设立的社区卫生服务中心（站）、乡镇卫生院等城乡基层卫生服务机构，应当能够提供中医医疗服务。

第十一条　中医从业人员，应当依照有关卫生管理的法律、行政法规、部门规章的规定通过资格考试，并经注册取得执业证书后，方可从事中医服务活动。

以师承方式学习中医学的人员以及确有专长的人员，应当按照国务院卫生行政部门的规定，通过执业医师或者执业助理医师资格考核考试，并经注册取得医师执业证书后，方可从事中医医疗活动。

第十二条　中医从业人员应当遵守相应的中医诊断治疗原则、医疗技术标准和技术操作规范。

全科医师和乡村医生应当具备中医药基本知识以及运用中医诊疗知识、技术，处理常见病和多发病的基本技能。

第十三条　发布中医医疗广告，医疗机构应当按照规定向所在地省、自治区、直辖市人民政府负责中医药管理的部门申请并报送有关材料。省、自治区、直辖市人民政府负责中医药管理的部门应当自收到有关材料之日起 10 个工作日内进行审查，并作出是否核发中医医疗广告批准文号的决定。对符合规定要求的，发给中医医疗广告批准文号。未取得中医医疗广告批准文号的，不得发布中医医疗广告。

发布的中医医疗广告，其内容应当与审查批准发布的内容一致。

第三章　中医药教育与科研

第十四条　国家采取措施发展中医药教育事业。

各类中医药教育机构应当加强中医药基础理论教学，重视中医药基础理论与中医药临床实践相结合，推进素质教育。

第十五条　设立各类中医药教育机构，应当符合国家规定的设置标准，并建立符合国家规定标准的临床教学基地。

中医药教育机构的设置标准，由国务院卫生行政部门会同国务院教育行政部门制定；中医药教育机构临床教学基地标准，由国务院卫生行政部门制定。

第十六条　国家鼓励开展中医药专家学术经验和技术专长继承工作，培养高层次的中医临床人才和中药技术人才。

第十七条　承担中医药专家学术经验和技术专长继承工作的指导老师应当具备下列条件：

（一）具有较高学术水平和丰富的实践经验、技术专长和良好的职业品德；

（二）从事中医药专业工作 30 年以上并担任高级专业技术职务 10 年以上。

第十八条　中医药专家学术经验和技术专长继承工作的继承人应当具备下列条件：

（一）具有大学本科以上学历和良好的职业品德；

（二）受聘于医疗卫生机构或者医学教育、科研机构从事中医药工作，并担任中级以上专业技术职务。

第十九条 中医药专家学术经验和技术专长继承工作的指导老师以及继承人的管理办法，由国务院中医药管理部门会同有关部门制定。

第二十条 省、自治区、直辖市人民政府负责中医药管理的部门应当依据国家有关规定，完善本地区中医药人员继续教育制度，制定中医药人员培训规划。

县级以上地方人民政府负责中医药管理的部门应当按照中医药人员培训规划的要求，对城乡基层卫生服务人员进行中医药基本知识和基本技能的培训。

医疗机构应当为中医药技术人员接受继续教育创造条件。

第二十一条 国家发展中医药科学技术，将其纳入科学技术发展规划，加强重点中医药科研机构建设。

县级以上地方人民政府应当充分利用中医药资源，重视中医药科学研究和技术开发，采取措施开发、推广、应用中医药技术成果，促进中医药科学技术发展。

第二十二条 中医药科学研究应当注重运用传统方法和现代方法开展中医药基础理论研究和临床研究，运用中医药理论和现代科学技术开展对常见病、多发病和疑难病的防治研究。

中医药科研机构、高等院校、医疗机构应当加强中医药科研的协作攻关和中医药科技成果的推广应用，培养中医药学科带头人和中青年技术骨干。

第二十三条 捐献对中医药科学技术发展有重大意义的中医诊疗方法和中医药文献、秘方、验方的，参照《国家科学技术奖励条例》的规定给予奖励。

第二十四条 国家支持中医药的对外交流与合作，推进中医药的国际传播。

重大中医药科研成果的推广、转让、对外交流，中外合作研究中医药技术，应当经省级以上人民政府负责中医药管理的部门批准，防止重大中医药资源流失。

属于国家科学技术秘密的中医药科研成果，确需转让、对外交流的，应当符合有关保守国家秘密的法律、行政法规和部门规章的规定。

第四章 保障措施

第二十五条 县级以上地方人民政府应当根据中医药事业发展的需要以及本地区国民经济和社会发展状况，逐步增加对中医药事业的投入，扶持中医药事业的发展。

任何单位和个人不得将中医药事业经费挪作他用。

国家鼓励境内外组织和个人通过捐资、投资等方式扶持中医药事业发展。

第二十六条 非营利性中医医疗机构，依照国家有关规定享受财政补贴、税收减免等优惠政策。

第二十七条 县级以上地方人民政府劳动保障行政部门确定的城镇职工基本医疗保险定点医疗机构，应当包括符合条件的中医医疗机构。

获得定点资格的中医医疗机构，应当按照规定向参保人员提供基本医疗服务。

第二十八条 县级以上各级人民政府应当采取措施加强对中医药文献的收集、整理、研究和保护工作。

有关单位和中医医疗机构应当加强重要中医药文献资料的管理、保护和利用。

第二十九条 国家保护野生中药材资源，扶持濒危动植物中药材人工代用品的研究和开发利用。

县级以上地方人民政府应当加强中药材的合理开发和利用，鼓励建立中药材种植、培育基地，促进短缺中药材的开发、生产。

第三十条 与中医药有关的评审或者鉴定活动，应当体现中医药特色，遵循中医药自身的发展规律。

中医药专业技术职务任职资格的评审，中医医疗、教育、科研机构的评审、评估，中医药科研课题的立项和成果鉴定，应当成立专门的中医药评审、鉴定组织或者由中医药专家参加评审、鉴定。

第五章 法律责任

第三十一条 负责中医药管理的部门的工作人员在中医药管理工作中违反本条例的规定，利用职务上的便利收受他人财物或者获取其他利益，滥用职权，玩忽职守，或者发现违法行为不予查处，造成严重后果，构成犯罪的，依法追究刑事责任；尚不够刑事处罚的，依法给予降级或者撤职的行政处分。

第三十二条 中医医疗机构违反本条例的规定，有下列情形之一的，由县级以上地方人民政府负责中医药管理的部门责令限期改正；逾期不改正的，责令停业整顿，直至由原审批机关吊销其医疗机构执业许可证、取消其城镇职工基本医疗保险定点医疗机构资格，并对负有责任的主管人员和其他直接责任人员依法给予纪律处分：

（一）不符合中医医疗机构设置标准的；

（二）获得城镇职工基本医疗保险定点医疗机构资格，未按照规定向参保人员提供基本医疗服务的。

第三十三条 未经批准擅自开办中医医疗机构或者未按照规定通过执业医师或者执业助理医师资格考试取得执业许可，从事中医医疗活动的，依照《中华人民共和国执业医师法》和《医疗机构管理条例》的有关规定给予处罚。

第三十四条 中医药教育机构违反本条例的规定，有下列情形之一的，由县级以上地方人民政府负责中医药管理的部门责令限期改正；逾期不改正的，由原审批机关予以撤销：

（一）不符合规定的设置标准的；

（二）没有建立符合规定标准的临床教学基地的。

第三十五条 违反本条例规定，造成重大中医药资源流失和国家科学技术秘密泄露，情节严重，构成犯罪的，依法追究刑事责任；尚不够刑事处罚的，由县级以上地方人民政府负责中医药管理的部门责令改正，对负有责任的主管人员和其他直接责任人员依法给予纪律处分。

第三十六条 违反本条例规定，损毁或者破坏中医药文献的，由县级以上地方人民政府负责中医药管理的部门责令改正，对负有责任的主管人员和其他直接责任人员依法给予纪律处分；损毁或者破坏属于国家保护文物的中医药文献，情节严重，构成犯罪的，依法追究刑事责任。

第三十七条 篡改经批准的中医医疗广告内容的，由原审批部门撤销广告批准文号，1年内不受理该中医医疗机构的广告审批申请。

负责中医药管理的部门撤销中医医疗广告批准文号后，应当自作出行政处理决定之日起5个工作日内通知广告监督管理机关。广告监督管理机关应当自收到负责中医药管理的部门通知之日起15个工作日内，依照《中华人民共和国广告法》的有关规定查处。

第六章 附 则

第三十八条 本条例所称中医医疗机构，是指依法取得医疗机构执业许可证的中医、中西医结合的医院、门诊部和诊所。

民族医药的管理参照本条例执行。

第三十九条 本条例自 2003 年 10 月 1 日起施行。

突发公共卫生事件应急条例

(2003 年 5 月 7 日第 7 次国务院第 7 次常务会议通过,
2003 年 5 月 9 日公布并施行)

第一章 总 则

第一条 为了有效预防、及时控制和消除突发公共卫生事件的危害,保障公众身体健康与生命安全,维护正常的社会秩序,制定本条例。

第二条 本条例所称突发公共卫生事件(以下简称突发事件),是指突然发生,造成或者可能造成社会公众健康严重损害的重大传染病疫情、群体性不明原因疾病、重大食物和职业中毒以及其他严重影响公众健康的事件。

第三条 突发事件发生后,国务院设立全国突发事件应急处理指挥部,由国务院有关部门和军队有关部门组成,国务院主管领导人担任总指挥,负责对全国突发事件应急处理的统一领导、统一指挥。

国务院卫生行政主管部门和其他有关部门,在各自的职责范围内做好突发事件应急处理的有关工作。

第四条 突发事件发生后,省、自治区、直辖市人民政府成立地方突发事件应急处理指挥部,省、自治区、直辖市人民政府主要领导人担任总指挥,负责领导、指挥本行政区域内突发事件应急处理工作。

县级以上地方人民政府卫生行政主管部门,具体负责组织突发事件的调查、控制和医疗救治工作。

县级以上地方人民政府有关部门,在各自的职责范围内做好突发事件应急处理的有关工作。

第五条 突发事件应急工作,应当遵循预防为主、常备不懈的方针,贯彻统一领导、分级负责、反应及时、措施果断、依靠科学、加强合作的原则。

第六条 县级以上各级人民政府应当组织开展防治突发事件相关科学研究,建立突发事件应急流行病学调查、传染源隔离、医疗救护、现场处置、监督检查、监测检验、卫生防护等有关物资、设备、设施、技术与人才资源储备,所需经费列入本级政府财政预算。

国家对边远贫困地区突发事件应急工作给予财政支持。

第七条 国家鼓励、支持开展突发事件监测、预警、反应处理有关技术的国际交流与合作。

第八条 国务院有关部门和县级以上地方人民政府及其有关部门,应当建立严格的突发事件防范和应急处理责任制，切实履行各自的职责，保证突发事件应急处理工作的正常进行。

第九条　县级以上各级人民政府及其卫生行政主管部门，应当对参加突发事件应急处理的医疗卫生人员，给予适当补助和保健津贴；对参加突发事件应急处理作出贡献的人员，给予表彰和奖励；对因参与应急处理工作致病、致残、死亡的人员，按照国家有关规定，给予相应的补助和抚恤。

第二章　预防与应急准备

第十条　国务院卫生行政主管部门按照分类指导、快速反应的要求，制定全国突发事件应急预案，报请国务院批准。

省、自治区、直辖市人民政府根据全国突发事件应急预案，结合本地实际情况，制定本行政区域的突发事件应急预案。

第十一条　全国突发事件应急预案应当包括以下主要内容：

（一）突发事件应急处理指挥部的组成和相关部门的职责；

（二）突发事件的监测与预警；

（三）突发事件信息的收集、分析、报告、通报制度；

（四）突发事件应急处理技术和监测机构及其任务；

（五）突发事件的分级和应急处理工作方案；

（六）突发事件预防、现场控制，应急设施、设备、救治药品和医疗器械以及其他物资和技术的储备与调度；

（七）突发事件应急处理专业队伍的建设和培训。

第十二条　突发事件应急预案应当根据突发事件的变化和实施中发现的问题及时进行修订、补充。

第十三条　地方各级人民政府应当依照法律、行政法规的规定，做好传染病预防和其他公共卫生工作，防范突发事件的发生。

县级以上各级人民政府卫生行政主管部门和其他有关部门，应当对公众开展突发事件应急知识的专门教育，增强全社会对突发事件的防范意识和应对能力。

第十四条　国家建立统一的突发事件预防控制体系。

县级以上地方人民政府应当建立和完善突发事件监测与预警系统。

县级以上各级人民政府卫生行政主管部门，应当指定机构负责开展突发事件的日常监测，并确保监测与预警系统的正常运行。

第十五条　监测与预警工作应当根据突发事件的类别，制定监测计划，科学分析、综合评价监测数据。对早期发现的潜在隐患以及可能发生的突发事件，应当依照本条例规定的报告程序和时限及时报告。

第十六条　国务院有关部门和县级以上地方人民政府及其有关部门，应当根据突发事件应急预案的要求，保证应急设施、设备、救治药品和医疗器械等物资储备。

第十七条 县级以上各级人民政府应当加强急救医疗服务网络的建设，配备相应的医疗救治药物、技术、设备和人员，提高医疗卫生机构应对各类突发事件的救治能力。

设区的市级以上地方人民政府应当设置与传染病防治工作需要相适应的传染病专科医院，或者指定具备传染病防治条件和能力的医疗机构承担传染病防治任务。

第十八条 县级以上地方人民政府卫生行政主管部门，应当定期对医疗卫生机构和人员开展突发事件应急处理相关知识、技能的培训，定期组织医疗卫生机构进行突发事件应急演练，推广最新知识和先进技术。

第三章 报告与信息发布

第十九条 国家建立突发事件应急报告制度。

国务院卫生行政主管部门制定突发事件应急报告规范，建立重大、紧急疫情信息报告系统。

有下列情形之一的，省、自治区、直辖市人民政府应当在接到报告1小时内，向国务院卫生行政主管部门报告：

（一）发生或者可能发生传染病暴发、流行的；

（二）发生或者发现不明原因的群体性疾病的；

（三）发生传染病菌种、毒种丢失的；

（四）发生或者可能发生重大食物和职业中毒事件的。

国务院卫生行政主管部门对可能造成重大社会影响的突发事件，应当立即向国务院报告。

第二十条 突发事件监测机构、医疗卫生机构和有关单位发现有本条例第十九条规定情形之一的，应当在2小时内向所在地县级人民政府卫生行政主管部门报告；接到报告的卫生行政主管部门应当在2小时内向本级人民政府报告，并同时向上级人民政府卫生行政主管部门和国务院卫生行政主管部门报告。

县级人民政府应当在接到报告后2小时内向设区的市级人民政府或者上一级人民政府报告；设区的市级人民政府应当在接到报告后2小时内向省、自治区、直辖市人民政府报告。

第二十一条 任何单位和个人对突发事件，不得隐瞒、缓报、谎报或者授意他人隐瞒、缓报、谎报。

第二十二条 接到报告的地方人民政府、卫生行政主管部门依照本条例规定报告的同时，应当立即组织力量对报告事项调查核实、确证，采取必要的控制措施，并及时报告调查情况。

第二十三条 国务院卫生行政主管部门应当根据发生突发事件的情况，及时向国务院有关部门和各省、自治区、直辖市人民政府卫生行政主管部门以及军队有关部门通报。

突发事件发生地的省、自治区、直辖市人民政府卫生行政主管部门，应当及时向毗邻省、自治区、直辖市人民政府卫生行政主管部门通报。

接到通报的省、自治区、直辖市人民政府卫生行政主管部门，必要时应当及时通知本行政区域内的医疗卫生机构。

县级以上地方人民政府有关部门，已经发生或者发现可能引起突发事件的情形时，应当及时向同级人民政府卫生行政主管部门通报。

第二十四条 国家建立突发事件举报制度，公布统一的突发事件报告、举报电话。

任何单位和个人有权向人民政府及其有关部门报告突发事件隐患，有权向上级人民政府及其有关部门举报地方人民政府及其有关部门不履行突发事件应急处理职责，或者不按照规定履行职责的情况。接到报告、举报的有关人民政府及其有关部门，应当立即组织对突发事件隐患、不履行或者不按照规定履行突发事件应急处理职责的情况进行调查处理。

对举报突发事件有功的单位和个人，县级以上各级人民政府及其有关部门应当予以奖励。

第二十五条 国家建立突发事件的信息发布制度。

国务院卫生行政主管部门负责向社会发布突发事件的信息。必要时，可以授权省、自治区、直辖市人民政府卫生行政主管部门向社会发布本行政区域内突发事件的信息。

信息发布应当及时、准确、全面。

第四章 应急处理

第二十六条 突发事件发生后，卫生行政主管部门应当组织专家对突发事件进行综合评估，初步判断突发事件的类型，提出是否启动突发事件应急预案的建议。

第二十七条 在全国范围内或者跨省、自治区、直辖市范围内启动全国突发事件应急预案，由国务院卫生行政主管部门报国务院批准后实施。省、自治区、直辖市启动突发事件应急预案，由省、自治区、直辖市人民政府决定，并向国务院报告。

第二十八条 全国突发事件应急处理指挥部对突发事件应急处理工作进行督察和指导，地方各级人民政府及其有关部门应当予以配合。

省、自治区、直辖市突发事件应急处理指挥部对本行政区域内突发事件应急处理工作进行督察和指导。

第二十九条 省级以上人民政府卫生行政主管部门或者其他有关部门指定的突发事件应急处理专业技术机构，负责突发事件的技术调查、确证、处置、控制和评价工作。

第三十条 国务院卫生行政主管部门对新发现的突发传染病，根据危害程度、流行强度，依照《中华人民共和国传染病防治法》的规定及时宣布为法定传染病；宣布为甲类传染病的，由国务院决定。

第三十一条 应急预案启动前，县级以上各级人民政府有关部门应当根据突发事件的实际情况，做好应急处理准备，采取必要的应急措施。

应急预案启动后，突发事件发生地的人民政府有关部门，应当根据预案规定的职责要求，服从突发事件应急处理指挥部的统一指挥，立即到达规定岗位，采取有关的控制措施。

医疗卫生机构、监测机构和科学研究机构，应当服从突发事件应急处理指挥部的统一指挥，相互配合、协作，集中力量开展相关的科学研究工作。

第三十二条 突发事件发生后，国务院有关部门和县级以上地方人民政府及其有关部门，应当保证突发事件应急处理所需的医疗救护设备、救治药品、医疗器械等物资的生产、供应；铁路、交通、民用航空行政主管部门应当保证及时运送。

第三十三条 根据突发事件应急处理的需要，突发事件应急处理指挥部有权紧急调集人员、储备的物资、交通工具以及相关设施、设备；必要时，对人员进行疏散或者隔离，并可以依法对传染病疫区实行封锁。

第三十四条 突发事件应急处理指挥部根据突发事件应急处理的需要，可以对食物和水源采取控制措施。

县级以上地方人民政府卫生行政主管部门应当对突发事件现场等采取控制措施，宣传突发事件防治知识，及时对易受感染的人群和其他易受损害的人群采取应急接种、预防性投药、群体防护等措施。

第三十五条 参加突发事件应急处理的工作人员，应当按照预案的规定，采取卫生防护措施，并在专业人员的指导下进行工作。

第三十六条 国务院卫生行政主管部门或者其他有关部门指定的专业技术机构，有权进入突发事件现场进行调查、采样、技术分析和检验，对地方突发事件的应急处理工作进行技术指导，有关单位和个人应当予以配合；任何单位和个人不得以任何理由予以拒绝。

第三十七条 对新发现的突发传染病、不明原因的群体性疾病、重大食物和职业中毒事件，国务院卫生行政主管部门应当尽快组织力量制定相关的技术标准、规范和控制措施。

第三十八条 交通工具上发现根据国务院卫生行政主管部门的规定需要采取应急控制措施的传染病病人、疑似传染病病人，其负责人应当以最快的方式通知前方停靠点，并向交通工具的营运单位报告。交通工具的前方停靠点和营运单位应当立即向交通工具营运单位行政主管部门和县级以上地方人民政府卫生行政主管部门报告。卫生行政主管部门接到报告后，应当立即组织有关人员采取相应的医学处置措施。

交通工具上的传染病病人密切接触者，由交通工具停靠点的县级以上各级人民政府卫生行政主管部门或者铁路、交通、民用航空行政主管部门，根据各自的职责，依照传染病防治法律、行政法规的规定，采取控制措施。

涉及国境口岸和入出境的人员、交通工具、货物、集装箱、行李、邮包等需要采取传染病应急控制措施的，依照国境卫生检疫法律、行政法规的规定办理。

第三十九条 医疗卫生机构应当对因突发事件致病的人员提供医疗救护和现场救援，对就诊病人必须接诊治疗，并书写详细、完整的病历记录；对需要转送的病人，应当按照规定将病人及其病历记录的复印件转送至接诊的或者指定的医疗机构。

医疗卫生机构内应当采取卫生防护措施，防止交叉感染和污染。

医疗卫生机构应当对传染病病人密切接触者采取医学观察措施，传染病病人密切接触者应当予以配合。

医疗机构收治传染病病人、疑似传染病病人，应当依法报告所在地的疾病预防控制机构。接到报告的疾病预防控制机构应当立即对可能受到危害的人员进行调查，根据需要采取必要的控制措施。

第四十条　传染病暴发、流行时，街道、乡镇以及居民委员会、村民委员会应当组织力量，团结协作，群防群治，协助卫生行政主管部门和其他有关部门、医疗卫生机构做好疫情信息的收集和报告、人员的分散隔离、公共卫生措施的落实工作，向居民、村民宣传传染病防治的相关知识。

第四十一条　对传染病暴发、流行区域内流动人口，突发事件发生地的县级以上地方人民政府应当做好预防工作，落实有关卫生控制措施；对传染病病人和疑似传染病病人，应当采取就地隔离、就地观察、就地治疗的措施。对需要治疗和转诊的，应当依照本条例第三十九条第一款的规定执行。

第四十二条　有关部门、医疗卫生机构应当对传染病做到早发现、早报告、早隔离、早治疗，切断传播途径，防止扩散。

第四十三条　县级以上各级人民政府应当提供必要资金，保障因突发事件致病、致残的人员得到及时、有效的救治。具体办法由国务院财政部门、卫生行政主管部门和劳动保障行政主管部门制定。

第四十四条　在突发事件中需要接受隔离治疗、医学观察措施的病人、疑似病人和传染病病人密切接触者在卫生行政主管部门或者有关机构采取医学措施时应当予以配合；拒绝配合的，由公安机关依法协助强制执行。

第五章　法律责任

第四十五条　县级以上地方人民政府及其卫生行政主管部门未依照本条例的规定履行报告职责，对突发事件隐瞒、缓报、谎报或者授意他人隐瞒、缓报、谎报的，对政府主要领导人及其卫生行政主管部门主要负责人，依法给予降级或者撤职的行政处分；造成传染病传播、流行或者对社会公众健康造成其他严重危害后果的，依法给予开除的行政处分；构成犯罪的，依法追究刑事责任。

第四十六条　国务院有关部门、县级以上地方人民政府及其有关部门未依照本条例的规定，完成突发事件应急处理所需要的设施、设备、药品和医疗器械等物资的生产、供应、运输和储备的，对政府主要领导人和政府部门主要负责人依法给予降级或者撤职的行政处分；造成传染病传播、流行或者对社会公众健康造成其他严重危害后果的，依法给予开除的行政处分；构成犯罪的，依法追究刑事责任。

第四十七条　突发事件发生后，县级以上地方人民政府及其有关部门对上级人民政府有关部门的调查不予配合，或者采取其他方式阻碍、干涉调查的，对政府主要领导人和政府部门主要负责人依法给予降级或者撤职的行政处分；构成犯罪的，依法追究刑事责任。

第四十八条　县级以上各级人民政府卫生行政主管部门和其他有关部门在突发事件调查、控制、医疗救治工作中玩忽职守、失职、渎职的，由本级人民政府或者上级人民政府有关部门责令改正、通报批评、给予警告；对主要负责人、负有责任的主管人员和其他责任人员依法给予降级、撤职的行政处分；造成传染病传播、流行或者对社会公众健康造成其他严重危害后果的，依法给予开除的行政处分；构成犯罪的，依法追究刑事责任。

第四十九条　县级以上各级人民政府有关部门拒不履行应急处理职责的，由同级人民政府或者上级人民政府有关部门责令改正、通报批评、给予警告；对主要负责人、负有责任的主管人员和其他责任人员依法给予降级、撤职的行政处分；造成传染病传播、流行或者对社会公众健康造成其他严重危害后果的，依法给予开除的行政处分；构成犯罪的，依法追究刑事责任。

第五十条　医疗卫生机构有下列行为之一的，由卫生行政主管部门责令改正、通报批评、给予警告；情节严重的，吊销《医疗机构执业许可证》；对主要负责人、负有责任的主管人员和其他直接责任人员依法给予降级或者撤职的纪律处分；造成传染病传播、流行或者对社会公众健康造成其他严重危害后果，构成犯罪的，依法追究刑事责任：

（一）未依照本条例的规定履行报告职责，隐瞒、缓报或者谎报的；

（二）未依照本条例的规定及时采取控制措施的；

（三）未依照本条例的规定履行突发事件监测职责的；

（四）拒绝接诊病人的；

（五）拒不服从突发事件应急处理指挥部调度的。

第五十一条　在突发事件应急处理工作中，有关单位和个人未依照本条例的规定履行报告职责，隐瞒、缓报或者谎报，阻碍突发事件应急处理工作人员执行职务，拒绝国务院卫生行政主管部门或者其他有关部门指定的专业技术机构进入突发事件现场，或者不配合调查、采样、技术分析和检验的，对有关责任人员依法给予行政处分或者纪律处分；触犯《中华人民共和国治安管理处罚条例》，构成违反治安管理行为的，由公安机关依法予以处罚；构成犯罪的，依法追究刑事责任。

第五十二条　在突发事件发生期间，散布谣言、哄抬物价、欺骗消费者，扰乱社会秩序、市场秩序的，由公安机关或者工商行政管理部门依法给予行政处罚；构成犯罪的，依法追究刑事责任。

第六章　附　则

第五十三条　中国人民解放军、武装警察部队医疗卫生机构参与突发事件应急处理的，依照本条例的规定和军队的相关规定执行。

第五十四条　本条例自公布之日起施行。

艾滋病防治条例

（2006 年 1 月 18 日国务院第 122 次常务会议通过，
2006 年 1 月 29 日公布，自 2006 年 3 月 1 日起施行）

第一章 总 则

第一条 为了预防、控制艾滋病的发生与流行，保障人体健康和公共卫生，根据传染病防治法，制定本条例。

第二条 艾滋病防治工作坚持预防为主、防治结合的方针，建立政府组织领导、部门各负其责、全社会共同参与的机制，加强宣传教育，采取行为干预和关怀救助等措施，实行综合防治。

第三条 任何单位和个人不得歧视艾滋病病毒感染者、艾滋病病人及其家属。艾滋病病毒感染者、艾滋病病人及其家属享有的婚姻、就业、就医、入学等合法权益受法律保护。

第四条 县级以上人民政府统一领导艾滋病防治工作，建立健全艾滋病防治工作协调机制和工作责任制，对有关部门承担的艾滋病防治工作进行考核、监督。

县级以上人民政府有关部门按照职责分工负责艾滋病防治及其监督管理工作。

第五条 国务院卫生主管部门会同国务院其他有关部门制定国家艾滋病防治规划；县级以上地方人民政府依照本条例规定和国家艾滋病防治规划，制定并组织实施本行政区域的艾滋病防治行动计划。

第六条 国家鼓励和支持工会、共产主义青年团、妇女联合会、红十字会等团体协助各级人民政府开展艾滋病防治工作。

居民委员会和村民委员会应当协助地方各级人民政府和政府有关部门开展有关艾滋病防治的法律、法规、政策和知识的宣传教育，发展有关艾滋病防治的公益事业，做好艾滋病防治工作。

第七条 各级人民政府和政府有关部门应当采取措施，鼓励和支持有关组织和个人依照本条例规定以及国家艾滋病防治规划和艾滋病防治行动计划的要求，参与艾滋病防治工作，对艾滋病防治工作提供捐赠，对有易感染艾滋病病毒危险行为的人群进行行为干预，对艾滋病病毒感染者、艾滋病病人及其家属提供关怀和救助。

第八条 国家鼓励和支持开展与艾滋病预防、诊断、治疗等有关的科学研究，提高艾滋病防治的科学技术水平；鼓励和支持开展传统医药以及传统医药与现代医药相结合防治艾滋病的临床治疗与研究。

国家鼓励和支持开展艾滋病防治工作的国际合作与交流。

第九条 县级以上人民政府和政府有关部门对在艾滋病防治工作中做出显著成绩和贡献的单位和个人，给予表彰和奖励。

对因参与艾滋病防治工作或者因执行公务感染艾滋病病毒，以及因此致病、丧失劳动能力或者死亡的人员，按照有关规定给予补助、抚恤。

第二章　宣传教育

第十条 地方各级人民政府和政府有关部门应当组织开展艾滋病防治以及关怀和不歧视艾滋病病毒感染者、艾滋病病人及其家属的宣传教育，提倡健康文明的生活方式，营造良好的艾滋病防治的社会环境。

第十一条 地方各级人民政府和政府有关部门应当在车站、码头、机场、公园等公共场所以及旅客列车和从事旅客运输的船舶等公共交通工具显著位置，设置固定的艾滋病防治广告牌或者张贴艾滋病防治公益广告，组织发放艾滋病防治宣传材料。

第十二条 县级以上人民政府卫生主管部门应当加强艾滋病防治的宣传教育工作，对有关部门、组织和个人开展艾滋病防治的宣传教育工作提供技术支持。

医疗卫生机构应当组织工作人员学习有关艾滋病防治的法律、法规、政策和知识；医务人员在开展艾滋病、性病等相关疾病咨询、诊断和治疗过程中，应当对就诊者进行艾滋病防治的宣传教育。

第十三条 县级以上人民政府教育主管部门应当指导、督促高等院校、中等职业学校和普通中学将艾滋病防治知识纳入有关课程，开展有关课外教育活动。

高等院校、中等职业学校和普通中学应当组织学生学习艾滋病防治知识。

第十四条 县级以上人民政府人口和计划生育主管部门应当利用计划生育宣传和技术服务网络，组织开展艾滋病防治的宣传教育。

计划生育技术服务机构向育龄人群提供计划生育技术服务和生殖健康服务时，应当开展艾滋病防治的宣传教育。

第十五条 县级以上人民政府有关部门和从事劳务中介服务的机构，应当对进城务工人员加强艾滋病防治的宣传教育。

第十六条 出入境检验检疫机构应当在出入境口岸加强艾滋病防治的宣传教育工作，对出入境人员有针对性地提供艾滋病防治咨询和指导。

第十七条 国家鼓励和支持妇女联合会、红十字会开展艾滋病防治的宣传教育，将艾滋病防治的宣传教育纳入妇女儿童工作内容，提高妇女预防艾滋病的意识和能力，组织红十字会会员和红十字会志愿者开展艾滋病防治的宣传教育。

第十八条 地方各级人民政府和政府有关部门应当采取措施，鼓励和支持有关组织和个人对有易感染艾滋病病毒危险行为的人群开展艾滋病防治的咨询、指导和宣传教育。

第十九条 广播、电视、报刊、互联网等新闻媒体应当开展艾滋病防治的公益宣传。

第二十条 机关、团体、企业事业单位、个体经济组织应当组织本单位从业人员学习有关艾滋病防治的法律、法规、政策和知识，支持本单位从业人员参与艾滋病防治的宣传教育活动。

第二十一条 县级以上地方人民政府应当在医疗卫生机构开通艾滋病防治咨询服务电话，向公众提供艾滋病防治咨询服务和指导。

第三章 预防与控制

第二十二条 国家建立健全艾滋病监测网络。

国务院卫生主管部门制定国家艾滋病监测规划和方案。省、自治区、直辖市人民政府卫生主管部门根据国家艾滋病监测规划和方案，制定本行政区域的艾滋病监测计划和工作方案，组织开展艾滋病监测和专题调查，掌握艾滋病疫情变化情况和流行趋势。

疾病预防控制机构负责对艾滋病发生、流行以及影响其发生、流行的因素开展监测活动。

出入境检验检疫机构负责对出入境人员进行艾滋病监测，并将监测结果及时向卫生主管部门报告。

第二十三条 国家实行艾滋病自愿咨询和自愿检测制度。

县级以上地方人民政府卫生主管部门指定的医疗卫生机构，应当按照国务院卫生主管部门会同国务院其他有关部门制定的艾滋病自愿咨询和检测办法，为自愿接受艾滋病咨询、检测的人员免费提供咨询和初筛检测。

第二十四条 国务院卫生主管部门会同国务院其他有关部门根据预防、控制艾滋病的需要，可以规定应当进行艾滋病检测的情形。

第二十五条 省级以上人民政府卫生主管部门根据医疗卫生机构布局和艾滋病流行情况，按照国家有关规定确定承担艾滋病检测工作的实验室。

国家出入境检验检疫机构按照国务院卫生主管部门规定的标准和规范，确定承担出入境人员艾滋病检测工作的实验室。

第二十六条 县级以上地方人民政府和政府有关部门应当依照本条例规定，根据本行政区域艾滋病的流行情况，制定措施，鼓励和支持居民委员会、村民委员会以及其他有关组织和个人推广预防艾滋病的行为干预措施，帮助有易感染艾滋病病毒危险行为的人群改变行为。

有关组织和个人对有易感染艾滋病病毒危险行为的人群实施行为干预措施，应当符合本条例的规定以及国家艾滋病防治规划和艾滋病防治行动计划的要求。

第二十七条 县级以上人民政府应当建立艾滋病防治工作与禁毒工作的协调机制，组织有关部门落实针对吸毒人群的艾滋病防治措施。

省、自治区、直辖市人民政府卫生、公安和药品监督管理部门应当互相配合，根据本行政区域艾滋病流行和吸毒者的情况，积极稳妥地开展对吸毒成瘾者的药物维持治疗工作，并有计划地实施其他干预措施。

第二十八条 县级以上人民政府卫生、人口和计划生育、工商、药品监督管理、质量监督检验检疫、广播电影电视等部门应当组织推广使用安全套，建立和完善安全套供应网络。

第二十九条 省、自治区、直辖市人民政府确定的公共场所的经营者应当在公共场所内放置安全套或者设置安全套发售设施。

第三十条 公共场所的服务人员应当依照《公共场所卫生管理条例》的规定，定期进行相关健康检查，取得健康合格证明；经营者应当查验其健康合格证明，不得允许未取得健康合格证明的人员从事服务工作。

第三十一条 公安、司法行政机关对被依法逮捕、拘留和在监狱中执行刑罚以及被依法收容教育、强制戒毒和劳动教养的艾滋病病毒感染者和艾滋病病人，应当采取相应的防治措施，防止艾滋病传播。

对公安、司法行政机关依照前款规定采取的防治措施，县级以上地方人民政府应当给予经费保障，疾病预防控制机构应当予以技术指导和配合。

第三十二条 对卫生技术人员和在执行公务中可能感染艾滋病病毒的人员，县级以上人民政府卫生主管部门和其他有关部门应当组织开展艾滋病防治知识和专业技能的培训，有关单位应当采取有效的卫生防护措施和医疗保健措施。

第三十三条 医疗卫生机构和出入境检验检疫机构应当按照国务院卫生主管部门的规定，遵守标准防护原则，严格执行操作规程和消毒管理制度，防止发生艾滋病医院感染和医源性感染。

第三十四条 疾病预防控制机构应当按照属地管理的原则，对艾滋病病毒感染者和艾滋病病人进行医学随访。

第三十五条 血站、单采血浆站应当对采集的人体血液、血浆进行艾滋病检测；不得向医疗机构和血液制品生产单位供应未经艾滋病检测或者艾滋病检测阳性的人体血液、血浆。

血液制品生产单位应当在原料血浆投料生产前对每一份血浆进行艾滋病检测；未经艾滋病检测或者艾滋病检测阳性的血浆，不得作为原料血浆投料生产。

医疗机构应当对因应急用血而临时采集的血液进行艾滋病检测，对临床用血艾滋病检测结果进行核查；对未经艾滋病检测、核查或者艾滋病检测阳性的血液，不得采集或者使用。

第三十六条 采集或者使用人体组织、器官、细胞、骨髓等的，应当进行艾滋病检测；未经艾滋病检测或者艾滋病检测阳性的，不得采集或者使用。但是，用于艾滋病防治科研、教学的除外。

第三十七条 进口人体血液、血浆、组织、器官、细胞、骨髓等，应当经国务院卫生主管部门批准；进口人体血液制品，应当依照药品管理法的规定，经国务院药品监督管理部门批准，取得进口药品注册证书。

经国务院卫生主管部门批准进口的人体血液、血浆、组织、器官、细胞、骨髓等，应当依照国境卫生检疫法律、行政法规的有关规定，接受出入境检验检疫机构的检疫。未经检疫或者检疫不合格的，不得进口。

第三十八条 艾滋病病毒感染者和艾滋病病人应当履行下列义务：

（一）接受疾病预防控制机构或者出入境检验检疫机构的流行病学调查和指导；

（二）将感染或者发病的事实及时告知与其有性关系者；

（三）就医时，将感染或者发病的事实如实告知接诊医生；

（四）采取必要的防护措施，防止感染他人。

艾滋病病毒感染者和艾滋病病人不得以任何方式故意传播艾滋病。

第三十九条　疾病预防控制机构和出入境检验检疫机构进行艾滋病流行病学调查时，被调查单位和个人应当如实提供有关情况。

未经本人或者其监护人同意，任何单位或者个人不得公开艾滋病病毒感染者、艾滋病病人及其家属的姓名、住址、工作单位、肖像、病史资料以及其他可能推断出其具体身份的信息。

第四十条　县级以上人民政府卫生主管部门和出入境检验检疫机构可以封存有证据证明可能被艾滋病病毒污染的物品，并予以检验或者进行消毒。经检验，属于被艾滋病病毒污染的物品，应当进行卫生处理或者予以销毁；对未被艾滋病病毒污染的物品或者经消毒后可以使用的物品，应当及时解除封存。

第四章　治疗与救助

第四十一条　医疗机构应当为艾滋病病毒感染者和艾滋病病人提供艾滋病防治咨询、诊断和治疗服务。

医疗机构不得因就诊的病人是艾滋病病毒感染者或者艾滋病病人，推诿或者拒绝对其其他疾病进行治疗。

第四十二条　对确诊的艾滋病病毒感染者和艾滋病病人，医疗卫生机构的工作人员应当将其感染或者发病的事实告知本人；本人为无行为能力人或者限制行为能力人的，应当告知其监护人。

第四十三条　医疗卫生机构应当按照国务院卫生主管部门制定的预防艾滋病母婴传播技术指导方案的规定，对孕产妇提供艾滋病防治咨询和检测，对感染艾滋病病毒的孕产妇及其婴儿，提供预防艾滋病母婴传播的咨询、产前指导、阻断、治疗、产后访视、婴儿随访和检测等服务。

第四十四条　县级以上人民政府应当采取下列艾滋病防治关怀、救助措施：

（一）向农村艾滋病病人和城镇经济困难的艾滋病病人免费提供抗艾滋病病毒治疗药品；

（二）对农村和城镇经济困难的艾滋病病毒感染者、艾滋病病人适当减免抗机会性感染治疗药品的费用；

（三）向接受艾滋病咨询、检测的人员免费提供咨询和初筛检测；

（四）向感染艾滋病病毒的孕产妇免费提供预防艾滋病母婴传播的治疗和咨询。

第四十五条　生活困难的艾滋病病人遗留的孤儿和感染艾滋病病毒的未成年人接受义务教育的，应当免收杂费、书本费；接受学前教育和高中阶段教育的，应当减免学费等相关费用。

第四十六条　县级以上地方人民政府应当对生活困难并符合社会救助条件的艾滋病病毒感染者、艾滋病病人及其家属给予生活救助。

第四十七条　县级以上地方人民政府有关部门应当创造条件，扶持有劳动能力的艾滋病病毒感染者和艾滋病病人，从事力所能及的生产和工作。

第五章　保障措施

第四十八条　县级以上人民政府应当将艾滋病防治工作纳入国民经济和社会发展规划，加强和完善艾滋病预防、检测、控制、治疗和救助服务网络的建设，建立健全艾滋病防治专业队伍。

各级人民政府应当根据艾滋病防治工作需要，将艾滋病防治经费列入本级财政预算。

第四十九条　县级以上地方人民政府按照本级政府的职责，负责艾滋病预防、控制、监督工作所需经费。

国务院卫生主管部门会同国务院其他有关部门，根据艾滋病流行趋势，确定全国与艾滋病防治相关的宣传、培训、监测、检测、流行病学调查、医疗救治、应急处置以及监督检查等项目。中央财政对在艾滋病流行严重地区和贫困地区实施的艾滋病防治重大项目给予补助。

省、自治区、直辖市人民政府根据本行政区域的艾滋病防治工作需要和艾滋病流行趋势，确定与艾滋病防治相关的项目，并保障项目的实施经费。

第五十条　县级以上人民政府应当根据艾滋病防治工作需要和艾滋病流行趋势，储备抗艾滋病病毒治疗药品、检测试剂和其他物资。

第五十一条　地方各级人民政府应当制定扶持措施，对有关组织和个人开展艾滋病防治活动提供必要的资金支持和便利条件。有关组织和个人参与艾滋病防治公益事业，依法享受税收优惠。

第六章　法律责任

第五十二条　地方各级人民政府未依照本条例规定履行组织、领导、保障艾滋病防治工作职责，或者未采取艾滋病防治和救助措施的，由上级人民政府责令改正，通报批评；造成艾滋病传播、流行或者其他严重后果的，对负有责任的主管人员依法给予行政处分；构成犯罪的，依法追究刑事责任。

第五十三条　县级以上人民政府卫生主管部门违反本条例规定，有下列情形之一的，由本级人民政府或者上级人民政府卫生主管部门责令改正，通报批评；造成艾滋病传播、流行或者其他严重后果的，对负有责任的主管人员和其他直接责任人员依法给予行政处分；构成犯罪的，依法追究刑事责任：

（一）未履行艾滋病防治宣传教育职责的；

（二）对有证据证明可能被艾滋病病毒污染的物品，未采取控制措施的；

（三）其他有关失职、渎职行为。

出入境检验检疫机构有前款规定情形的，由其上级主管部门依照本条规定予以处罚。

第五十四条 县级以上人民政府有关部门未依照本条例规定履行宣传教育、预防控制职责的，由本级人民政府或者上级人民政府有关部门责令改正，通报批评；造成艾滋病传播、流行或者其他严重后果的，对负有责任的主管人员和其他直接责任人员依法给予行政处分；构成犯罪的，依法追究刑事责任。

第五十五条 医疗卫生机构未依照本条例规定履行职责，有下列情形之一的，由县级以上人民政府卫生主管部门责令限期改正，通报批评，给予警告；造成艾滋病传播、流行或者其他严重后果的，对负有责任的主管人员和其他直接责任人员依法给予降级、撤职、开除的处分，并可以依法吊销有关机构或者责任人员的执业许可证件；构成犯罪的，依法追究刑事责任：

（一）未履行艾滋病监测职责的；

（二）未按照规定免费提供咨询和初筛检测的；

（三）对临时应急采集的血液未进行艾滋病检测，对临床用血艾滋病检测结果未进行核查，或者将艾滋病检测阳性的血液用于临床的；

（四）未遵守标准防护原则，或者未执行操作规程和消毒管理制度，发生艾滋病医院感染或者医源性感染的；

（五）未采取有效的卫生防护措施和医疗保健措施的；

（六）推诿、拒绝治疗艾滋病病毒感染者或者艾滋病病人的其他疾病，或者对艾滋病病毒感染者、艾滋病病人未提供咨询、诊断和治疗服务的；

（七）未对艾滋病病毒感染者或者艾滋病病人进行医学随访的；

（八）未按照规定对感染艾滋病病毒的孕产妇及其婴儿提供预防艾滋病母婴传播技术指导的。

出入境检验检疫机构有前款第（一）项、第（四）项、第（五）项规定情形的，由其上级主管部门依照前款规定予以处罚。

第五十六条 医疗卫生机构违反本条例第三十九条第二款规定，公开艾滋病病毒感染者、艾滋病病人或者其家属的信息的，依照传染病防治法的规定予以处罚。

出入境检验检疫机构、计划生育技术服务机构或者其他单位、个人违反本条例第三十九条第二款规定，公开艾滋病病毒感染者、艾滋病病人或者其家属的信息的，由其上级主管部门责令改正，通报批评，给予警告，对负有责任的主管人员和其他直接责任人员依法给予处分；情节严重的，由原发证部门吊销有关机构或者责任人员的执业许可证件。

第五十七条 血站、单采血浆站违反本条例规定，有下列情形之一，构成犯罪的，依法追究刑事责任；尚不构成犯罪的，由县级以上人民政府卫生主管部门依照献血法和《血液制品管理条例》的规定予以处罚；造成艾滋病传播、流行或者其他严重后果的，对负有责任的主管人员和其他直接责任人员依法给予降级、撤职、开除的处分，并可以依法吊销血站、单采血浆站的执业许可证：

（一）对采集的人体血液、血浆未进行艾滋病检测，或者发现艾滋病检测阳性的人体血液、血浆仍然采集的；

（二）将未经艾滋病检测的人体血液、血浆，或者艾滋病检测阳性的人体血液、血浆供应给医疗机构和血液制品生产单位的。

第五十八条 违反本条例第三十六条规定采集或者使用人体组织、器官、细胞、骨髓等的，由县级人民政府卫生主管部门责令改正，通报批评，给予警告；情节严重的，责令停业整顿，有执业许可证件的，由原发证部门暂扣或者吊销其执业许可证件。

第五十九条 未经国务院卫生主管部门批准进口的人体血液、血浆、组织、器官、细胞、骨髓等，进口口岸出入境检验检疫机构应当禁止入境或者监督销毁。提供、使用未经出入境检验检疫机构检疫的进口人体血液、血浆、组织、器官、细胞、骨髓等的，由县级以上人民政府卫生主管部门没收违法物品以及违法所得，并处违法物品货值金额 3 倍以上 5 倍以下的罚款；对负有责任的主管人员和其他直接责任人员由其所在单位或者上级主管部门依法给予处分。

未经国务院药品监督管理部门批准，进口血液制品的，依照药品管理法的规定予以处罚。

第六十条 血站、单采血浆站、医疗卫生机构和血液制品生产单位违反法律、行政法规的规定，造成他人感染艾滋病病毒的，应当依法承担民事赔偿责任。

第六十一条 公共场所的经营者未查验服务人员的健康合格证明或者允许未取得健康合格证明的人员从事服务工作，省、自治区、直辖市人民政府确定的公共场所的经营者未在公共场所内放置安全套或者设置安全套发售设施的，由县级以上人民政府卫生主管部门责令限期改正，给予警告，可以并处 500 元以上 5000 元以下的罚款；逾期不改正的，责令停业整顿；情节严重的，由原发证部门依法吊销其执业许可证件。

第六十二条 艾滋病病毒感染者或者艾滋病病人故意传播艾滋病的，依法承担民事赔偿责任；构成犯罪的，依法追究刑事责任。

第七章 附 则

第六十三条 本条例下列用语的含义：

艾滋病，是指人类免疫缺陷病毒（艾滋病病毒）引起的获得性免疫缺陷综合征。

对吸毒成瘾者的药物维持治疗，是指在批准开办戒毒治疗业务的医疗卫生机构中，选用合适的药物，对吸毒成瘾者进行维持治疗，以减轻对毒品的依赖，减少注射吸毒引起艾滋病病毒的感染和扩散，减少毒品成瘾引起的疾病、死亡和引发的犯罪。

标准防护原则，是指医务人员将所有病人的血液、其他体液以及被血液、其他体液污染的物品均视为具有传染性的病原物质，医务人员在接触这些物质时，必须采取防护措施。

有易感染艾滋病病毒危险行为的人群，是指有卖淫、嫖娼、多性伴、男性同性性行为、注射吸毒等危险行为的人群。

艾滋病监测，是指连续、系统地收集各类人群中艾滋病（或者艾滋病病毒感染）及其相关因素的分布资料，对这些资料综合分析，为有关部门制定预防控制策略和措施提供及时可靠的信息和依据，并对预防控制措施进行效果评价。

艾滋病检测，是指采用实验室方法对人体血液、其他体液、组织器官、血液衍生物等进行艾滋病病毒、艾滋病病毒抗体及相关免疫指标检测，包括监测、检验检疫、自愿咨询检测、临床诊断、血液及血液制品筛查工作中的艾滋病检测。

　　行为干预措施，是指能够有效减少艾滋病传播的各种措施，包括：针对经注射吸毒传播艾滋病的美沙酮维持治疗等措施；针对经性传播艾滋病的安全套推广使用措施，以及规范、方便的性病诊疗措施；针对母婴传播艾滋病的抗病毒药物预防和人工代乳品喂养等措施；早期发现感染者和有助于危险行为改变的自愿咨询检测措施；健康教育措施；提高个人规范意识以及减少危险行为的针对性同伴教育措施。

　　第六十四条　本条例自 2006 年 3 月 1 日起施行。1987 年 12 月 26 日经国务院批准，1988 年 1 月 14 日由卫生部、外交部、公安部、原国家教育委员会、国家旅游局、原中国民用航空局、国家外国专家局发布的《艾滋病监测管理的若干规定》同时废止。

人体器官移植条例

（2007 年 3 月 21 日国务院第 171 次常务会议通过，
2007 年 3 月 31 日公布，自 2007 年 5 月 1 日起施行）

第一章　总　则

第一条　为了规范人体器官移植，保证医疗质量，保障人体健康，维护公民的合法权益，制定本条例。

第二条　在中华人民共和国境内从事人体器官移植，适用本条例；从事人体细胞和角膜、骨髓等人体组织移植，不适用本条例。

本条例所称人体器官移植，是指摘取人体器官捐献人具有特定功能的心脏、肺脏、肝脏、肾脏或者胰腺等器官的全部或者部分，将其植入接受人身体以代替其病损器官的过程。

第三条　任何组织或者个人不得以任何形式买卖人体器官，不得从事与买卖人体器官有关的活动。

第四条　国务院卫生主管部门负责全国人体器官移植的监督管理工作。县级以上地方人民政府卫生主管部门负责本行政区域人体器官移植的监督管理工作。

各级红十字会依法参与人体器官捐献的宣传等工作。

第五条　任何组织或者个人对违反本条例规定的行为，有权向卫生主管部门和其他有关部门举报；对卫生主管部门和其他有关部门未依法履行监督管理职责的行为，有权向本级人民政府、上级人民政府有关部门举报。接到举报的人民政府、卫生主管部门和其他有关部门对举报应当及时核实、处理，并将处理结果向举报人通报。

第六条　国家通过建立人体器官移植工作体系，开展人体器官捐献的宣传、推动工作，确定人体器官移植预约者名单，组织协调人体器官的使用。

第二章　人体器官的捐献

第七条　人体器官捐献应当遵循自愿、无偿的原则。

公民享有捐献或者不捐献其人体器官的权利；任何组织或者个人不得强迫、欺骗或者利诱他人捐献人体器官。

第八条　捐献人体器官的公民应当具有完全民事行为能力。公民捐献其人体器官应当有书面形式的捐献意愿，对已经表示捐献其人体器官的意愿，有权予以撤销。

公民生前表示不同意捐献其人体器官的，任何组织或者个人不得捐献、摘取该公民的人体器官；公民生前未表示不同意捐献其人体器官的，该公民死亡后，其配偶、成年子女、父母可以以书面形式共同表示同意捐献该公民人体器官的意愿。

第九条　任何组织或者个人不得摘取未满 18 周岁公民的活体器官用于移植。

第十条　活体器官的接受人限于活体器官捐献人的配偶、直系血亲或者三代以内旁系血亲，或者有证据证明与活体器官捐献人存在因帮扶等形成亲情关系的人员。

第三章　人体器官的移植

第十一条　医疗机构从事人体器官移植，应当依照《医疗机构管理条例》的规定，向所在地省、自治区、直辖市人民政府卫生主管部门申请办理人体器官移植诊疗科目登记。

医疗机构从事人体器官移植，应当具备下列条件：

（一）有与从事人体器官移植相适应的执业医师和其他医务人员；

（二）有满足人体器官移植所需要的设备、设施；

（三）有由医学、法学、伦理学等方面专家组成的人体器官移植技术临床应用与伦理委员会，该委员会中从事人体器官移植的医学专家不超过委员人数的 1/4；

（四）有完善的人体器官移植质量监控等管理制度。

第十二条　省、自治区、直辖市人民政府卫生主管部门进行人体器官移植诊疗科目登记，除依据本条例第十一条规定的条件外，还应当考虑本行政区域人体器官移植的医疗需求和合法的人体器官来源情况。

省、自治区、直辖市人民政府卫生主管部门应当及时公布已经办理人体器官移植诊疗科目登记的医疗机构名单。

第十三条　已经办理人体器官移植诊疗科目登记的医疗机构不再具备本条例第十一条规定条件的，应当停止从事人体器官移植，并向原登记部门报告。原登记部门应当自收到报告之日起 2 日内注销该医疗机构的人体器官移植诊疗科目登记，并予以公布。

第十四条　省级以上人民政府卫生主管部门应当定期组织专家根据人体器官移植手术成功率、植入的人体器官和术后患者的长期存活率，对医疗机构的人体器官移植临床应用能力进行评估，并及时公布评估结果；对评估不合格的，由原登记部门撤销人体器官移植诊疗科目登记。具体办法由国务院卫生主管部门制订。

第十五条　医疗机构及其医务人员从事人体器官移植，应当遵守伦理原则和人体器官移植技术管理规范。

第十六条　实施人体器官移植手术的医疗机构及其医务人员应当对人体器官捐献人进行医学检查，对接受人因人体器官移植感染疾病的风险进行评估，并采取措施，降低风险。

第十七条　在摘取活体器官前或者尸体器官捐献人死亡前，负责人体器官移植的执业医师应当向所在医疗机构的人体器官移植技术临床应用与伦理委员会提出摘取人体器官审查申请。

人体器官移植技术临床应用与伦理委员会不同意摘取人体器官的，医疗机构不得做出摘取人体器官的决定，医务人员不得摘取人体器官。

第十八条 人体器官移植技术临床应用与伦理委员会收到摘取人体器官审查申请后，应当对下列事项进行审查，并出具同意或者不同意的书面意见：

（一）人体器官捐献人的捐献意愿是否真实；

（二）有无买卖或者变相买卖人体器官的情形；

（三）人体器官的配型和接受人的适应症是否符合伦理原则和人体器官移植技术管理规范。

经2/3以上委员同意，人体器官移植技术临床应用与伦理委员会方可出具同意摘取人体器官的书面意见。

第十九条 从事人体器官移植的医疗机构及其医务人员摘取活体器官前，应当履行下列义务：

（一）向活体器官捐献人说明器官摘取手术的风险、术后注意事项、可能发生的并发症及其预防措施等，并与活体器官捐献人签署知情同意书；

（二）查验活体器官捐献人同意捐献其器官的书面意愿、活体器官捐献人与接受人存在本条例第十条规定关系的证明材料；

（三）确认除摘取器官产生的直接后果外不会损害活体器官捐献人其他正常的生理功能。

从事人体器官移植的医疗机构应当保存活体器官捐献人的医学资料，并进行随访。

第二十条 摘取尸体器官，应当在依法判定尸体器官捐献人死亡后进行。从事人体器官移植的医务人员不得参与捐献人的死亡判定。

从事人体器官移植的医疗机构及其医务人员应当尊重死者的尊严；对摘取器官完毕的尸体，应当进行符合伦理原则的医学处理，除用于移植的器官以外，应当恢复尸体原貌。

第二十一条 从事人体器官移植的医疗机构实施人体器官移植手术，除向接受人收取下列费用外，不得收取或者变相收取所移植人体器官的费用：

（一）摘取和植入人体器官的手术费；

（二）保存和运送人体器官的费用；

（三）摘取、植入人体器官所发生的药费、检验费、医用耗材费。

前款规定费用的收取标准，依照有关法律、行政法规的规定确定并予以公布。

第二十二条 申请人体器官移植手术患者的排序，应当符合医疗需要，遵循公平、公正和公开的原则。具体办法由国务院卫生主管部门制订。

第二十三条 从事人体器官移植的医务人员应当对人体器官捐献人、接受人和申请人体器官移植手术的患者的个人资料保密。

第二十四条 从事人体器官移植的医疗机构应当定期将实施人体器官移植的情况向所在地省、自治区、直辖市人民政府卫生主管部门报告。具体办法由国务院卫生主管部门制订。

第四章 法律责任

第二十五条 违反本条例规定，有下列情形之一，构成犯罪的，依法追究刑事责任：

（一）未经公民本人同意摘取其活体器官的；

（二）公民生前表示不同意捐献其人体器官而摘取其尸体器官的；

（三）摘取未满18周岁公民的活体器官的。

第二十六条 违反本条例规定，买卖人体器官或者从事与买卖人体器官有关活动的，由设区的市级以上地方人民政府卫生主管部门依照职责分工没收违法所得，并处交易额8倍以上10倍以下的罚款；医疗机构参与上述活动的，还应当对负有责任的主管人员和其他直接责任人员依法给予处分，并由原登记部门撤销该医疗机构人体器官移植诊疗科目登记，该医疗机构3年内不得再申请人体器官移植诊疗科目登记；医务人员参与上述活动的，由原发证部门吊销其执业证书。

国家工作人员参与买卖人体器官或者从事与买卖人体器官有关活动的，由有关国家机关依据职权依法给予撤职、开除的处分。

第二十七条 医疗机构未办理人体器官移植诊疗科目登记，擅自从事人体器官移植的，依照《医疗机构管理条例》的规定予以处罚。

实施人体器官移植手术的医疗机构及其医务人员违反本条例规定，未对人体器官捐献人进行医学检查或者未采取措施，导致接受人因人体器官移植手术感染疾病的，依照《医疗事故处理条例》的规定予以处罚。

从事人体器官移植的医务人员违反本条例规定，泄露人体器官捐献人、接受人或者申请人体器官移植手术患者个人资料的，依照《执业医师法》或者国家有关护士管理的规定予以处罚。

违反本条例规定，给他人造成损害的，应当依法承担民事责任。

违反本条例第二十一条规定收取费用的，依照价格管理的法律、行政法规的规定予以处罚。

第二十八条 医务人员有下列情形之一的，依法给予处分；情节严重的，由县级以上地方人民政府卫生主管部门依照职责分工暂停其6个月以上1年以下执业活动；情节特别严重的，由原发证部门吊销其执业证书：

（一）未经人体器官移植技术临床应用与伦理委员会审查同意摘取人体器官的；

（二）摘取活体器官前未依照本条例第十九条的规定履行说明、查验、确认义务的；

（三）对摘取器官完毕的尸体未进行符合伦理原则的医学处理，恢复尸体原貌的。

第二十九条 医疗机构有下列情形之一的，对负有责任的主管人员和其他直接责任人员依法给予处分；情节严重的，由原登记部门撤销该医疗机构人体器官移植诊疗科目登记，该医疗机构3年内不得再申请人体器官移植诊疗科目登记：

（一）不再具备本条例第十一条规定条件，仍从事人体器官移植的；

（二）未经人体器官移植技术临床应用与伦理委员会审查同意，做出摘取人体器官的决定，或者胁迫医务人员违反本条例规定摘取人体器官的；

（三）有本条例第二十八条第（二）项、第（三）项列举的情形的。

医疗机构未定期将实施人体器官移植的情况向所在地省、自治区、直辖市人民政府卫生主管部门报告的，由所在地省、自治区、直辖市人民政府卫生主管部门责令限期改正；逾期不改正的，对负有责任的主管人员和其他直接责任人员依法给予处分。

第三十条 从事人体器官移植的医务人员参与尸体器官捐献人的死亡判定的，由县级以上地方人民政府卫生主管部门依照职责分工暂停其 6 个月以上 1 年以下执业活动；情节严重的，由原发证部门吊销其执业证书。

第三十一条 国家机关工作人员在人体器官移植监督管理工作中滥用职权、玩忽职守、徇私舞弊，构成犯罪的，依法追究刑事责任；尚不构成犯罪的，依法给予处分。

第五章 附 则

第三十二条 本条例自 2007 年 5 月 1 日起施行。

处方管理办法

（于 2006 年 11 月 27 日经卫生部部务会议讨论通过，
2007 年 2 月 14 日发布，自 2007 年 5 月 1 日起施行）

第一章　总　则

第一条　为规范处方管理，提高处方质量，促进合理用药，保障医疗安全，根据《执业医师法》、《药品管理法》、《医疗机构管理条例》、《麻醉药品和精神药品管理条例》等有关法律、法规，制定本办法。

第二条　本办法所称处方，是指由注册的执业医师和执业助理医师（以下简称医师）在诊疗活动中为患者开具的、由取得药学专业技术职务任职资格的药学专业技术人员（以下简称药师）审核、调配、核对，并作为患者用药凭证的医疗文书。处方包括医疗机构病区用药医嘱单。

本办法适用于与处方开具、调剂、保管相关的医疗机构及其人员。

第三条　卫生部负责全国处方开具、调剂、保管相关工作的监督管理。

县级以上地方卫生行政部门负责本行政区域内处方开具、调剂、保管相关工作的监督管理。

第四条　医师开具处方和药师调剂处方应当遵循安全、有效、经济的原则。

处方药应当凭医师处方销售、调剂和使用。

第二章　处方管理的一般规定

第五条　处方标准由卫生部统一规定，处方格式由省、自治区、直辖市卫生行政部门（以下简称省级卫生行政部门）统一制定，处方由医疗机构按照规定的标准和格式印制。

第六条　处方书写应当符合下列规则：

（一）患者一般情况、临床诊断填写清晰、完整，并与病历记载相一致。

（二）每张处方限于一名患者的用药。

（三）字迹清楚，不得涂改；如需修改，应当在修改处签名并注明修改日期。

（四）药品名称应当使用规范的中文名称书写，没有中文名称的可以使用规范的英文名称书写；医疗机构或者医师、药师不得自行编制药品缩写名称或者使用代号；书写药品名称、剂量、规格、用法、用量要准确规范，药品用法可用规范的中文、英文、拉丁文或者缩写体书写，但不得使用"遵医嘱"、"自用"等含糊不清字句。

（五）患者年龄应当填写实足年龄，新生儿、婴幼儿写日、月龄，必要时要注明体重。

（六）西药和中成药可以分别开具处方，也可以开具一张处方，中药饮片应当单独开具处方。

（七）开具西药、中成药处方，每一种药品应当另起一行，每张处方不得超过5种药品。

（八）中药饮片处方的书写，一般应当按照"君、臣、佐、使"的顺序排列；调剂、煎煮的特殊要求注明在药品右上方，并加括号，如布包、先煎、后下等；对饮片的产地、炮制有特殊要求的，应当在药品名称之前写明。

（九）药品用法用量应当按照药品说明书规定的常规用法用量使用，特殊情况需要超剂量使用时，应当注明原因并再次签名。

（十）除特殊情况外，应当注明临床诊断。

（十一）开具处方后的空白处划一斜线以示处方完毕。

（十二）处方医师的签名式样和专用签章应当与院内药学部门留样备查的式样相一致，不得任意改动，否则应当重新登记留样备案。

第七条 药品剂量与数量用阿拉伯数字书写。剂量应当使用法定剂量单位：重量以克（g）、毫克（mg）、微克（μg）、纳克（ng）为单位；容量以升（L）、毫升（ml）为单位；国际单位（IU）、单位（U）；中药饮片以克（g）为单位。

片剂、丸剂、胶囊剂、颗粒剂分别以片、丸、粒、袋为单位；溶液剂以支、瓶为单位；软膏及乳膏剂以支、盒为单位；注射剂以支、瓶为单位，应当注明含量；中药饮片以剂为单位。

第三章　处方权的获得

第八条 经注册的执业医师在执业地点取得相应的处方权。

经注册的执业助理医师在医疗机构开具的处方，应当经所在执业地点执业医师签名或加盖专用签章后方有效。

第九条 经注册的执业助理医师在乡、民族乡、镇、村的医疗机构独立从事一般的执业活动，可以在注册的执业地点取得相应的处方权。

第十条 医师应当在注册的医疗机构签名留样或者专用签章备案后，方可开具处方。

第十一条 医疗机构应当按照有关规定，对本机构执业医师和药师进行麻醉药品和精神药品使用知识和规范化管理的培训。执业医师经考核合格后取得麻醉药品和第一类精神药品的处方权，药师经考核合格后取得麻醉药品和第一类精神药品调剂资格。

医师取得麻醉药品和第一类精神药品处方权后，方可在本机构开具麻醉药品和第一类精神药品处方，但不得为自己开具该类药品处方。药师取得麻醉药品和第一类精神药品调剂资格后，方可在本机构调剂麻醉药品和第一类精神药品。

第十二条 试用期人员开具处方，应当经所在医疗机构有处方权的执业医师审核、并签名或加盖专用签章后方有效。

第十三条　进修医师由接收进修的医疗机构对其胜任本专业工作的实际情况进行认定后授予相应的处方权。

第四章　处方的开具

第十四条　医师应当根据医疗、预防、保健需要，按照诊疗规范、药品说明书中的药品适应证、药理作用、用法、用量、禁忌、不良反应和注意事项等开具处方。

开具医疗用毒性药品、放射性药品的处方应当严格遵守有关法律、法规和规章的规定。

第十五条　医疗机构应当根据本机构性质、功能、任务，制定药品处方集。

第十六条　医疗机构应当按照经药品监督管理部门批准并公布的药品通用名称购进药品。同一通用名称药品的品种，注射剂型和口服剂型各不得超过2种，处方组成类同的复方制剂1~2种。因特殊诊疗需要使用其他剂型和剂量规格药品的情况除外。

第十七条　医师开具处方应当使用经药品监督管理部门批准并公布的药品通用名称、新活性化合物的专利药品名称和复方制剂药品名称。

医师开具院内制剂处方时应当使用经省级卫生行政部门审核、药品监督管理部门批准的名称。

医师可以使用由卫生部公布的药品习惯名称开具处方。

第十八条　处方开具当日有效。特殊情况下需延长有效期的，由开具处方的医师注明有效期限，但有效期最长不得超过3天。

第十九条　处方一般不得超过7日用量；急诊处方一般不得超过3日用量；对于某些慢性病、老年病或特殊情况，处方用量可适当延长，但医师应当注明理由。

医疗用毒性药品、放射性药品的处方用量应当严格按照国家有关规定执行。

第二十条　医师应当按照卫生部制定的麻醉药品和精神药品临床应用指导原则，开具麻醉药品、第一类精神药品处方。

第二十一条　门（急）诊癌症疼痛患者和中、重度慢性疼痛患者需长期使用麻醉药品和第一类精神药品的，首诊医师应当亲自诊查患者，建立相应的病历，要求其签署《知情同意书》。

病历中应当留存下列材料复印件：

（一）二级以上医院开具的诊断证明；

（二）患者户籍簿、身份证或者其他相关有效身份证明文件；

（三）为患者代办人员身份证明文件。

第二十二条　除需长期使用麻醉药品和第一类精神药品的门（急）诊癌症疼痛患者和中、重度慢性疼痛患者外，麻醉药品注射剂仅限于医疗机构内使用。

第二十三条　为门（急）诊患者开具的麻醉药品注射剂，每张处方为一次常用量；控缓释制剂，每张处方不得超过7日常用量；其他剂型，每张处方不得超过3日常用量。

第一类精神药品注射剂，每张处方为一次常用量；控缓释制剂，每张处方不得超过7日常用量;其他剂型,每张处方不得超过 3 日常用量。哌醋甲酯用于治疗儿童多动症时,每张处方不得超过 15 日常用量。

第二类精神药品一般每张处方不得超过 7 日常用量;对于慢性病或某些特殊情况的患者,处方用量可以适当延长,医师应当注明理由。

第二十四条 为门(急)诊癌症疼痛患者和中、重度慢性疼痛患者开具的麻醉药品、第一类精神药品注射剂,每张处方不得超过 3 日常用量;控缓释制剂,每张处方不得超过 15 日常用量;其他剂型,每张处方不得超过 7 日常用量。

第二十五条 为住院患者开具的麻醉药品和第一类精神药品处方应当逐日开具,每张处方为 1 日常用量。

第二十六条 对于需要特别加强管制的麻醉药品,盐酸二氢埃托啡处方为一次常用量,仅限于二级以上医院内使用;盐酸哌替啶处方为一次常用量,仅限于医疗机构内使用。

第二十七条 医疗机构应当要求长期使用麻醉药品和第一类精神药品的门(急)诊癌症患者和中、重度慢性疼痛患者,每 3 个月复诊或者随诊一次。

第二十八条 医师利用计算机开具、传递普通处方时,应当同时打印出纸质处方,其格式与手写处方一致;打印的纸质处方经签名或者加盖签章后有效。药师核发药品时,应当核对打印的纸质处方,无误后发给药品,并将打印的纸质处方与计算机传递处方同时收存备查。

第五章 处方的调剂

第二十九条 取得药学专业技术职务任职资格的人员方可从事处方调剂工作。

第三十条 药师在执业的医疗机构取得处方调剂资格。药师签名或者专用签章式样应当在本机构留样备查。

第三十一条 具有药师以上专业技术职务任职资格的人员负责处方审核、评估、核对、发药以及安全用药指导;药士从事处方调配工作。

第三十二条 药师应当凭医师处方调剂处方药品,非经医师处方不得调剂。

第三十三条 药师应当按照操作规程调剂处方药品:认真审核处方,准确调配药品,正确书写药袋或粘贴标签,注明患者姓名和药品名称、用法、用量,包装;向患者交付药品时,按照药品说明书或者处方用法,进行用药交待与指导,包括每种药品的用法、用量、注意事项等。

第三十四条 药师应当认真逐项检查处方前记、正文和后记书写是否清晰、完整,并确认处方的合法性。

第三十五条 药师应当对处方用药适宜性进行审核,审核内容包括:

(一)规定必须做皮试的药品,处方医师是否注明过敏试验及结果的判定;

(二)处方用药与临床诊断的相符性;

(三)剂量、用法的正确性;

(四)选用剂型与给药途径的合理性;

（五）是否有重复给药现象；

（六）是否有潜在临床意义的药物相互作用和配伍禁忌；

（七）其它用药不适宜情况。

第三十六条 药师经处方审核后，认为存在用药不适宜时，应当告知处方医师，请其确认或者重新开具处方。

药师发现严重不合理用药或者用药错误，应当拒绝调剂，及时告知处方医师，并应当记录，按照有关规定报告。

第三十七条 药师调剂处方时必须做到"四查十对"：查处方，对科别、姓名、年龄；查药品，对药名、剂型、规格、数量；查配伍禁忌，对药品性状、用法用量；查用药合理性，对临床诊断。

第三十八条 药师在完成处方调剂后，应当在处方上签名或者加盖专用签章。

第三十九条 药师应当对麻醉药品和第一类精神药品处方，按年月日逐日编制顺序号。

第四十条 药师对于不规范处方或者不能判定其合法性的处方，不得调剂。

第四十一条 医疗机构应当将本机构基本用药供应目录内同类药品相关信息告知患者。

第四十二条 除麻醉药品、精神药品、医疗用毒性药品和儿科处方外，医疗机构不得限制门诊就诊人员持处方到药品零售企业购药。

第六章 监督管理

第四十三条 医疗机构应当加强对本机构处方开具、调剂和保管的管理。

第四十四条 医疗机构应当建立处方点评制度，填写处方评价表，对处方实施动态监测及超常预警，登记并通报不合理处方，对不合理用药及时予以干预。

第四十五条 医疗机构应当对出现超常处方 3 次以上且无正当理由的医师提出警告，限制其处方权；限制处方权后，仍连续 2 次以上出现超常处方且无正当理由的，取消其处方权。

第四十六条 医师出现下列情形之一的，处方权由其所在医疗机构予以取消：

（一）被责令暂停执业；

（二）考核不合格离岗培训期间；

（三）被注销、吊销执业证书；

（四）不按照规定开具处方，造成严重后果的；

（五）不按照规定使用药品，造成严重后果的；

（六）因开具处方牟取私利。

第四十七条 未取得处方权的人员及被取消处方权的医师不得开具处方。未取得麻醉药品和第一类精神药品处方资格的医师不得开具麻醉药品和第一类精神药品处方。

第四十八条 除治疗需要外，医师不得开具麻醉药品、精神药品、医疗用毒性药品和放射性药品处方。

第四十九条 未取得药学专业技术职务任职资格的人员不得从事处方调剂工作。

第五十条　处方由调剂处方药品的医疗机构妥善保存。普通处方、急诊处方、儿科处方保存期限为 1 年，医疗用毒性药品、第二类精神药品处方保存期限为 2 年，麻醉药品和第一类精神药品处方保存期限为 3 年。

处方保存期满后，经医疗机构主要负责人批准、登记备案，方可销毁。

第五十一条　医疗机构应当根据麻醉药品和精神药品处方开具情况，按照麻醉药品和精神药品品种、规格对其消耗量进行专册登记，登记内容包括发药日期、患者姓名、用药数量。专册保存期限为 3 年。

第五十二条　县级以上地方卫生行政部门应当定期对本行政区域内医疗机构处方管理情况进行监督检查。

县级以上卫生行政部门在对医疗机构实施监督管理过程中，发现医师出现本办法第四十六条规定情形的，应当责令医疗机构取消医师处方权。

第五十三条　卫生行政部门的工作人员依法对医疗机构处方管理情况进行监督检查时，应当出示证件；被检查的医疗机构应当予以配合，如实反映情况，提供必要的资料，不得拒绝、阻碍、隐瞒。

第七章　法律责任

第五十四条　医疗机构有下列情形之一的，由县级以上卫生行政部门按照《医疗机构管理条例》第四十八条的规定，责令限期改正，并可处以 5000 元以下的罚款；情节严重的，吊销其《医疗机构执业许可证》：

（一）使用未取得处方权的人员、被取消处方权的医师开具处方的；

（二）使用未取得麻醉药品和第一类精神药品处方资格的医师开具麻醉药品和第一类精神药品处方的；

（三）使用未取得药学专业技术职务任职资格的人员从事处方调剂工作的。

第五十五条　医疗机构未按照规定保管麻醉药品和精神药品处方，或者未依照规定进行专册登记的，按照《麻醉药品和精神药品管理条例》第七十二条的规定，由设区的市级卫生行政部门责令限期改正，给予警告；逾期不改正的，处 5000 元以上 1 万元以下的罚款；情节严重的，吊销其印鉴卡；对直接负责的主管人员和其他直接责任人员，依法给予降级、撤职、开除的处分。

第五十六条　医师和药师出现下列情形之一的，由县级以上卫生行政部门按照《麻醉药品和精神药品管理条例》第七十三条的规定予以处罚：

（一）未取得麻醉药品和第一类精神药品处方资格的医师擅自开具麻醉药品和第一类精神药品处方的；

（二）具有麻醉药品和第一类精神药品处方医师未按照规定开具麻醉药品和第一类精神药品处方，或者未按照卫生部制定的麻醉药品和精神药品临床应用指导原则使用麻醉药品和第一类精神药品的；

（三）药师未按照规定调剂麻醉药品、精神药品处方的。

第五十七条　医师出现下列情形之一的，按照《执业医师法》第三十七条的规定，由县级以上卫生行政部门给予警告或者责令暂停六个月以上一年以下执业活动；情节严重的，吊销其执业证书：

（一）未取得处方权或者被取消处方权后开具药品处方的；

（二）未按照本办法规定开具药品处方的；

（三）违反本办法其他规定的。

第五十八条　药师未按照规定调剂处方药品，情节严重的，由县级以上卫生行政部门责令改正、通报批评，给予警告；并由所在医疗机构或者其上级单位给予纪律处分。

第五十九条　县级以上地方卫生行政部门未按照本办法规定履行监管职责的，由上级卫生行政部门责令改正。

第八章　附　则

第六十条　乡村医生按照《乡村医生从业管理条例》的规定，在省级卫生行政部门制定的乡村医生基本用药目录范围内开具药品处方。

第六十一条　本办法所称药学专业技术人员，是指按照卫生部《卫生技术人员职务试行条例》规定，取得药学专业技术职务任职资格人员，包括主任药师、副主任药师、主管药师、药师、药士。

第六十二条　本办法所称医疗机构，是指按照《医疗机构管理条例》批准登记的从事疾病诊断、治疗活动的医院、社区卫生服务中心（站）、妇幼保健院、卫生院、疗养院、门诊部、诊所、卫生室（所）、急救中心（站）、专科疾病防治院（所、站）以及护理院（站）等医疗机构。

第六十三条　本办法自 2007 年 5 月 1 日起施行。《处方管理办法（试行）》（卫医发〔2004〕269 号）和《麻醉药品、精神药品处方管理规定》（卫医法〔2005〕436 号）同时废止。

医务人员医德规范及实施办法

(1988 年 12 月 15 日　卫生部)

第一条　为加强卫生系统社会主义精神文明建设，提高医务人员的职业道德素质，改善和提高医疗服务质量，全心全意为人民服务，特制定医德规范及实施办法（以下简称"规范"）。

第二条　医德，即医务人员的职业道德，是医务人员应具备的思想品质，是医务人员与病人、社会以及医务人员之间关系的总和。医德规范是指导医务人员进行医疗活动的思想和行为的准则。

第三条　医德规范如下：

（一）救死扶伤，实行社会主义的人道主义。时刻为病人着想，千方百计为病人解除病痛。

（二）尊重病人的人格与权利，对待病人，不分民族、性别、职业、地位、财产状况，都应一视同仁。

（三）文明礼貌服务。举止端庄，语言文明，态度和蔼，同情、关心和体贴病人。

（四）廉洁奉公。自觉遵纪守法，不以医谋私。

（五）为病人保守医密，实行保护性医疗，不泄露病人隐私与秘密。

（六）互学互尊，团结协作。正确处理同行同事间的关系。

（七）严谨求实，奋发进取，钻研医术，精益求精。不断更新知识，提高技术水平。

第四条　为使本规范切实得到贯彻落实，必须坚持进行医德教育，加强医德医风建设，认真进行医德考核与评价。

第五条　各医疗单位都必须把医德教育和医德医风建设作为目标管理的重要内容，作为衡量和评价一个单位工作好坏的重要标准。

第六条　医德教育应以正面教育为主，理论联系实际，注重实效，长期坚持不懈。要实行医院新成员的上岗前教育，使之形成制度。未经上岗前培训不得上岗。

第七条　各医疗单位都应建立医德考核与评价制度，制定医德考核标准及考核办法，定期或者随时进行考核，并建立医德考核档案。

第八条　医德考核与评价方法可分为自我评价、社会评价、科室考核和上级考核。特别要注重社会评价，经常听取患者和社会各界的意见，接受人民群众的监督。

第九条　对医务人员医德考核结果，要作为应聘、提薪、晋升以及评选先进工作者的首要条件。

第十条 实行奖优罚劣。对严格遵守医德规范、医德高尚的个人，应予表彰和奖励。对于不认真遵守医德规范者，应进行批评教育。对于严重违反医德规范，经教育不改者，应分别情况给予处分。

第十一条 本规范适用于全国各级各类医院、诊所的医务人员，包括医生、护士、医技科室人员，管理人员和工勤人员也要参照本规范的精神执行。

第十二条 各省、自治区、直辖市卫生厅局和各医疗单位可遵照本规范精神和要求，制定医德规范实施细则及具体办法。

第十三条 本规范自公布之日起实行。

卫生部关于印发《卫生部关于加强卫生行业作风建设的意见》的通知

卫办发〔2004〕130 号

各省、自治区、直辖市卫生厅局，新疆生产建设兵团卫生局，部直属单位，国家中医药管理局：

《卫生部关于加强卫生行业作风建设的意见》已经 2004 年全国卫生工作会议讨论通过，现印发给你们，请结合实际，认真贯彻落实。各地在工作中有何问题和建议，请及时报告卫生部。

二〇〇四年四月二十一日

卫生部关于加强卫生行业作风建设的意见

医疗卫生行业与广大人民群众的切身利益密切相关。加强医德医风和行业作风建设，使医疗卫生工作服从于、服务于实现、发展和维护好广大人民群众的健康权益，为全面建设小康社会创造良好的社会环境，是衡量医疗卫生工作是否认真贯彻落实"三个代表"重要思想，是否坚持立党为公、执政为民宗旨的重要标志。近年来，各级卫生行政部门和医疗卫生单位不断加大职业道德教育和行风建设力度，医德医风和行业作风建设取得了积极的进展。在抗击非典的斗争中，医疗卫生行业作风建设的成果得到了充分的体现。广大卫生医务人员坚持把人民群众的身体健康和生命安全放在第一位，临危不惧、迎难而上，服从大局、勇挑重担，恪尽职守、敬业奉献，日夜战斗在防治非典的最前沿，用心血、汗水甚至生命全力救治患者，谱写了一曲群众称颂的"白衣战士"之歌，为夺取非典防治工作的阶段性重大胜利做出了突出贡献，赢得了社会的广泛赞誉。

同时，我们也要清醒地看到，目前医疗卫生行业的行风建设还存在一些亟待解决的问题，一些医疗机构和部分医务人员收受回扣、"红包"、开单提成，开大处方、滥检查、乱涨价、乱收费，以及医疗事故等损害人民群众利益的行为时有发生。这些现象虽然发生在少数医疗机构和医务人员身上，但影响很大，群众反映强烈。它直接影响了党和政府的形象，败坏了医疗卫生行业和广大医务人员的声誉，加重了群众的医药费用负担，损害了医患之间的关系，必须引起我们的高度重视。要通过宣传教育，提高认识，深化改革，加快发展，完善制度，规范管理，强化监督，严肃纪律等综合性措施，下大力气进行治理，认真加以解决。为此，现就进一步加强医疗卫生行业作风建设提出如下意见。

一、坚持以"三个代表"重要思想为指导，始终把维护人民群众的健康权益放在第一位

加强医疗卫生行业作风建设，要以邓小平理论和"三个代表"重要思想为指导，认真学习贯彻党的十六大、十六届三中全会和中央纪委三次会议精神，坚决贯彻党中央、国务院关于党风廉政建设和反腐败斗争的决策和部署，坚持立党为公，执政为民的宗旨，把实现好、维护好、发展好广大人民群众的健康权益作为卫生工作的出发点和落脚点。紧紧围绕改善服务态度、提高服务质量、控制医药费用、减轻群众负担，狠刹医务人员收受回扣、"红包"、开单提成等不正之风，标本兼治，综合治理，建立起教育、制度、监督、惩治并重的纠风工作长效机制，重点解决损害人民群众切身利益的突出问题，为广大人民群众提供质量较高、费用较低的医疗卫生服务，努力树立行业新形象，为卫生改革发展提供坚强的保证和良好的社会氛围。

二、加强教育，弘扬正气，树立"以病人为中心"的服务理念

加强医疗卫生行业作风建设，要坚持教育先行。大力开展学习贯彻"三个代表"重要思想和保持共产党员先进性教育的活动，加强思想政治教育和理想信念宗旨教育，充分发挥卫生系统各级党组织特别是基层组织的战斗堡垒作用，发挥党员干部的先锋模范作用。广泛深入开展向为民爱民的好医生吴登云、韦加宁等先进典型的学习活动，发挥榜样的感召、激励和鼓舞作用。结合贯彻《公民道德建设实施纲要》，进一步完善落实《医务人员医德规范》，针对行业特点，强化"以病人为中心"的职业道德、职业纪律、职业责任和优良传统作风教育，加强医患沟通，建立健康和谐的医患关系。加强法制和纪律教育，认真宣传贯彻《执业医师法》、《药品管理法》、《医疗机构管理条例》和《医疗事故处理条例》等法律法规，增强各级医疗卫生机构和广大卫生医务人员遵纪守法、廉洁诚信的服务意识。把医疗卫生行风建设方面的规定和要求，作为在校医学生教育、执业医师考试和在职医学教育的重要内容。

要认真总结、广泛宣传、大力弘扬广大卫生医务人员在抗击非典斗争中表现出来的以保护人民身体健康和生命安全为己任的高尚精神品质和道德情操。抗击非典精神是广大卫生医务人员继承和发扬救死扶伤、医者仁术等优良传统的集中体现，并赋予了新的时代内涵，与白求恩精神一样都是卫生系统的宝贵精神财富。要以继承优良传统，弘扬抗击非典精神为主题，在医疗卫生机构广泛开展"如何实践'三个代表'重要思想"、"如何维护群众利益"、"办医院为什么"、"医生职责是什么"的大讨论，紧密结合广大卫生医务人员的思想和工作实际，用事实说话、用典型引导、用群众熟悉的语言和喜闻乐见的形式开展宣传教育活动，牢固树立"群众利益无小事"和"以病人为中心"的服务理念，使尊重病人、关爱病人、服务病人、维护病人的权益，成为广大卫生医务人员的自觉行动。要把思想政治教育工作和维护医务人员合法权益结合起来，积极探索医疗机构内部运行机制和人事分配制度改革，根据工作和贡献适当拉开收入档次，调动广大医务人员的积极性，使大家自觉地遵纪守法，抵制歪风，通过丰富的知识、高超的技术、诚实的劳动和良好的服务，获得较高的待遇和报酬。

三、进一步推进医疗卫生体制改革和机制创新，促进卫生行风建设

加强卫生行风建设，必须坚持标本兼治，综合治理的方针，深入推进卫生医疗体制改革，从体制、机制、制度、管理等源头上加大预防和治理工作力度。

要深化城镇医疗服务体系和医疗机构管理体制改革，加快卫生事业发展，解决医疗资源不足、分布不合理等问题，打破公办大医院垄断医疗服务市场的局面。推进公有制实现形式多样化和办医形式多样化，积极引进社会资金兴办医疗事业，壮大医疗资源。加快社区卫生事业的发展，构建以社区卫生服务为基础的城市新型卫生服务体系，发挥社区卫生服务的基础性作用。积极推进医疗机构和卫生资源整合，通过盘活存量，扩大增量，合理布局，规范管理，鼓励竞争，不断提高医疗服务能力和水平，满足人民群众基本的和多层次的医疗卫生服务需求。同时，鼓励、引导医疗机构探索"以病人为中心"的新型医疗服务模式，方便群众就医。

采取综合措施，严格规范医疗服务行为。坚持因病施治，合理用药，合理检查，合理收费，减轻群众医药费用负担。认真执行《全国医疗服务价格项目规范》，统一和规范医疗服务项目和内容，严禁在国家规定之外擅自设立新的收费项目和分解项目收费。不断完善计算机价格管理系统，加强医疗机构收费管理，开展医疗服务价格专项检查，纠正和防止乱收费行为。鼓励开展单病种收费的探索和试点。积极协调有关部门研究出台《医疗机构药品集中招标采购若干规定》，完善价格政策，强化监督管理，降低药品费用，让利于群众。积极推动医用耗材、试剂，特别是高值医用耗材的集中采购工作，督促医疗机构逐步建立公开、透明、民主决策的大型医疗设备、高值医用耗材的采购和使用管理机制，降低大型设备检查费用。按照"总量控制、结构调整、适当降低"的原则，积极协调有关部门完善医疗机构补偿机制，落实财政补助政策，适当提高医疗技术劳务价格，逐步改革"以药补医"机制，降低药品收入比重。有条件的地方，可选择部分大医院进行药品零加成改革试点，切断医疗机构和医务人员与药品销售之间的直接利益关系，按照医疗需要和减轻患者负担合理用药。

医疗卫生机构要全面实行办事公开制度，积极推进医务公开，广泛接受社会和群众监督。完善病人选医生、选医院、住院费用清单制、医疗收费及药品价格公示制度和查询制度，并加强监督检查。卫生行政部门要建立健全医院评价制度和信息发布制度，定期将辖区内医疗机构的服务数量、质量、价格、单病种费用和医疗服务投诉等社会关注的热点内容，向社会发布和公示，尊重群众的知情权、选择权、监督权，引导开展公平、有序的竞争。要以医德医风、服务态度、服务质量、合理收费等为重点，深入开展群众民主评议行风的活动。总结各地开展民主评议行风的经验，制订符合卫生行业特点的、科学规范的群众民主评议卫生行风的内容、方式和标准体系，建立健全民主评议行风制度，把推行办事公开、民主评议和责任追究紧密结合起来，发挥行风评议在卫生行风建设方面的监督、评价、激励、促进作用。

四、强化监督检查，严肃行业纪律，坚决查处损害群众利益的不良行为

各级卫生行政部门要进一步转变职能，转变作风，积极推进医疗卫生全行业监管，把监督医疗机构和医疗服务行为作为执法监督的重要内容。建立医疗机构和人员执业行为的日常

监管制度，重点对医疗质量和收费价格实施监管，对医疗服务质量、医生开方用药、开单检查等，进行经常性的监督检查，并采取适当方式将检查情况进行通报和公示。各省、自治区、直辖市的监管情况每年向卫生部报告一次。卫生部对各地依法履行监管职责的情况进行督查和通报。发挥医疗卫生学会、协会等中介组织的监测、评价作用，建立医疗质量、医德医风动态监测、评价和反馈机制，加强行业自律管理。医院要加强内部管理，完善院长任期目标管理责任制。评价医院院长的工作，不能以医院收入多少、职工收入高低为主要标准，主要考核服务质量好坏、医疗事故多少、收费是否合规和群众是否满意，强化院长一手抓医院管理，一手抓医德医风的"一岗双责"制度。建立和完善卫生医务人员考核、激励、惩戒等管理制度。

在加强教育、严格管理的基础上，对不听劝告、继续违反以下行业纪律的，要依法依纪严肃查处。

1. 医疗机构和科室不准实行药品、仪器检查、化验检查及其他医学检查等开单提成办法。

2. 医疗机构的一切财务收支应由财务部门统一管理，内部科室取消与医务人员收入分配直接挂钩的经济承包办法，不准设立小金库。

3. 医务人员在医疗服务活动中不准接受患者及其亲友的"红包"、物品和宴请。

4. 医务人员不准接受医疗器械、药品、试剂等生产、销售企业或人员以各种名义、形式给予的回扣、提成和其他不正当利益。

5. 医务人员不准通过介绍病人到其他单位检查、治疗或购买药品、医疗器械等收取回扣或提成。

6. 医疗机构和医务人员不准在国家规定的收费项目和标准之外，自立、分解项目收费或提高标准加收费用。

7. 医疗机构不准违反国家有关药品集中招标采购政策规定，对中标药品必须按合同采购，合理使用。

8. 医疗机构不准使用假劣药品，或生产、销售、使用无生产批准文号的自制药品与制剂。

医务人员违反上述规定的，由所在单位视情节轻重，给予通报批评、取消当年评优、评职称资格或缓聘、解职待聘，直至解聘。执业医师由县级以上卫生行政部门依据《中华人民共和国执业医师法》第三十七条的有关规定，视情节轻重，给予警告、责令暂停执业活动，直至吊销其执业证书。构成犯罪的，移送司法机关依法追究刑事责任。医疗机构或科室违反规定设立开单提成的，免除其主要负责人职务，并依照有关规定，给予医疗机构相应的行政处罚。

医疗卫生机构在签订药品、器械材料等购销合同时，应明确要求医药生产、经营企业及其营销人员不得以回扣、提成等不正当手段促销，违反约定的，医疗卫生机构应予以曝光，并断绝与其经济往来。卫生行政部门依据有关规定，在系统内通报或公布有关企业的违法违规情况，商请有关单位取消该企业 2 年内参加医疗机构药品集中招标采购的投标资格，并提请有关部门依法进行查处。

五、加强领导，明确责任，以求真务实精神抓好工作落实

各级卫生行政部门要切实加强对纠风工作的领导，坚决贯彻"谁主管、谁负责"和"管行业必须管行风的原则"，把加强行业管理与行风建设紧密结合起来，做到一起研究部署、一起监督检查、一起考核落实。改革过程中制定新政策、出台新措施，都要考虑行风建设的要求，把纠风工作贯穿到卫生工作的各项管理制度和工作规范之中，做到预防在先，未雨绸缪。建立健全党组（党委）统一领导，行政领导主抓，医政、监督、规财等相关职能部门各负其责，纪检监察纠风机构组织协调和督促检查的纠风工作领导体制和工作机制，实行严格的纠风工作责任制。对领导不力、监督不严、疏于管理，发生严重不正之风问题的地方和医疗机构，要按照党风廉政建设责任制的规定，追究当地卫生行政部门和医疗机构领导的责任。

加强医疗卫生行风建设是一项复杂而艰巨的任务，要统一规划，周密部署，精心组织，分步实施。各地要结合实际，抓住群众反映强烈的突出问题，研究制订具体实施方案，下力量进行专项治理。工作中的问题和建议要及时报告卫生部。卫生部将对各地工作开展情况进行督查。

一个行业的好作风是广大干部职工长期艰苦努力干出来的，更是领导带出来的。在医疗卫生行风建设中，各级卫生行政部门和医疗机构的领导班子要加强思想、作风、组织和制度建设，大兴求真务实之风，态度鲜明，目标明确，措施有力。党员领导干部要带头。要重点抓好部属、省属、市属等大型医院的作风建设，发挥大医院、老专家的示范引导和带动作用。我们相信，经过各级卫生行政部门、医疗机构和广大医务人员坚持不懈地努力，卫生医疗行业的风气一定能够取得明显的好转，一个与社会主义市场经济相适应、与社会主义法律规范相协调、与中华民族传统美德相承接的医疗卫生行业新风尚一定能够形成。让党中央、国务院满意，让广大人民群众满意，让广大卫生医务人员也满意。

国务院关于扶持和促进中医药事业发展的若干意见

国发〔2009〕22 号

各省、自治区、直辖市人民政府，国务院各部委、各直属机构：

中医药（民族医药）是我国各族人民在几千年生产生活实践和与疾病作斗争中逐步形成并不断丰富发展的医学科学，为中华民族繁衍昌盛作出了重要贡献，对世界文明进步产生了积极影响。新中国成立特别是改革开放以来，党中央、国务院高度重视中医药工作，中医药事业取得了显著成就。但也要清醒地看到，当前中医药事业发展还面临不少问题，不能适应人民群众日益增长的健康需求。《中共中央国务院关于深化医药卫生体制改革的意见》（中发〔2009〕6 号）提出，要坚持中西医并重的方针，充分发挥中医药作用。为进一步扶持和促进中医药事业发展，落实医药卫生体制改革任务，现提出以下意见：

一、充分认识扶持和促进中医药事业发展的重要性和紧迫性

长期以来，中医药和西医药互相补充、协调发展，共同担负着维护和增进人民健康的任务，这是我国医药卫生事业的重要特征和显著优势。中医药临床疗效确切、预防保健作用独特、治疗方式灵活、费用比较低廉，特别是随着健康观念变化和医学模式转变，中医药越来越显示出独特优势。中医药作为中华民族的瑰宝，蕴含着丰富的哲学思想和人文精神，是我国文化软实力的重要体现。扶持和促进中医药事业发展，对于深化医药卫生体制改革、提高人民群众健康水平、弘扬中华文化、促进经济发展和社会和谐，都具有十分重要的意义。

随着经济全球化、科技进步和现代医学的快速发展，我国中医药发展环境发生了深刻变化，面临许多新情况、新问题。中医药特色优势逐渐淡化，服务领域趋于萎缩；老中医药专家很多学术思想和经验得不到传承，一些特色诊疗技术、方法濒临失传，中医药理论和技术方法创新不足；中医中药发展不协调，野生中药资源破坏严重；中医药发展基础条件差，人才匮乏。各地区、各有关部门要充分认识扶持和促进中医药事业发展的重要性和紧迫性，采取有效措施，全面加强中医药工作，开创中医药事业持续健康发展新局面。

二、发展中医药事业的指导思想和基本原则

（一）指导思想。坚持以邓小平理论和"三个代表"重要思想为指导，全面贯彻落实科学发展观，把满足人民群众对中医药服务的需求作为中医药工作的出发点。遵循中医药发展规律，保持和发扬中医药特色优势，推动继承与创新，丰富和发展中医药理论与实践，促进中医中药协调发展，为提高全民健康水平服务。

（二）基本原则。坚持中西医并重，把中医药与西医药摆在同等重要的位置；坚持继承与创新的辩证统一，既要保持特色优势又要积极利用现代科技；坚持中医与西医相互取长补短、发挥各自优势，促进中西医结合；坚持统筹兼顾，推进中医药医疗、保健、科研、教育、产业、文化全面发展；坚持发挥政府扶持作用，动员各方面力量共同促进中医药事业发展。

三、发展中医医疗和预防保健服务

（一）加强中医医疗服务体系建设。县级以上地方人民政府要在区域卫生规划中合理规划和配置中医医疗机构（包括中西医结合和民族医医疗机构）。大力加强综合医院、乡镇卫生院和社区卫生服务中心的中医科室建设，积极发展社区卫生服务站、村卫生室的中医药服务。在其他医疗卫生机构中积极推广使用中医药适宜技术。通过中央和地方共同努力，进一步加大公立中医医院的改造建设力度，有条件的县以上综合医院和乡镇卫生院、社区卫生服务中心都要设置中医科和中药房，配备中医药专业技术人员、基本中医诊疗设备和必备中药，基本实现每个社区卫生服务站、村卫生室都能够提供中医药服务。加强中医医疗机构服务能力建设，研究制订中医诊疗常规、出入院标准、用药指南、临床诊疗路径、医疗服务质量评价标准等技术标准和规范，促进中医医疗机构因病施治、规范诊疗、合理用药，提高医疗服务质量。培育、培养一批名院、名科、名医。推动中医药进乡村、进社区、进家庭。

积极促进非公立中医医疗机构发展，形成投资主体多元化、投资方式多样化的办医格局。鼓励有资质的中医专业技术人员特别是名老中医开办中医诊所或个体行医，允许符合条件的药品零售企业举办中医坐堂医诊所。非公立中医医疗机构在医保定点、科研立项、职称评定和继续教育等方面，与公立中医医疗机构享受同等待遇，对其在服务准入、监督管理等方面一视同仁。

（二）积极发展中医预防保健服务。充分发挥中医预防保健特色优势，将中医药服务纳入公共卫生服务项目，在疾病预防与控制中积极运用中医药方法和技术。推动中医医院和基层医疗卫生机构开展中医预防保健服务。鼓励社会力量投资兴办中医预防保健服务机构。制定中医预防保健服务机构、人员准入条件和服务规范，加强引导和管理。

四、推进中医药继承与创新

（一）做好中医药继承工作。开展中医药古籍普查登记，建立综合信息数据库和珍贵古籍名录，加强整理、出版、研究和利用。整理历代医家医案，研究其学术思想、技术方法和诊疗经验，总结中医药学重大学术创新规律。依托现有中医药机构设立一批当代名老中医药专家学术研究室，系统研究其学术思想、临证经验和技术专长。整理研究传统中药制药技术和经验，形成技术规范。挖掘整理民间医药知识和技术，加以总结和利用。

（二）加快中医药科技进步与创新。建立符合中医药特点的科技创新体系、评价体系和管理体制，改革和创新项目组织管理模式，整合中医药科技资源。推进中医药科研基地特别是国家和省级中医临床研究基地建设。支持中医药科技创新，开展中医药基础理论、诊疗技术、疗效评价等系统研究，推动中药新药和中医诊疗仪器、设备的研制开发，加强重大疾病的联合攻关和常见病、多发病、慢性病的中医药防治研究。推行中医药科研课题立项、科技成果评审同行评议制度。

五、加强中医药人才队伍建设

（一）改革中医药院校教育。根据经济社会发展和中医药事业需要，规划发展中医药院校教育。调整中医药高等教育结构和规模，坚持以中医药专业为主体，按照中医药人才成长规律施教，强化中医药基础理论教学和基本实践技能培养。选择部分高等中医药院校进行中医临床类本科生招生与培养改革试点。加强中医药职业教育，加快技能型人才培养。国家支持建设一批中医药重点学科、专业和课程，重点建设一批中医临床教学基地。

（二）完善中医药师承和继续教育制度。总结中医药师承教育经验，制订师承教育标准和相关政策措施，探索不同层次、不同类型的师承教育模式，丰富中医药人才培养方式和途径。落实名老中医药专家学术经验继承人培养与专业学位授予相衔接的政策。妥善解决取得执业资格的师承人员在职称评定和岗位聘用等方面的相关问题。完善中医药继续教育制度，健全继续教育网络。

（三）加快中医药基层人才和技术骨干的培养。制订切实可行的实施方案，积极探索定向为农村培养中医药人才的措施。鼓励基层中医药人员参加学历教育以及符合条件的中医执业医师带徒培训。探索中医执业医师多点执业的办法和形式。将农村具有中医药一技之长的人员纳入乡村医生管理。制订实施中医药学科带头人和技术骨干培养计划，造就新一代中医药领军人才和一大批中青年名中医。鼓励西医师学习中医，培养一批中西医结合人才。开展面向基层医生的中医药基本知识与适宜技术培训。

（四）完善中医药人才考核评价制度。制订体现中医药特点的中医药专业技术人员水平能力评价标准，改进和完善卫生专业技术人员资格考试中的中医药专业考试方法和标准。建立国家中医药专业人员职业资格证书制度，开展中医药行业特有工种技能鉴定工作。建立政府表彰和社会褒奖相结合的中医药人才激励机制。

六、提升中药产业发展水平

（一）促进中药资源可持续发展。加强对中药资源的保护、研究开发和合理利用。开展全国中药资源普查，加强中药资源监测和信息网络建设。保护药用野生动植物资源，加快种质资源库建设，在药用野生动植物资源集中分布区建设保护区，建立一批繁育基地，加强珍稀濒危品种保护、繁育和替代品研究，促进资源恢复与增长。结合农业结构调整，建设道地药材良种繁育体系和中药材种植规范化、规模化生产基地，开展技术培训和示范推广。合理调控、依法监管中药原材料出口。

（二）建设现代中药工业和商业体系。加强中药产业发展的统筹规划，制定有利于中药产业发展的优惠政策。组织实施现代中药高技术产业化项目，加大支持力度。鼓励中药企业优势资源整合，建设现代中药产业制造基地、物流基地，打造一批知名中药生产、流通企业。加大对中药行业驰名商标、著名商标的扶持与保护力度。优化中药产品出口结构，提高中药出口产品附加值，扶持中药企业开拓国际市场。

（三）加强中药管理。完善中药注册管理，充分体现中药特点，着力提高中药新药的质量和临床疗效。推进实施中药材生产质量管理规范，加强对中药饮片生产质量和中药材、中药饮片流通监管。加强对医疗机构使用中药饮片和配制中药制剂的管理，鼓励和支持医疗机构研制和应用特色中药制剂。

七、加快民族医药发展

加强民族医医疗机构服务能力建设，改善就医条件，满足民族医药服务需求。加强民族医药教育，重视人才队伍建设，提高民族医药人员素质。完善民族医药从业人员准入制度。加强民族医药继承和科研工作，支持重要民族医药文献的校勘、注释和出版，开展民族医特色诊疗技术、单验方等整理研究，筛选推广一批民族医药适宜技术。建设民族药研发基地，促进民族医药产业发展。

八、繁荣发展中医药文化

将中医药文化建设纳入国家文化发展规划。加强中医药文物、古迹保护，做好中医药非物质文化遗产保护传承工作，加大对列入国家级非物质文化遗产名录项目的保护力度，为国家级非物质文化遗产中医药项目代表性传承人创造良好传习条件。推进中医药机构文化建设，弘扬行业传统职业道德。开展中医药科学文化普及教育，加强宣传教育基地建设。加强中医药文化资源开发利用，打造中医药文化品牌。加强舆论引导，营造全社会尊重、保护中医药传统知识和关心、支持中医药事业发展的良好氛围。

九、推动中医药走向世界

积极参与相关国际组织开展的传统医药活动，进一步开展与外国政府间的中医药交流合作，扶持有条件的中医药企业、医疗机构、科研院所和高等院校开展对外交流合作。完善相关政策，积极拓展中医药服务贸易。在我国对外援助、政府合作项目中增加中医药项目。加强中医药知识和文化对外宣传，促进国际传播。

十、完善中医药事业发展保障措施

（一）加强对中医药工作的组织领导。根据国民经济和社会发展总体规划和医疗卫生事业、医药产业发展要求，编制实施国家中医药中长期发展专项规划。充分发挥中医药工作部际协调机制作用，加强对中医药工作的统筹协调。地方各级人民政府要切实加强对中医药工作的领导，及时研究解决中医药事业发展中的问题，认真落实各项政策措施。

（二）加大对中医药事业投入。各级政府要逐步增加投入，重点支持开展中医药特色服务、公立中医医院基础设施建设、重点学科和重点专科建设以及中医药人才培养。落实政府对公立中医医院投入倾斜政策，研究制订有利于公立中医医院发挥中医药特色优势的具体补助办法。完善相关财政补助政策，鼓励基层医疗卫生机构提供中医药适宜技术与服务。制定优惠政策，鼓励企事业单位、社会团体和个人捐资支持中医药事业。合理确定中医医疗服务收费项目和价格，充分体现服务成本和技术劳务价值。

（三）医疗保障政策和基本药物政策要鼓励中医药服务的提供和使用。将符合条件的中医医疗机构纳入城镇职工基本医疗保险、城镇居民基本医疗保险和新型农村合作医疗的定点机构范围，将符合条件的中医诊疗项目、中药品种和医疗机构中药制剂纳入报销范围。按照中西药并重原则，合理确定国家基本药物目录中的中药品种，基本药物的供应保障、价格制定、临床应用、报销比例要充分考虑中药特点，鼓励使用中药。

（四）加强中医药法制建设和知识产权保护。积极推进中医药立法进程，完善法律法规。加强中医药知识产权保护和利用，完善中医药专利审查标准和中药品种保护制度，研究制订中医药传统知识保护名录，逐步建立中医药传统知识专门保护制度。加强中药道地药材原产地保护工作，将道地药材优势转化为知识产权优势。

（五）加强中医药行业管理。加强中医药行业统一规划，按照中医药自身特点和规律管理中医药。推进中医药信息化建设，建立健全综合统计制度。推进中医药标准化建设，建立标准体系，推动我国中医药标准向国际标准转化。严格中医药执法监督，严厉打击假冒中医名义非法行医、发布虚假违法中医中药广告以及制售假冒伪劣中药行为。加强地方中医药管理机构建设，强化管理职能，提高管理水平。

国务院
二〇〇九年四月二十一日

模 拟 试 题

第一章　卫生法概论

A1 题型

1. 我国卫生法首要的基本原则是（　　）
   - A. 预防为主原则
   - B. 中西医协调发展原则
   - C. 保护公民生命健康权益原则
   - D. 国家卫生监督原则
   - E. 患者权利自主原则

2. 卫生法律关系最基本的客体是（　　）
   - A. 公民的生命健康权益
   - B. 医药知识产权
   - C. 药品
   - D. 各级卫生行政部门
   - E. 医药保健服务

A2 题型

1. 卫生法的效力等级是根据各卫生法渊源的制定主体、程序、时间、适用范围等因素的不同，确定各渊源在法律效力上的不同地位，以解决卫生法律适用过程中法律之间的冲突和矛盾。以下有关我国卫生法的效力等级的说法不正确的是（　　）
   - A. 宪法位于卫生法效力等级的最高层
   - B. 卫生自治条例与单行条例只在本民族自治地方范围内适用
   - C. 卫生法律的效力高于卫生行政法规、地方性卫生法规和卫生规章
   - D. 同一机关制定的卫生法律、卫生行政法规中，新的规定与旧的规定不一致的，适用旧的规定
   - E. 同一机关制定的卫生法律、卫生行政法规中，特别规定与一般规定不一致的，适用特别规定

2. 卫生法的规范作用是指卫生法作为调整人的行为的规范对人的行为所产生的影响。下列不属于卫生法的规范作用的是（　　）
   - A. 卫生法的指引作用

    B. 促进国际卫生交流和合作

    C. 卫生法的评价作用

    D. 卫生法的强制作用

    E. 卫生法的预测作用

  3. 卫生法的渊源是指卫生法的各种具体表现形式。下列属于卫生法的渊源的是（　　）

    A. 宪法

    B. 卫生法律

    C. 卫生行政法规

    D. 卫生部门规章

    E. 以上都是

  4. 卫生法律关系是指由卫生法所调整的国家机关、企事业单位和其他社会团体与公民之间在医疗卫生监督管理活动和医疗卫生预防保健服务过程中所形成的各种权利和义务的关系。卫生法律关系不具有以下特征（　　）

    A. 卫生法律关系是以卫生法律规范为前提而形成的社会关系

    B. 卫生法律关系是以卫生法律规范所规定的权利与义务为纽带而形成的社会关系

    C. 卫生法律关系是以国家强制力作为保障手段的社会关系

    D. 卫生法律关系是在卫生管理和医疗卫生预防保健服务过程中，基于维护人体健康而结成的法律关系

    E. 卫生法律关系是行政法律关系

B1 型题

    A. 宪法

    B. 卫生法律

    C. 卫生行政法规

    D. 地方性卫生法规

    E. 卫生部门规章

1. 《中华人民共和国执业医师法》属于（　　）

2. 《医疗事故处理条例》属于（　　）

3. 《上海市精神卫生条例》属于（　　）

第二章　卫生法中的法律责任

A1 题型

1. 卫生民事责任的构成要件中不包括下述（　　）

    A. 必须有损害事实

    B. 必须有违法行为

    C. 构成了犯罪

    D. 违法行为与损害事实之间存在因果关系

　　E. 行为人主观上有过错
　2. 下列属于行政处罚的是（　　　）
　　A. 记过
　　B. 没收违法所得
　　C. 降级、降职
　　D. 开除
　　E. 留用察看

A2 题型

　1. 虽然同属于行政责任，行政处罚与行政处分却是两种不同的法律制度。下面不属于两者的主要区别的是（　　　）
　　A. 主体范围不同
　　B. 处理对象不同
　　C. 法律救济不同
　　D. 法律效力不同
　　E. 性质不同

　2. 我国刑法对违反卫生法的刑事责任作了明确规定，规定了20余个与违反卫生法有关的罪名。下列不是与卫生法有关的罪名的是（　　　）
　　A. 生产、销售假药罪
　　B. 生产、销售劣药罪
　　C. 医疗事故罪
　　D. 行政不作为
　　E. 非法行医罪

　3. 卫生行政责任是指卫生法主体违反卫生行政法律规范，但尚未构成犯罪时，所应承担的法律后果。下面不属于卫生行政责任的特征的是（　　　）
　　A. 具有惩罚性
　　B. 是国家权力对社会行为的强行校正和强行干预
　　C. 任何一个国家机关都可以对违反卫生法律的行为进行处罚
　　D. 作为一种法律责任，具有国家强制性
　　E. 是基于违反卫生行政法律规范所产生的责任

　4. 行政处分是指有管辖权的国家机关、医疗卫生机构或者其他组织依照行政隶属关系，对所属违法失职的公务员、医疗卫生人员或其他从属人员，所给予的一种行政制裁。下列属于行政处分的是（　　　）
　　A. 记过
　　B. 通报
　　C. 罚款
　　D. 责令停产停业
　　E. 暂扣或吊销有关许可证

第三章　临床医务人员执业法规

A1 题型

1. 医师注册后出现下列哪种情形时，应当办理注销注册（　　）

①死亡或者被宣告失踪的；

②受刑事处罚的；

③受吊销医师执业证书行政处罚的；

④因考核不合格，暂停执业活动期满，经培训后再次考核仍不合格的；

⑤中止医师执业活动满二年的；

⑥身体健康状况不适宜继续执业的；

⑦有出借、出租、抵押、转让、涂改医师执业证书行为的；

⑧卫生部规定不宜从事医疗、预防、保健业务的其他情形。

    A. ①②③

    B. ①②③⑤⑥

    C. ①②③⑤⑦

    D. ①②③⑤⑥⑦

    E. ①②③④⑤⑥⑦⑧

2. 下列不属于医德规范的是（　　）

    A. 救死扶伤，实行社会主义的人道主义。时刻为病人着想，千方百计为病人解除病痛

    B. 尊重病人的人格与权利。对待病人，不分民族、性别、职业、地位、财产状况，都应一视同仁

    C. 文明礼貌服务。举止端庄，语言文明，态度和蔼，同情、关心和体贴病人

    D. 廉洁奉公。自觉遵纪守法，不以医谋私

    E. 参加专业培训，接受继续医学教育

3. 下列有关《执业医师法》规定的医师考核制度说法不正确的是（　　）

    A. 医师考核制度分为平时考核与定期考核两部分进行

    B. 医师定期考核每年为一个周期

    C. 工作成绩、职业道德和业务水平中任何一项不能通过评定或测评的，即为不合格

    D. 对考核不合格的医师，县级以上人民政府卫生行政部门可以责令其暂停执业活动三个月至六个月，并接受培训和继续医学教育

    E. 暂停执业活动期满，再次进行考核，对考核合格的，允许其继续执业；对考核不合格的，由县级以上人民政府卫生行政部门注销注册，收回医师执业证书

4. 下列根据《执业医师法》的规定属于医师在执业活动中享有的权利的是（　　）

    A. 在注册的执业范围内，进行医学诊查、疾病调查、医学处置、出具相应的医学证明文件，选择合理的医疗、预防、保健方案

    B. 从事医学研究、学术交流，参加专业学术团体

    C. 在执业活动中，人格尊严、人身安全不受侵犯

    D. 获取工资报酬和津贴，享受国家规定的福利待遇

    E. 以上都是

5. 《执业医师法》中规定了医师资格考试的类别可分为（　　　）

    A. 临床医师、中医师（包括中医、民族医、中西医结合）、口腔医师、公共卫生医师

    B. 临床医师、中医师

    C. 临床医师、中医师、公共卫生医师

    D. 临床医师、口腔医师、公共卫生医师

    E. 执业医师、执业助理医师

6. 具备参加执业医师资格考试的条件，下列正确的是（　　　）

    A. 具有高等学校医学专业本科以上学历，在执业医师指导下，在医疗、预防或者保健机构中试用期满1年的

    B. 取得助理执业医师执业证书后，具有高等学校医学专科学历，在医疗、预防或者保健机构中工作满1年的

    C. 取得助理执业医师执业证书后，具有中等专业学校医学专科学历，在医疗、预防或者保健机构中工作满3年的

    D. 以师承方式学习传统医学满一年的

    E. 具有高等学校医学专科学历或者中等专业学校医学专业学历，在执业医师指导下，在医疗、预防或者保健机构中试用期满1年的

7. 医师执业注册的主管部门是（　　　）

    A. 卫生部

    B. 省级卫生行政部门

    C. 执业的医疗机构

    D. 县级以上卫生行政部门

    E. 县级以上人民政府

B1 型题

    A. 1 年

    B. 2 年

    C. 3 年

    D. 5 年

    E. 10 年

1. 中止医师执业活动（　　　）以上应当重新申请注册

2. 护士执业注册的有效期为（　　　）

第四章　药品管理法

A1 型题

1. 根据《药品管理法》的规定，下列哪种药品不属于实行特殊管理的药品（　　）
    A. 麻醉药品
    B. 精神药品
    C. 医疗用毒性药品
    D. 血液制品
    E. 放射性药品

2. 下述有关医疗机构制剂的说法中正确的是（　　）
    A. 医疗机构配制的制剂应当是本单位临床需要而市场上没有供应的品种
    B. 不须经所在地省级药品监督管理部门批准后即可配制
    C. 经批准可以在市场销售
    D. 医疗机构配制的制剂可以自由地在医疗机构间调剂使用
    E. 须经 SFDA 批准，并发给批准文号

3.《药品管理法》中规定属于假药或者按假药论处的是（　　）
    A. 未标明有效期或更改有效期的
    B. 药品成分含量不符合国家标准的
    C. 所标明的适应证或功能主治超出规定范围的
    D. 擅自添加着色剂、防腐剂、香料、矫味剂及辅料的
    E. 直接接触药品包装材料和容器未经批准的

4. 下面有关处方药与非处方药的说法中不正确的是（　　）
    A. 处方药指必须凭具有处方资格的医师开具处方方可调配、购买和使用，并须在医务人员指导监控下使用的药品
    B. 非处方药简称为 OTC
    C. 根据药品的安全性，非处方药又分成甲、乙两类
    D. 非处方药不需要凭处方即可自行购买和使用
    E. 处方药可以在大众传播媒介上进行广告宣传

5. 下列有关药品零售企业开办条件的说法中不正确的是（　　）
    A. 具有保证所经营药品质量的规章制度
    B. 质量管理负责人须具有本科以上学历，且必须是主管药师以上专业技术职称
    C. 质量负责人应符合《药品管理法》规定的情形
    D. 具有与所经营药品相适应的营业场所、设备、仓储设施以及卫生环境
    E. 具有能够配备满足当地消费者所需药品的能力，并能保证 24 小时供应

B1 型题
    A. GMP

B. GSP

C. GLP

D. GCP

E. GAP

1. 《药品生产质量管理规范》简称（　　）

2. 《药品经营质量管理规范》简称（　　）

A. 假药

B. 劣药

C. 麻醉药品

D. 精神药品

E. 医疗用毒性药品

3. 以非药品冒充药品的是（　　）

4. 药品所含成分与国家药品标准规定的成分不符的是（　　）

5. 药品成分含量不符合国家药品标准规定的是（　　）

6. 处方至少要保存 3 年的是（　　）

7. 每次处方剂量不得超过 2 日极量的是（　　）

第五章　传染病防治法

A1 题型

1. 依据《传染病防治法》的规定，属于甲类传染病的是（　　）

A. 传染性非典型肺炎

B. 艾滋病

C. 霍乱

D. 麻风病

E. 狂犬病

2. 根据《传染病信息报告管理规范》的规定，甲类传染病的报告时限为（　　）

A. 2 小时

B. 6 小时

C. 12 小时

D. 24 小时

E. 48 小时

3. 根据《中华人民共和国传染病防治法》的规定，当传染病发生时，医疗机构应当采取的措施为（　　）

A. 医疗机构发现甲类传染病时，对病人、病原携带者，予以隔离治疗，隔离期限根据医学检查结果确定

B. 医疗机构发现甲类传染病时，对疑似病人，确诊前在指定场所单独隔离治疗

C. 医疗机构发现甲类传染病时，对医疗机构内的病人、病原携带者、疑似病人的密切接触者，在指定场所进行医学观察和采取其他必要的预防措施

D. 医疗机构发现甲类传染病时，对于拒绝隔离治疗或者隔离期未满擅自脱离隔离治疗的，可以由公安机关协助医疗机构采取强制隔离治疗措施

E. 以上都是

4. 当传染病暴发、流行时，县级以上地方人民政府应当立即组织力量，按照预防、控制预案进行防治，切断传染病的传播途径，必要时，报经上一级人民政府决定，可以依法采取紧急措施来控制疫情的发展。以下不属于紧急措施的是（　　　）

A. 停工、停业、停课

B. 封闭或者封存被传染病病原体污染的公共饮用水源、食品以及相关物品

C. 控制或者捕杀染疫野生动物、家畜家禽

D. 对传染病病人或者疑似传染病病人提供医疗救护、现场救援和接诊治疗

E. 封闭可能造成传染病扩散的场所

5. 下列哪部法律不属于传染病防治法律体系（　　　）

A. 《传染病防治法》

B. 《国境卫生检疫法》

C. 《执业医师管理规定》

D. 《疫苗流通和预防接种管理条例》

E. 《艾滋病防治条例》

6. 下列有关医疗机构在传染病防治工作中的职责的说法中不正确的是（　　　）

A. 医疗机构承担与医疗救治有关的传染病防治工作和责任区域内的传染病预防工作

B. 医疗机构不应当承担传染病疫情报告任务

C. 医疗机构必须严格执行国务院卫生行政部门规定的管理制度、操作规范，防止传染病的医源性感染和医院感染

D. 承担医疗活动中与医院感染有关的危险因素监测、安全防护、消毒、隔离和医疗废物处置工作

E. 应当确定专门的部门或者人员，承担本单位的传染病预防、控制以及责任区域内的传染病预防工作

B1 型题

A. 鼠疫

B. 艾滋病

C. 麻风病

D. 风疹

E. 丝虫病

1. 被列为甲类法定管理传染病的是（　　　）

2. 被列为乙类法定管理传染病的是（　　　）

第六章　突发公共卫生事件应急法律制度

A1 题型

1. 根据《突发公共卫生事件应急条例》的规定，下列哪项不是处理突发公共卫生事件应遵循的方针和原则（　　）

　　A. 预防为主，常备不懈的方针

　　B. 中西医结合的原则

　　C. 统一领导，分级负责的原则

　　D. 反应及时、措施果断的原则

　　E. 依靠科学，加强合作的原则

2. 下列有关突发公共卫生事件的说法中不正确的是（　　）

　　A. 突发公共卫生事件，是指突然发生，造成或者可能造成社会公众健康严重损害的重大传染病疫情、群体性不明原因疾病、重大食物中毒和职业中毒以及其他严重影响公众健康的事件

　　B. 具有突发性

　　C. 具有公共卫生属性

　　D. 具有危害性

　　E. 公共卫生事件划分为 I 级（特别重大）、II 级（重大）、III 级（一般）三级

3. 《突发公共卫生事件应急条例》明确规定了突发公共卫生事件应急报告的具体情形。下列哪项不属于需要报告的四种具体情形（　　）

　　A. 有发生或者可能发生传染病暴发、流行的

　　B. 发生或者发现不明原因的群体性疾病的

　　C. 发生严重医疗事故的

　　D. 发生传染病菌种、毒种丢失的

　　E. 发生或者可能发生重大食物和职业中毒事件

4. 根据《突发公共卫生事件应急条例》规定，突发事件监测机构、医疗卫生机构和有关单位发现突发公共卫生事件的报告时限正确的是（　　）

　　A. 省、自治区、直辖市人民政府应当在接到报告 1 小时内，向国务院卫生行政主管部门报告

　　B. 国务院卫生行政主管部门对可能造成重大社会影响的突发公共卫生事件，应当在接到报告 2 小时内向国务院报告

　　C. 医疗卫生机构应当在 6 小时内向所在地县级人民政府卫生行政主管部门报告

　　D. 接到报告的卫生行政主管部门应当在 12 小时内向本级人民政府报告

　　E. 设区的市级人民政府应当在接到报告后 12 小时内向省、自治区、直辖市人民政府报告

5. 下列有关突发公共卫生事件的应急处理不正确的是（　　）

A. 启动突发公共卫生事件应急预案

B. 采取保障措施，保障因突发事件致病、致残的人员得到及时、有效的救治

C. 突发公共卫生事件发生后，应当对突发公共卫生事件现场等采取控制措施

D. 根据突发事件应急处理的需要，不可以对食物和水源采取控制措施

E. 医疗机构应当采取救治措施

6. 突发公共卫生事件是（　　　）

A. 指突然发生的情形

B. 造成或者可能造成社会公众健康严重损害的重大传染病疫情

C. 群体性不明原因疾病

D. 重大食物中毒和职业中毒以及其他严重影响公众健康的事件

E. 以上都是

第七章　医疗事故处理法律制度

A1 题型

1. 下列不属于医疗事故处理原则的是（　　　）

A. 公开原则

B. 公平原则

C. 高效原则

D. 及时原则

E. 便民原则

2.《医疗事故处理条例》把医疗事故分为几级（　　　）

A. 3

B. 4

C. 5

D. 6

E. 12

3.《医疗事故处理条例》规定了 6 种不属于医疗事故的情形，下列不属于该 6 种情形之一的是（　　　）

A. 在紧急情况下为抢救垂危患者生命而采取紧急医学措施造成不良后果的

B. 因医方原因延误诊疗导致不良后果的

C. 在现有医学科学技术条件下，发生无法预料或者不能防范的不良后果的

D. 在医疗活动中由于患者病情异常或者患者体质特殊而发生医疗意外的

E. 因不可抗力造成不良后果的

4.《医疗事故处理条例》根据给患者人身造成的损害程度，将医疗事故分为四级。下述正确的是（　　　）

A. 一级医疗事故，是指造成患者死亡、重度残疾的医疗事故

B. 二级医疗事故，是指造成患者死亡、重度残疾的医疗事故

C. 三级医疗事故，是指造成患者中度残疾、器官组织损伤导致严重功能障碍的医疗事故

D. 四级医疗事故，是指造成患者轻度残疾、器官组织损伤导致一般功能障碍的医疗事故

E. 一级医疗事故，是指造成患者明显人身损害的其他后果的医疗事故

5. 根据《医疗事故处理条例》的规定，当事人向卫生行政部门提出医疗事故争议处理申请的时效为（　　）

A. 1 年

B. 2 年

C. 3 年

D. 6 年

E. 10 年

B1 型题

A. 一级医疗事故

B. 二级医疗事故

C. 三级医疗事故

D. 四级医疗事故

E. 不属于医疗事故

1. 造成患者死亡、重度残疾的医疗事故是（　　）

2. 造成患者明显人身损害的其他后果的医疗事故是（　　）

3. 无过错输血感染造成不良后果的（　　）

第八章　中医药法律制度

A1 题型

1. 不须依照《中华人民共和国药品管理法》执行的是（　　）

A. 中药的研制

B. 中药的种植

C. 中药的经营

D. 中药的使用

E. 中药的监督管理

2. 申请设置中医坐堂医诊所的药品零售企业具有的中药饮片区不得少于（　　）

A. 30 平方米

B. 40 平方米

C. 50 平方米

D. 60 平方米

E. 70 平方米

3. 根据《全国中医医院组织机构及人员编制标准（试行）》的规定，中医医院人员编制按病床与工作人员计算比例是（　　　）

    A. 1：1.1～1：1.2

    B. 1：1.3～1：1.7

    C. 1：1.8～1：2.1

    D. 1：2.2～1：2.5

    E. 1：3～1：4

4.《中医药条例》规定，承担中医药专家学术经验和技术专长继承工作的指导老师应当具备的条件是（　　　）

    A. 具有较高学术水平和丰富的实践经验、技术专长

    B. 具有良好的职业道德

    C. 从事中医药专业工作 30 年以上

    D. 担任高级专业技术职务 10 年以上

    E. 以上都是

5.《中华人民共和国中医药条例》正式实施的时间为（　　　）

    A. 2003 年 4 月 7 日

    B. 2003 年 10 月 1 日

    C. 2000 年 5 月 3 日

    D. 2001 年 2 月 28 日

    E. 2002 年 9 月 5 日

6.《中华人民共和国中医药条例》的适用范围是（　　　）

    A. 中华人民共和国境内从事中医医疗、预防、保健、康复服务和中医药教育、科研、对外交流以及中医药事业管理活动的单位或者个人

    B. 中药的研制、生产、经营、使用和监督管理的单位或者个人

    C. 中药的研制、种植、生产、经营、使用和监督管理的单位或者个人

    D. 中华人民共和国境内从事中医医疗、广告、医疗事故处理的单位或者个人

    E. 中华人民共和国境内从事中医医疗、中医药知识产权保护的单位或者个人

7. 根据《中华人民共和国中医药条例》的相关规定，下列有关中医医疗机构管理的说法中，不正确的是（　　　）

    A. 开办中医医疗机构，应当符合国务院卫生行政部门制定的中医医疗机构设置标准和当地区域卫生规划，取得医疗机构执业许可证后，方可从事中医医疗机构活动

    B. 中医医疗机构由县级以上卫生行政部门负责监督管理

    C. 中医医院要办成以中医中药为主，必须本着"能中不西、先中后西、中西结合"的原则，充分发挥中医特长

    D. "中医坐堂医诊所"可以作为中医执业医师的第二执业地点进行注册。中医执业医师未经在中医坐堂医诊所注册的，不得在该中医坐堂医诊所执业

E. 发布中医医疗广告，医疗机构应当按照规定向所在省、自治区、直辖市人民政府负责中医药管理的部门申请并报送有关材料。经批准取得中医医疗广告批准文号。未取得中医医疗广告批准文号的，不得发布中医医疗广告

B1 型题

A. 从事中医药专业工作 30 年以上

B. 担任中级专业技术职务 10 年以上

C. 受聘于医疗卫生机构或者医学教育、科研机构从事中医药工作

D. 担任高级以上专业技术职务 3 年以上

E. 具有大专以上学历和良好的职业道德

1. 承担中医药专家学术经验和技术专长继承工作的指导老师应当具备（　　）
2. 承担中医药专家学术经验和技术专长继承工作的继承人应当具备（　　）

第九章　血液管理法律制度

A1 题型

1. 我国《献血法》规定，无偿献血的终止年龄是（　　）

A. 45 周岁

B. 50 周岁

C. 55 周岁

D. 60 周岁

E. 65 周岁

2. 根据《献血法》第七条规定，以下不属于国家鼓励率先献血的是（　　）

A. 行政机关干部

B. 司法机关干部

C. 现役军人

D. 农民

E. 高等学校在校学生

3. 下列有关我国目前的献血形式的说法错误的是（　　）

A. 我国存在三种献血形式：有偿献血、无偿献血和个体供血

B. 无偿献血，是指公民出于自愿无偿提供自身的血液或其他血液成分而不收取任何报酬的行为

C. 个体供血，是公民向采供血机构提供自身血液而获取一定报酬的行为

D. 我国存在着三种献血形式：个体供血、义务献血和无偿献血

E. 义务献血，是通过政府献血领导小组或者献血委员会向机关、企事业单位分配献血指标，下达献血任务，献血后给予献血者一定营养补助费的献血制度

4. 下列有关采供血的管理，不符合规定的是

A. 血站开展采供血活动，应当向所在省、自治区、直辖市人民政府卫生行政部门申

请办理执业登记，取得血站执业许可证

 B. 血站必须按注册登记的项目、内容、范围开展采血供血业务，为献血者提供各种安全、卫生、便利的供血条件

 C. 血站对献血者每次采集血液量一般为 200 毫升，最高不得超过 400 毫升，两次采集间隔期间不少于 3 个月

 D. 血站应当保证发出的血液质量、品种、规格、数量无差错，未经检验或检验不合格的血液不得向医疗机构提供

 E. 血站发出血液的包装、储存、运输都必须符合血站基本标准的要求

A2 题型

1. 申请输血应由经治医师逐项填写《临床输血申请单》，由主治医师核准签字，连同受血者血样于预定输血日期前送交输血科（血库）备血。临床输血一次用血量需履行报批手续，需经输血科（血库）医师会诊，由科室主任签名后报医务处（科）批准（急诊用血除外）的条件是（ ）

 A. 超过 1000 毫升

 B. 超过 2000 毫升

 C. 超过 3000 毫升

 D. 超过 4000 毫升

 E. 超过 5000 毫升

2. 为了充分保证血液质量，血站采血前，必须按《献血者健康检查标准》对献血者进行健康检查，不合格者，血站应向其说明情况，不得采集其血液。血站对献血者每次采集血液量最高不得超过（ ）

 A. 200 毫升

 B. 300 毫升

 C. 400 毫升

 D. 500 毫升

 E. 600 毫升

第十章 母婴保健法律制度

A1 题型

1. 属于婚前卫生指导内容的是（ ）

 A. 有关性卫生的保健和教育

 B. 新婚避孕知识及计划生育指导

 C. 遗传病的基本知识

 D. 影响婚育的有关疾病的基本知识

 E. 以上都是

2. 不属于妊娠期间应提出终止妊娠的医学意见的情形是（ ）

A. 胎儿患严重遗传性疾病的

B. 胎位不正

C. 胎儿有严重缺陷的

D. 因患严重疾病，继续妊娠可能危及孕妇生命安全的

E. 因患严重疾病，严重危害孕妇健康的

A2 题型

1. 《母婴保健法》规定，卫生部主管全国母婴保健工作，其他有关部门在各自职责范围内，配合卫生行政部门做好母婴保健工作。以下不属于卫生部主要职责之一的是（ ）

A. 执行《母婴保健法》及其实施办法

B. 制定《母婴保健法》配套规章及技术规范，并负责解释

C. 对从事母婴保健工作的机构和人员实施许可，并核发相应的许可证书

D. 组织推广母婴保健适宜技术并进行评价

E. 按照分级分类指导原则制定全国母婴保健工作发展规划和实施步骤

2. 产前诊断，是指对胎儿进行先天性缺陷和遗传性疾病的诊断。以下不属于医疗机构应当对孕妇进行产前诊断情形之一的是（ ）

A. 羊水过多或过少的

B. 胎儿发育异常或者胎儿有可疑畸形的

C. 孕早期接触过可能导致胎儿先天缺陷的物质的

D. 有遗传病家族史或者曾经分娩过先天性轻微缺陷婴儿的

E. 初产妇年龄超过 35 周岁的

第十一章　职业病防治法律制度

A1 题型

1. 《中华人民共和国职业病防治法》正式实施的时间是（ ）

A. 2001 年 12 月 1 日

B. 2002 年 1 月 1 日

C. 2002 年 5 月 1 日

D. 2002 年 7 月 1 日

E. 2003 年 1 月 1 日

2. 2002 年，卫生部、劳动保障部印发的《职业病目录》将法定职业病调整为（ ）

A. 8 大类 72 种

B. 9 大类 115 种

C. 10 大类 112 种

D. 10 大类 115 种

E. 11 大类 117 种

3. 下列哪项不是我国最为常见的职业危害（ ）

    A. 粉尘危害

    B. 机械损伤

    C. 毒物危害

    D. 放射性危害

    E. 职业肿瘤

4. 我国发病人数最多的职业危害是（　　　）

    A. 粉尘危害

    B. 机械损伤

    C. 毒物危害

    D. 放射性危害

    E. 职业肿瘤

A2 题型

1. 《职业病防治法》规定，按照职业病防治法的要求，新建、扩建、改建建设项目和技术改造、技术引进项目可能产生职业病危害的，建设单位在可行性论证阶段应提交职业病危害预评价报告，负责对报告进行审核的部门是（　　　）

    A. 食品药品监管部门

    B. 卫生行政部门

    C. 工商部门

    D. 环境保护部门

    E. 劳动保障部门

2. 《职业病防治法》规定：任何建设项目的职业病防护设施所需费用应当纳入建设项目工程预算，并与主体工程（　　　）

    A. 同时投入生产和使用

    B. 同时施工，同时投入生产和使用

    C. 同时设计，同时施工，同时投入生产和使用

    D. 同时设计，同时施工

    E. 同时设计，同时投入生产和使用

3. 为做好职业病防治工作，保护劳动者的合法权益，妥善处理和安置好职业病患者，《职业病防治法》规定，职业病病人依法享受国家规定的职业病待遇。下面有关职业病病人的职业病待遇的说法中错误的是（　　　）

    A. 用人单位应当按照国家有关规定，安排职业病病人进行治疗、康复和定期检查

    B. 用人单位对不适宜继续从事原工作的职业病病人，应当调离原岗位，并妥善安置

    C. 职业病病人的诊疗、康复费用，伤残以及丧失劳动能力的职业病病人的社会保障，按照国家有关工伤社会保险的规定执行

    D. 劳动者被诊断患有职业病，但用人单位没有依法参加工伤社会保险的，其医疗和生活保障由最后的用人单位和劳动者共同承担

    E. 在疑似职业病病人诊断或者医学观察期间，不得解除或者终止劳动合同，疑似职

业病病人在诊断、医学观察期间的费用，由用人单位承担

B1 型题

A. 了解病人的职业史

B. 了解病人的家族史

C. 了解病人的生活史

D. 造成职业病危害的企业责任人具结悔过

E. 暂停导致职业病危害事故的作业

1. 职业病的诊断应综合考虑的因素包括（　　　）

2. 卫生行政部门可以采取的临时职业病危害控制措施包括责令（　　　）

第十二章　医学发展与法律

A1 题型

1. 在我国境内从事人体器官移植，不适用《人体器官移植条例》的是（　　　）

A. 心脏移植

B. 角膜移植

C. 肝脏移植

D. 肾脏移植

E. 肺脏移植

2. 属于《基因工程安全管理办法》规定的基因工程的是（　　　）

A. 细胞融合技术

B. 传统杂交繁殖技术

C. 重组体 DNA 技术

D. 诱变技术

E. 胚胎培养技术

3. 人体器官移植技术临床应用与伦理委员会由医学、法学、伦理学等方面的专家组成的，该委员会中从事人体器官移植的医学专家不超过委员人数的（　　　）

A. 1/2

B. 2/3

C. 1/4

D. 3/4

E. 4/5

4. 不属于脑死亡诊断医疗机构应具备的条件之一的是（　　　）

A. 具有经考核合格并取得脑死亡判定医师执业资格证书的医务人员

B. 二级医院

C. 具有相应的医疗仪器、设备和相关卫生技术人员

D. 具有完善的脑死亡判定管理的规章制度

E. 组建有合格的医学伦理委员会

参 考 答 案

第一章　卫生法概论
A1 型题　1. C　2. A
A2 型题　1. D　2. B　3. E　4. E
B1 型题　1. B　2. C　3. D

第二章　卫生法中的法律责任
A1 型题　1. C　2. B
A2 型题　1. D　2. D　3. C　4. A

第三章　临床医务人员执业法规
A1 型题　1. E　2. E　3. B　4. E　5. A　6. A　7. D
B1 型题　1. B　2. D

第四章　药品管理法
A1 型题　1. D　2. A　3. C　4. E　5. B
B1 型题　1. A　2. B　3. A　4. B　5. B　6. C　7. E

第五章　传染病防治法
A1 型题　1. C　2. A　3. E　4. D　5. C　6. B
B1 型题　1. A　2. B

第六章　突发公共卫生事件应急法律制度
A1 型题　1. B　2. E　3. C　4. A　5. D　6. E

第七章　医疗事故处理法律制度
A1 型题　1. C　2. B　3. B　4. A　5. A
B1 型题　1. A　2. D　3. E

第八章　中医药法律制度
A1 型题　1. B　2. C　3. B　4. E　5. B　6. A　7. B
B1 型题　1. A　2. C**

第九章 血液管理法律制度
A1 型题 1. C 2. D 3. A 4. C
A2 型题 1. B 2. C

第十章 母婴保健法律制度
A1 型题 1. E 2. B
A2 型题 1. C 2. D

第十一章 职业病防治法律制度
A1 型题 1. C 2. D 3. B 4. A
A2 型题 1. B 2. C 3. D
B1 型题 1. A 2. E

第十二章 医学发展与法律
A1 型题 1. B 2. C 3. C 4. B

主要参考文献

1. 吴崇其. 卫生法学. 北京：法律出版社，2005.

2. 赵同刚. 卫生法. 第三版. 北京：人民卫生出版社，2008.

3. 樊立华. 卫生法学. 北京：人民卫生出版社，2004.

3. 张静等. 卫生法学. 重庆：西南师范大学出版社，2008.

4. 徐永康. 法理学. 上海：上海人民出版社，2003.

5. 宋文质. 卫生法学. 北京：北京医科大学出版社，2002.

6. 葛洪义. 法理学. 北京：中国人民大学出版社，2003.

7. 王利明. 民法. 北京：中国人民大学出版社，2002.

8. 高明暄. 刑法学. 第4版. 北京：北京大学出版社，2007.

9. 刑鸿飞. 行政法学. 南京：南京大学出版社，1997.

10. 达庆东等. 卫生法学纲要. 第3版. 上海：复旦大学出版社，2005.

11. 陈晓阳等. 医学法学. 北京：人民卫生出版社，2006.

12. 李朝霞. 药品经营管理法律教程. 北京：人民卫生出版社，2009.

13. 陈锦治. 突发公共卫生事件预防与应急处理. 江苏：东南大学出版社. 2005.

14. 曹康泰. 突发公共卫生事件条例释义. 北京：中国法制出版社. 2003.

15. 田侃等. 医药卫生法. 北京：科学出版社，2005.

16. 胡燕华. 医疗事故的防范与处理法律事务. 武汉：华中科技大学出版社，2003.

17. 医疗事故处理条例起草小组编写. 医疗事故处理条例释义. 北京：中国法制出版社，2002.

18. 卫生部卫生政策法规司编. 中华人民共和国卫生法规汇编（2006－2007）. 北京：法律出版社，2008.

19. 郑平安. 卫生法学. 北京：科学出版社，2005.

20. 孙东东. 卫生法学. 北京：高等教育出版社，2008.

21. 樊立华. 卫生法学概论. 北京：人民大学出版社，2007.

22. 杨芳等. 卫生法学. 合肥：中国科学技术大学出版社，2007.

23. 姚武. 卫生法学. 郑州：郑州大学出版社，2004.

24. 李舜伟. 脑死亡——理论与实践. 北京：人民卫生出版社，2007.

25. 刘长秋. 器官移植法研究. 北京：法律出版社，2005.

26. 倪正茂. 安乐死法研究. 北京：法律出版社，2005.

教材与教学配套用书

新世纪全国高等中医药院校规划教材

注：凡标〇号者为"普通高等教育'十五'国家级规划教材"；凡标★号者为"普通高等教育'十一五'国家级规划教材"

（一）中医学类专业

1　中国医学史（常存库主编）〇★
2　医古文（段逸山主编）〇★
3　中医各家学说（严世芸主编）〇★
4　中医基础理论（孙广仁主编）〇★
5　中医诊断学（朱文锋主编）〇★
6　内经选读（王庆其主编）〇★
7　伤寒学（熊曼琪主编）〇★
8　金匮要略（范永升主编）★
9　温病学（林培政主编）〇★
10　中药学（高学敏主编）〇★
11　方剂学（邓中甲主编）〇★
12　中医内科学（周仲瑛主编）〇★
13　中医外科学（李曰庆主编）★
14　中医妇科学（张玉珍主编）〇★
15　中医儿科学（汪受传主编）〇★
16　中医骨伤科学（王和鸣主编）〇★
17　中医耳鼻咽喉科学（王士贞主编）〇★
18　中医眼科学（曾庆华主编）〇★

19　中医急诊学（姜良铎主编）〇★
20　针灸学（石学敏主编）〇★
21　推拿学（严隽陶主编）〇★
22　正常人体解剖学（严振国　杨茂有主编）★
23　组织学与胚胎学（蔡玉文主编）〇★
24　生理学（施雪筠主编）
　　生理学实验指导（施雪筠主编）
25　病理学（黄玉芳主编）〇★
　　病理学实验指导（黄玉芳主编）
26　药理学（吕圭源主编）
27　生物化学（王继峰主编）〇★
28　免疫学基础与病原生物学（杨黎青主编）〇★
　　免疫学基础与病原生物学实验指导（杨黎青主编）
29　诊断学基础（戴万亨主编）★
　　诊断学基础实习指导（戴万亨主编）
30　西医外科学（李乃卿主编）〇★
31　内科学（徐蓉娟主编）〇

（二）针灸推拿学专业（与中医学专业相同的课程未列）

1　经络腧穴学（沈雪勇主编）〇★
2　刺法灸法学（陆寿康主编）★
3　针灸治疗学（王启才主编）
4　实验针灸学（李忠仁主编）〇★

5　推拿手法学（王国才主编）〇★
6　针灸医籍选读（吴富东主编）★
7　推拿治疗学（王国才）

（三）中药学类专业

1　药用植物学（姚振生主编）〇★
　　药用植物学实验指导（姚振生主编）
2　中医学基础（张登本主编）
3　中药药理学（侯家玉　方泰惠主编）〇★
4　中药化学（匡海学主编）〇★
5　中药炮制学（龚千锋主编）〇★

　　中药炮制学实验（龚千锋主编）
6　中药鉴定学（康廷国主编）★
　　中药鉴定学实验指导（吴德康主编）
7　中药药剂学（张兆旺主编）〇★
　　中药药剂学实验
8　中药制剂分析（梁生旺主编）〇

9 中药制药工程原理与设备（刘落宪主编）★
10 高等数学（周　喆主编）
11 中医药统计学（周仁郁主编）
12 物理学（余国建主编）
13 无机化学（铁步荣　贾桂芝主编）★
　　无机化学实验（铁步荣　贾桂芝主编）

14 有机化学（洪筱坤主编）★
　　有机化学实验（彭松　林辉主编）
15 物理化学（刘幸平主编）
16 分析化学（黄世德　梁生旺主编）
　　分析化学实验（黄世德　梁生旺主编）
17 医用物理学（余国建主编）

（四）中西医结合专业

1 中外医学史（张大庆　和中浚主编）
2 中西医结合医学导论（陈士奎主编）★
3 中西医结合内科学（蔡光先　赵玉庸主编）★
4 中西医结合外科学（李乃卿主编）★
5 中西医结合儿科学（王雪峰主编）★
6 中西医结合耳鼻咽喉科学（田道法主编）★
7 中西医结合口腔科学（李元聪主编）★
8 中西医结合眼科学（段俊国主编）★
9 中西医结合传染病学（刘金星主编）
10 中西医结合肿瘤病学（刘亚娴主编）
11 中西医结合皮肤性病学（陈德宇主编）
12 中西医结合精神病学（张宏耕主编）★
13 中西医结合妇科学（尤昭玲主编）
14 中西医结合骨伤科学（石印玉主编）★
15 中西医结合危重病学（熊旭东主编）★
16 中西医结合肛肠病学（陆金根主编）★
17 免疫学与病原生物学（刘燕明主编）

18 中医诊断学（陈家旭主编）
19 局部解剖学（聂绪发主编）
20 诊断学（戴万亨主编）
21 组织学与胚胎学（刘黎青主编）
22 病理生理学（张立克主编）
23 系统解剖学（杨茂有主编）
24 生物化学（温进坤主编）
25 病理学（唐建武主编）
26 医学生物学（王望九主编）
27 药理学（苏云明主编）
28 中医基础理论（王键主编）
29 中药学（陈蔚文主编）
30 方剂学（谢鸣主编）
31 针灸推拿学（梁繁荣主编）
32 中医经典选读（周安方主编）
33 生理学（张志雄主编）
34 中西医结合思路与方法（何清湖主编）（改革教材）

（五）药学类专业

1 分子生物学（唐炳华主编）
2 工业药剂学（胡容峰主编）
3 生物药剂学与药物动力学（林宁主编）
4 生药学（王喜军主编）
5 天然药物化学（董小萍主编）
6 物理药剂学（王玉蓉主编）
7 药剂学（李范珠主编）

8 药物分析学（甄汉深　贾济宇主编）
9 药物合成（吉卯祉主编）
10 药学文献检索（章新友主编）
11 药学专业英语（都晓伟主编）
12 制药工艺学（王沛主编）
13 中成药学（张的凤主编）
14 药用高分子材料学（刘文主编）

（六）管理专业

1 医院管理学（黄明安　袁红霞主编）
2 医药企业管理学（朱文涛主编）
3 卫生统计学（崔相学主编）
4 卫生管理学（景琳主编）★
5 药事管理学（孟锐主编）
6 卫生信息管理（王宇主编）
7 医院财务管理（程薇主编）

8 卫生经济学（黎东生主编）
9 卫生法学（佟子林主编）
10 公共关系学（关晓光主编）
11 医药人力资源管理学（王悦主编）
12 管理学基础（段利忠主编）
13 管理心理学（刘鲁蓉主编）
14 医院管理案例（赵丽娟主编）

（七）护理专业

1. 护理学导论（韩丽沙　吴　瑛主编）★
2. 护理学基础（吕淑琴　尚少梅主编）★
3. 中医护理学基础（刘　虹主编）★
4. 健康评估（吕探云　王　琦主编）★
5. 护理科研（肖顺贞　申杰主编）
6. 护理心理学（胡永年　刘晓虹主编）
7. 护理管理学（关永杰　宫玉花主编）
8. 护理教育（孙宏玉　简福爱主编）
9. 护理美学（林俊华　刘　宇主编）★
10. 内科护理学（徐桂华主编）上册★
11. 内科护理学（姚景鹏主编）下册★
12. 外科护理学（张燕生　路　潜主编）
13. 妇产科护理学（郑修霞　李京枝主编）
14. 儿科护理学（汪受传　洪黛玲主编）★
15. 骨伤科护理学（陆静波主编）
16. 五官科护理学（丁淑华　席淑新主编）★
17. 急救护理学（牛德群主编）
18. 养生康复学（马烈光　李英华主编）★
19. 社区护理学（冯正仪　王　珏主编）
20. 营养与食疗学（吴翠珍主编）★
21. 护理专业英语（黄嘉陵主编）
22. 护理伦理学（马家忠　张晨主编）★

（八）七年制

1. 中医儿科学（汪受传主编）★
2. 临床中药学（张廷模主编）○★
3. 中医诊断学（王忆勤主编）○★
4. 内经学（王洪图主编）○★
5. 中医妇科学（马宝璋主编）○★
6. 温病学（杨　进主编）★
7. 金匮要略（张家礼主编）○★
8. 中医基础理论（曹洪欣主编）○★
9. 伤寒论（姜建国主编）★
10. 中医养生康复学（王旭东主编）★
11. 中医哲学基础（张其成主编）★
12. 中医古汉语基础（邵冠勇主编）★
13. 针灸学（梁繁荣主编）○★
14. 中医骨伤科学（施　杞主编）○★
15. 中医医家学说及学术思想史（严世芸主编）○★
16. 中医外科学（陈红风主编）○★
17. 中医内科学（田德禄主编）○★
18. 方剂学（李　冀主编）○★

（九）中医临床技能实训教材（丛书总主编　张伯礼）

1. 诊断学基础（蒋梅先主编）★
2. 中医诊断学（含病例书写）（陆小左主编）★
3. 中医推拿学（金宏柱主编）★
4. 中医骨伤科学（褚立希主编）★
5. 针灸学（面向中医学专业）（周桂桐主编）★
6. 经络腧穴学（面向针灸学专业）（路玫主编）★
7. 刺法灸法学（面向针灸学专业）（冯淑兰主编）★
8. 临床中药学（于虹主编）★

（十）计算机教材

1. SAS统计软件（周仁郁主编）
2. 医院信息系统教程（施诚主编）
3. 多媒体技术与应用（蔡逸仪主编）
4. 计算机基础教程（陈素主编）
5. 网页制作（李书珍主编）
6. SPSS统计软件（刘仁权主编）
7. 计算机技术在医疗仪器中的应用（潘礼庆主编）
8. 计算机网络基础与应用（鲍剑洋主编）
9. 计算机医学信息检索（李永强主编）
10. 计算机应用教程（李玲娟主编）
11. 医学数据仓库与数据挖掘（张承江主编）
12. 医学图形图像处理（章新友主编）

（十一）中医、中西医结合执业医师、专业资格考试相关教材

1. 医学心理学（邱鸿钟主编）
2. 传染病学（陈盛铎主编）
3. 卫生法规（田侃主编）
4. 医学伦理学（樊民胜　张金钟主编）

新世纪全国高等中医药院校创新(教改)教材

1 病原生物学（伍参荣主编）
2 病原生物学实验指导（伍参荣主编）
3 杵针学（钟枢才主编）
4 茶学概论（周巨根主编）
5 大学生职业生涯规划与就业指导（王宇主编）
6 方剂学（顿宝生主编）
7 分子生药学（黄璐琦 肖培根主编）
8 妇产科实验动物学（尤昭玲主编）
9 国际传统药和天然药物（贾梅如主编）
10 公共营养学（蔡美琴主编）
11 各家针灸学说（魏稼 高希言主编）
12 解剖生理学（严振国 施雪筠主编）
13 局部解剖学（严振国主编）
14 经络美容学（傅杰英主编）
15 金匮辩证法与临床（张家礼主编）
16 临床技能学（蔡建辉 王柳行主编）
17 临床中药炮制学（张振凌主编）
18 临床免疫学（罗晶 袁嘉丽主编）
19 临床医学概论（潘涛、张永涛主编）
20 美容应用技术（丁慧主编）
21 美容皮肤科学（王海棠主编）
22 人体形态学（李伊为主编）
23 人体形态学实验指导（曾鼎昌主编）
24 人体机能学（张克纯主编）
25 人体机能学实验指导（李斌主编）
26 神经解剖学（白丽敏主编）
27 神经系统疾病定位诊断学（五年制、七年制用）（高玲主编）
28 生命科学基础（王蔓莹主编）
29 生命科学基础实验指导（洪振丰主编）
30 伤寒论思维与辨析（张国俊主编）
31 伤寒论学用指要（翟慕东主编）
32 实用美容技术（王海棠主编）
33 实用免疫接种培训教程（王鸣主编）
34 实验中医学（郑小伟、刘涛主编）
35 实验针灸学（郭义主编）
36 推拿学（吕明主编）
37 卫生法学概论（郭进玉主编）
38 卫生管理学（景琳主编）★
39 瘟疫学新编（张之文主编）
40 外感病误治分析（张国骏主编）
41 细胞生物学（赵宗江主编）★
42 组织细胞分子学实验原理与方法（赵宗江主编）
43 西医诊疗学基础（凌锡森主编）
44 线性代数（周仁郁主编）
45 现代中医心理学（王米渠主编）
46 现代临床医学概论（张明雪主编）
47 性医学（毕焕洲主编）
48 医学免疫学与微生物学（顾立刚主编）
49 医用日语阅读与翻译（刘群主编）
50 药事管理学（江海燕主编）
51 药理实验教程（洪缨 张恩户主编）
52 应用药理学（田育望主编）
53 医学分子生物学（唐炳华 王继峰主编）★
54 药用植物生态学（王德群主编）
55 药用植物学野外实习纲要（万德光主编）
56 药用植物组织培养（钱子刚主编）
57 医学遗传学（王望九主编）
58 医学英语（魏凯峰主编）
59 药用植物栽培学（徐良）
60 医学免疫学（刘文泰主编）
61 医学美学教程（李红阳主编）
62 药用辅料学（傅超美）
63 中药炮制学（蔡宝昌主编）★
64 中医基础学科实验教程（谭德福主编）
65 中医医院管理学（赵丽娟主编）（北京市精品教材）
66 中医药膳学（谭兴贵主编）
67 中医文献学（严季澜 顾植山主编）★
68 中医内科急症学（周仲瑛 金妙文主编）★
69 中医统计诊断（张启明 李可建主编）★
70 中医临床护理学（谢华民 杨少雄主编）
71 中医食疗学（倪世美 金国梁主编）
72 中药药效质量学（张秋菊主编）
73 中西医结合康复医学（高根德主编）
74 中药调剂与养护学（杨梓懿主编）
75 中药材鉴定学（李成义）
76 中药材加工学（龙全江主编）★
77 中药成分分析（郭玫主编）
78 中药养护学（张西玲主编）
79 中药拉丁语（刘春生主编）
80 中医临床概论（金国梁主编）
81 中医美容学（王海棠主编）

新世纪全国高等中医药院校规划教材配套教学用书

（一）习题集

37 中医学基础习题集（张登本主编）
38 中药制药工程原理与设备习题集（刘落宪主编）
39 经络腧穴学习题集（沈雪勇主编）
40 刺法灸法学习题集（陆寿康主编）
41 针灸治疗学习题集（王启才主编）
42 实验针灸学习题集（李忠仁主编）
43 针灸医籍选读习题集（吴富东主编）
44 推拿学习题集（严隽陶主编）
45 推拿手法学习题集（王国才主编）

46 中医药统计学习题集（周仁郁主编）
47 医用物理学习题集（邵建华　侯俊玲主编）
48 有机化学习题集（洪筱坤主编）
49 物理学习题集（章新友　顾柏平主编）
50 无机化学习题集（铁步荣　贾桂芝主编）
51 高等数学习题集（周　喆主编）
52 物理化学习题集（刘幸平主编）
53 中西医结合危重病学习题集（熊旭东主编）

（二）易学助考口袋丛书

1 中医基础理论（姜　惟主编）
2 中医诊断学（吴承玉主编）
3 中药学（马　红主编）
4 方剂学（倪　诚主编）
5 内经选读（唐雪梅主编）
6 伤寒学（周春祥主编）
7 金匮要略（蒋　明主编）
8 温病学（刘　涛主编）
9 中医内科学（薛博瑜主编）
10 中医外科学（何清湖主编）
11 中医妇科学（谈　勇主编）
12 中医儿科学（郁晓维主编）
13 中药制剂分析（张　梅主编）

14 病理学（黄玉芳主编）
15 中药化学（王　栋主编）
16 中药炮制学（丁安伟主编）
17 生物化学（唐炳华主编）
18 中药药剂学（倪　健主编）
19 药用植物学（刘合刚主编）
20 内科学（徐蓉娟主编）
21 诊断学基础（戴万亨主编）
22 针灸学（方剑乔主编）
23 免疫学基础与病原生物学（袁嘉丽　罗　晶主编）
24 西医外科学（曹　羽　刘家放主编）
25 正常人体解剖学（严振国主编）
26 中药药理学（方泰惠主编）

中医执业医师资格考试用书

1 中医、中西医结合执业医师医师资格考试大纲
2 中医、中西医结合执业医师医师资格考试应试指南

3 中医、中西医结合执业医师医师资格考试习题集